メカニズムから読み解く

痛みの臨床テキスト

編集 小川節郎

南江堂

序　文

　「痛み」は医療機関を訪れる患者の約7割が主訴として訴える症状である．しかし，それほど頻度が高く訴えられる症状であるにもかかわらず，「痛み」それ自体への十分な理解のもとでの診療が行われているとはいえないことも現状と思われる．その原因としては，「痛み」の発生機序が非常に多様であり，身体の部位によってもその性状が異なったり，また時間の経過によっても「痛み」の性質に変化が出るなど，複雑な症状を呈するためであろう．最近では，痛みと脳機能との関係，痛みと負の情動との関係が慢性痛の発生・維持に大きく関与していることも知られ，「痛み」の理解を複雑にしている．また，「痛み」に関する多くの基礎的研究がなされているが，その研究結果と臨床の現場で診る「痛み」とのギャップがあることも事実である．そこで，臨床での「痛み」に直接的に関与する情報・知識を提供できる教科書的な著書が要望されていることから，このたび本書が企画されたものである．

　さて，本書は，横田敏勝氏の名著『臨床医のための痛みのメカニズム』の続編として企画されたものである．『臨床医のための痛みのメカニズム』は，これまで「痛み」に興味をもった多くの医療従事者が，一番基本的な痛みの教科書として接した著書と断言してもよいと思われる．そのなかに掲載された内容や多くの図・表は，幾度となく多くの文献に転載され，多くの講演で用いられてきた．それほどに素晴らしい著書の続編ということで，編集者一人では全く能力不足であり，とても同書に並ぶ内容を網羅することは困難であることから，このたびは，各項目に精通する各執筆者による共同執筆とさせていただいた．

　企画にあたっては，「臨床」に役立つことを主要なコンセプトとした．項目は大きく「痛みの一般的性質」，「痛みの発生と鎮痛のメカニズム」で臨床医が知っておくべき痛みの基礎知識をあげ，「痛みの診断・評価法」で診療上の重要な事項をあげた．そして痛みの慢性化の機序，体性深部痛，口腔顔面痛，頭痛，内臓痛，神経系の異常による痛み，線維筋痛症，がん性疼痛についての項目に分けたが，その他の疾患別の痛みについてはそれぞれの成書に譲った．

　本書の書名を『メカニズムから読み解く　痛みの臨床テキスト』としたが，本書によって臨床で遭遇する「痛み」への理解が深まることを祈念している．

　最後に，本書の企画・出版に大きなご努力をいただいた南江堂の浅見幸代氏と矢﨑純子氏はじめ，ご担当者の皆様に心より感謝の意を表します．

平成27年1月

小川　節郎

執筆者一覧

■編　集
小川　節郎	おがわ　せつろう	日本大学総合科学研究所教授

■執　筆（執筆順）
川真田　樹人	かわまた　みきと	信州大学医学部麻酔蘇生学教室教授
牛田　享宏	うしだ　たかひろ	愛知医科大学学際的痛みセンター長・運動療育センター長
三枝　里江	みえだ　りえ	群馬大学大学院医学系研究科麻酔神経科学分野助教
齋藤　繁	さいとう　しげる	群馬大学大学院医学系研究科麻酔神経科学分野教授
住谷　昌彦	すみたに　まさひこ	東京大学医学部附属病院緩和ケア診療部部長（准教授）
緒方　徹	おがた　とおる	国立障害者リハビリテーションセンター研究所運動機能系障害研究部部長
細井　昌子	ほそい　まさこ	九州大学病院心療内科講師
細川　豊史	ほそかわ　とよし	京都府立医科大学疼痛・緩和医療学講座教授
布施谷　仁志	ふせや　さとし	信州大学医学部麻酔蘇生学教室助教
川股　知之	かわまた　ともゆき	和歌山県立医科大学麻酔科学教室教授
伊藤　美保	いとう　みほ	東海大学医学部付属病院麻酔科助教
益田　律子	ますだ　りつこ	東海大学医学部外科学系麻酔科教授
高橋　淳	たかはし　じゅん	東京慈恵会医科大学附属病院ペインクリニック助教
北原　雅樹	きたはら　まさき	東京慈恵会医科大学附属病院ペインクリニック診療部長
小山　なつ	こやま　なつ	滋賀医科大学生理学講座統合臓器生理学部門准教授
等　誠司	ひとし　せいじ	滋賀医科大学生理学講座統合臓器生理学部門教授
今町　憲貴	いままち　のりたか	島根大学医学部麻酔科学講座准教授
齊藤　洋司	さいとう　ようじ	島根大学医学部麻酔科学講座教授
紙谷　義孝	かみや　よしのり	新潟大学地域医療教育センター（魚沼基幹病院）教授
河野　達郎	こうの　たつろう	新潟大学大学院医歯学総合研究科麻酔科学分野准教授
柿木　隆介	かきぎ　りゅうすけ	自然科学研究機構生理学研究所統合生理研究系教授
半場　道子	はんば　みちこ	福島県立医科大学医学部整形外科学講座客員講師
濱口　眞輔	はまぐち　しんすけ	獨協医科大学医学部麻酔科学講座教授
有田　英子	ありた　ひでこ	JR東京総合病院麻酔科・痛みセンター嘱託部長
加藤　実	かとう　じつ	日本大学医学部麻酔科学系麻酔科学分野診療教授
井関　雅子	いせき　まさこ	順天堂大学医学部麻酔科学・ペインクリニック講座教授
濱口　孝幸	はまぐち　たかゆき	東京慈恵会医科大学附属病院ペインクリニック・麻酔科学講座助教
福井　弥己郎(聖)	ふくい　みきお(せい)	滋賀医科大学付属病院ペインクリニック科病院教授
新田　一仁	にった　かずひと	滋賀医科大学付属病院ペインクリニック科助教
水村　和枝	みずむら　かずえ	中部大学生命健康科学部理学療法学科教授
泉　仁	いずみ　まさし	特定医療法人仁生会細木病院整形外科長
池内　昌彦	いけうち　まさひこ	高知大学医学部整形外科教授
田邉　豊	たなべ　ゆたか	順天堂大学医学部附属練馬病院麻酔科・ペインクリニック准教授
清水　康平	しみず　こうへい	日本大学歯学部歯科保存学第Ⅱ講座助教

今村 佳樹	いまむら よしき	日本大学歯学部口腔診断学講座教授
野間 昇	のま のぼる	日本大学歯学部口腔診断学講座准教授
森本 昌宏	もりもと まさひろ	近畿大学医学部麻酔科学講座教授
小川 節郎	おがわ せつろう	日本大学総合科学研究所教授
山崎 一	やまざき はじめ	東海大学医学部付属病院麻酔科講師
中島 紀綱	なかじま のりつな	医療法人ハンズ高知フレッククリニック院長
貞廣 哲郎	さだひろ てつろう	医療法人ハンズ高知理事長
山本 隆充	やまもと たかみつ	日本大学医学部脳神経外科学系応用システム神経科学分野教授
楊 鴻生	よう こうせい	藍野大学医療保健学部特任教授
伊達 久	だて ひさし	仙台ペインクリニック院長
三木 健司	みき けんじ	近畿大学医学部整形外科講師
史 賢林	し けんりん	大阪大学大学院医学系研究科国際・未来医療学講座特任講師
余宮 きのみ	よみや きのみ	埼玉県立がんセンター緩和ケア科科長

CONTENTS

I 総論

A 痛みの一般的性質（定義，分類） …… 2
1. 時間経過による分類
   - a 急性痛 …… 川真田 樹人 2
   - b 慢性痛 …… 牛田 享宏 6
2. 病因による分類
   - a 侵害受容性疼痛 …… 三枝 里江・齋藤 繁 11
   - b 神経障害性疼痛 …… 住谷 昌彦・緒方 徹 16
   - c 非器質的疼痛（心因痛） …… 細井 昌子 22
   - d がん性疼痛（がん治療に伴う痛みも含む） …… 細川 豊史 29
3. 原因部位による分類
   - a 表在性疼痛 …… 布施谷 仁志・川股 知之 35
   - b 深部の体性痛 …… 布施谷 仁志・川股 知之 40
   - c 内臓痛 …… 伊藤 美保・益田 律子 46
   - d 関連痛 …… 高橋 淳・北原 雅樹 51

B 痛みの発生メカニズム …… 56
1. 侵害受容器での侵害刺激の変換機構 …… 小山 なつ・等 誠司 56
2. 脊髄における侵害情報の処理 …… 小山 なつ・等 誠司 61
3. 脊髄からの上行路と痛みの発生機序 …… 小山 なつ・等 誠司 65

C 鎮痛のメカニズム（痛みの内因性抑制機構） …… 70
1. ゲートコントロール理論の今 …… 今町 憲貴・齊藤 洋司 70
2. 脊髄における痛みの調節 …… 紙谷 義孝・河野 達郎 75
3. 中枢神経内における痛みの調節 …… 柿木 隆介 80

D 痛みの慢性化のメカニズム …… 86
1. 痛みの慢性化のメカニズム …… 半場 道子 86

E 痛みの診断・評価法 …… 92
1. 痛みの強さの評価 …… 濱口 眞輔 92
2. 痛みの性質の評価 …… 濱口 眞輔 100
3. 知覚・痛覚定量分析装置を用いた痛みの強さの評価法 …… 有田 英子 110
4. ドラッグチャレンジテスト …… 加藤 実 114
5. 痛みの電気生理学的検査 …… 井関 雅子 119
6. 痛みの心理学的検査 …… 濱口 孝幸・北原 雅樹 125
7. 痛みの脳画像診断 …… 福井 弥己郎（聖）・新田 一仁 130

II 各 論

A 体性深部痛 ... 138
1. 筋肉痛 .... 水村 和枝 138
2. 関節痛 .... 泉 仁・池内 昌彦 143
3. 鞭打ち損傷など .... 田邉 豊 148

B 口腔顔面痛 ... 154
1. 歯痛 .... 清水 康平・今村 佳樹 154
2. 顎関節機能異常症候群 .... 野間 昇・今村 佳樹 161

C 頭痛 ... 166
1. 片頭痛 .... 森本 昌宏 166
2. 群発頭痛 .... 森本 昌宏 171
3. 緊張型頭痛 .... 小川 節郎 175
4. その他の一次性頭痛 .... 森本 昌宏 179

D 内臓痛 ... 185
1. 内臓痛 .... 山崎 一・益田 律子 185

E 神経系の異常による痛み ... 198
1. 末梢神経の圧迫および絞扼による痛み .... 中島 紀綱・貞廣 哲郎 198
2. 求心路遮断痛 .... 山本 隆充 204
3. 術後求心路遮断痛 .... 山本 隆充 211
4. 中枢神経系の障害による求心路遮断痛 .... 山本 隆充 216
5. 神経痛 .... 楊 鴻生 221
6. 複合性局所疼痛症候群（CRPS） .... 伊達 久 227

F 線維筋痛症 ... 233
1. 線維筋痛症 .... 三木 健司・史 賢林 233

G がん性疼痛 ... 239
1. がんの進行に伴う痛み .... 余宮 きのみ 239
2. がんの治療に関連した痛み .... 余宮 きのみ 245

索引 251

I 総論

A 痛みの一般的性質（定義，分類）
B 痛みの発生メカニズム
C 鎮痛のメカニズム（痛みの内因性抑制機構）
D 痛みの慢性化のメカニズム
E 痛みの診断・評価法

Ⅰ. 総論

A. 痛みの一般的性質（定義，分類）

1. 時間経過による分類

a 急性痛

川真田樹人

痛みはその時間経過から急性痛と慢性痛に分類できる．一方，国際疼痛学会（International Association for the Study of Pain：IASP）の定義によると，「痛みとは実際の組織損傷あるいは組織損傷を起こす可能性があるとき，あるいはそのような損傷の際に表現される，不快な感覚や不快な情動体験」とされる[1]．この定義は「急性痛」の本質を示しており，組織損傷に起因し創傷治癒過程に体験するのが急性痛で，代表的なものとして術後痛，外傷後痛，熱傷痛などがあげられる．心筋梗塞，腹膜炎，脳内出血などの疾患に由来する急性期の痛みも急性痛ではあるが，痛み治療の対象疾患ではないため，急性痛として取りあげられることは少ない．

1　急性痛のメカニズム

　　代表的な急性痛である術後痛においては，ハサミやメスによる切開，止血目的の結紮，組織の圧排・切除・摘出，電気メスによる熱損傷，内臓器傷害などの組織損傷が生体に加わる．したがって実際の急性痛は，こうしたさまざまな種類の組織損傷やその結果生じる炎症性の痛みと，神経障害性の痛みのメカニズムが混在した，複合的な痛み病態の総和である[2]．これまで体性感覚系における急性痛のメカニズムは研究解明されてきたが，腹膜・胸膜，骨，内臓などへの損傷後の急性痛について詳細なメカニズムは不明である．

a 急性痛の経路

　　一次知覚神経は，末梢と脊髄の双方に突起を伸ばした pseudounipolar 細胞とよばれる神経で，細胞体は後根神経節に存在する．このうち痛みの発生に関与するのは細い有髄のAδ線維と無髄のC線維である．末梢の神経終末は，環境因子としての熱さ，冷たさ，機械的刺激，化学的刺激（pH，K^+，ブラジキニンなど）に由来する急性痛を感受する．このような痛み情報は，transient receptor potential（TRP）チャネルである TRPV1，TRPA1，TRPM8 や，酸感受性チャネル（acid-sensing ion channel：ASIC），Gタンパク質共役受容体（G protein-coupled receptor：GPCR）などが活性化し受容される[3]．とはいえ，臨床的にもっとも重要な，機械的刺激による痛みを感受するセンサータンパクは，degenerin/epithelial Na^+ チャネル（DEG/ENaC），TRP チャネル（TRPV2，TRPV4，TRPA1），voltage-gated cation channels K^+（KCNK）チャネル（KCNK2，4，18）などが候補にあがっているものの，同定されるには至っていない．

　　さまざまな痛みを感受するセンサータンパクの興奮により，軸索に存在する Na^+ チャネルが活性化し，活動電位が発生して脊髄に伝導する．C線維はサブスタンスPやカルシト

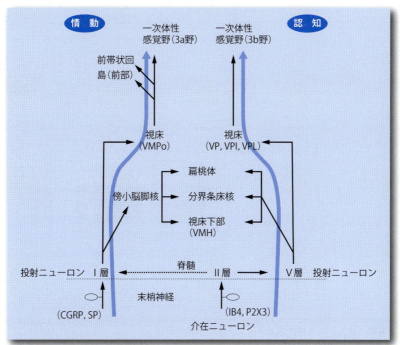

図1 痛みの認知と情動の経路

ニン遺伝子関連ペプチド（calcitonin gene-related peptide：CGRP）を含有したペプチド作動性神経と，これらのペプチドを含有しない非ペプチド作動性神経（グルタミン酸作動性）に分類される．これらの侵害受容器がおもに脊髄後角Ⅰ層，Ⅱ層，Ⅴ層に入力し，Ⅰ層とⅤ層の投射ニューロンが脳のさまざまな部位に出力し，認知と情動としての痛み体験が生じる（図1）．

b 末梢性感作と中枢性感作

組織損傷に伴い，損傷部に集積したマクロファージ，肥満細胞，血小板からさまざまな炎症性メディエータが放出される結果，免疫細胞の遊走・浸潤が起こり，さらなるメディエータの放出が促進される[3]．その結果，受容体型チロシンキナーゼ（receptor tyrosine kinase：RTK），K2Pカリウムチャネル，GPCR，TRPチャネル，ASIC，P2X受容体などさまざまなセンサータンパクが活性化され，侵害受容器の感受性を亢進させ，刺激閾値の低下を引き起こす．これを末梢性感作（peripheral sensitization）という（図2）[3]．

この結果，痛み刺激に対する反応が亢進し（痛覚過敏），通常なら痛みを感じない弱い刺激によって痛みが生じる（アロディニア）．増強された末梢からの侵害刺激情報が脊髄後角ニューロンに入力する際に，痛覚を伝えるC線維の中枢終末から，グルタミン酸やサブスタンスPが放出される．グルタミン酸の受容体である N-methyl-D-aspartic acid（NMDA）受容体と，サブスタンスPの受容体であるニューロキニン-1受容体の活性化により，Ca^{2+}が細胞内に流入し，セカンドメッセンジャーを介してさらに脊髄後角ニューロンの興奮性が亢進する（図3）[3]．さらに急性痛が持続した状態においては，サイトカインやケモカイ

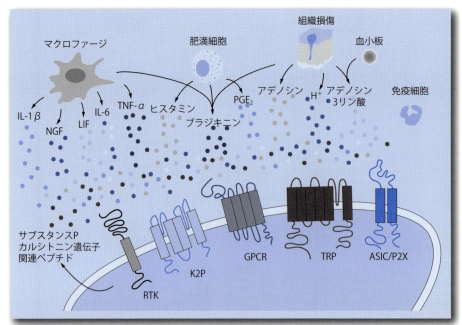

図2 末梢で放出される炎症性メディエータと末梢性感作
組織損傷に伴い，末梢におけるさまざまな細胞から放出される炎症性メディエータにより，膜センサータンパクが活性化する．
IL-1β：インターロイキン-1β，NGF：神経成長因子，LIF：白血球遊走阻止因子，IL-6：インターロイキン-6，TNF-α：腫瘍壊死因子α，PGE_2：プロスタグランジン E_2，RTK：受容体型チロシンキナーゼ，K2P：K2Pカリウムチャネル，GPCR：Gタンパク質共役受容体，TRP：transient receptor potential チャネル，ASIC：酸感受性チャネル

（Basbaum A, et al：Cellular and molecular mechanisms of pain. Cell 139：267-284, 2009）

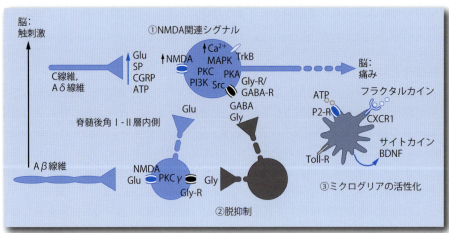

図3 脊髄における中枢性感作
Glu：グルタミン酸，SP：サブスタンスP，CGRP：カルシトニン遺伝子関連ペプチド，ATP：アデノシン3リン酸，NMDA：N-methyl-D-aspartate受容体，Gly：グリシン，Gly-R：グリシン受容体，PKCγ：プロテインキナーゼCγ，MAPK：マイトジェン活性化プロテインキナーゼ，PKA：プロテインキナーゼA，PI3K：PI3キナーゼ，Src：Srcチロシンキナーゼ，TrkB：トロポミオシン受容体キナーゼ，Toll-R：Toll like受容体，BDNF：脳由来神経栄養因子，CXCR1：CXCR1受容体

（Basbaum A, et al：Cellular and molecular mechanisms of pain. Cell 139：267-284, 2009）

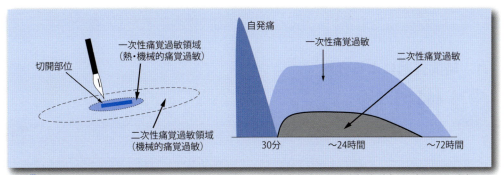

図4 創部切開後の急性痛における一次性痛覚過敏，二次性痛覚過敏の発生部位（a）と時間経過（b）
創部切開後は，損傷部近傍に熱刺激と機械的刺激に対する痛覚過敏が生じる（一次性痛覚過敏）．周囲の非損傷部にも機械的刺激に対する痛覚過敏が生じる（二次性痛覚過敏）．二次性痛覚過敏は一次性痛覚過敏に遅れて出現し，早期に消失する．
(Kawamata M, et al：Experimental incision-induced pain in human skin：effects of systemic lidocaine on flare formation and hyperalgesia. Pain **100**：77-89, 2002)

ンにより活性化したミクログリアにより脳由来神経栄養因子（brain-derived neurotrophic factor：BDNF）などが放出され，免疫細胞-グリア-ニューロンのクロストークが起こり，脊髄後角ニューロンの興奮閾値の低下と入力に対する反応性の増大が起きる．こうした興奮性の増大を中枢性感作（central sensitization）とよぶ．このように，末梢からの侵害刺激情報の入力増強と，中枢神経系の反応の増幅の両者により急性痛が増悪し持続する．

c 自発痛と痛覚過敏

　自発痛は刺激がない状態で感じる痛みであり，臨床的には安静時痛に相当する．組織損傷後に残存する自発痛は，正常状態では自発的には活動しない侵害受容器（Aδ線維，C線維）が自発的に興奮するようになり，侵害刺激情報が脊髄に伝わることによる．

　痛覚過敏とは，痛みに対する反応が強まる状態であり，臨床的には体動時痛に相当する．痛覚過敏が生じている期間は，自発痛の期間よりも長い．切開部位近傍は熱刺激と機械的刺激に対して痛覚過敏になる．これを一次性痛覚過敏とよび，痛覚過敏は刺激に対する侵害受容器の反応性亢進による．加えて，正常時には侵害刺激に反応しなかった受容器が，組織損傷や炎症後のNa^+チャネルの機能変化により，侵害受容器として機能するようになることも痛覚過敏の一因である．一方，損傷部から離れた非損傷部位にも痛覚過敏が生じ，二次性痛覚過敏とよぶ．二次性痛覚過敏領域には熱痛覚過敏はみられず，機械的痛覚過敏のみが生じる．末梢性感作により一次性痛覚過敏が生じ，中枢性感作も関与し二次性痛覚過敏が生じるとされる（図4）[4]．

文献

1) http://www.iasp-pain.org/Education/Content.aspx?ItemNumber=1698#Neuropathicpain
2) 川真田樹人：手術痛と手術後痛．痛みの Science & Practice 1　手術後鎮痛のすべて，川真田樹人（編），文光堂，東京，pp1-9，2013
3) Basbaum A, et al：Cellular and molecular mechanisms of pain. Cell **139**：267-284, 2009
4) Kawamata M, et al：Experimental incision-induced pain in human skin：effects of systemic lidocaine on flare formation and hyperalgesia. Pain **100**：77-89, 2002

I. 総論

A. 痛みの一般的性質（定義，分類）

1. 時間経過による分類

b 慢性痛

牛田享宏

> 慢性痛は治るべき痛みが持続している病態と考えられる．その要因としては，痛みが持続してしまう骨・関節障害やそれに伴う姿勢異常などのバイオメカニクス的要因，神経障害などを含めた器質的な要因だけでなく，精神・心理・社会的な要因などが加わる場合もある．
> したがって治療に際しては，器質的な面から有痛部位の分析を行うことと同時に，患者がもつ精神的，心理社会的な背景を分析して，痛みが持続している要因を考えていく必要がある．そのためには集学的治療などを通して，ADL，QOL の向上を目指したゴール設定を推進する必要がある．

1 痛みのメカニズム

a 慢性痛とは

多くの痛みは，外傷や疾病その他さまざまな原因によって生じる．また，しばしばこれらの痛みは遷延し，組織の傷害が治癒するのに要する時間を経過してもなお続く場合もある．国際疼痛学会（IASP）では，このような長引く痛みを"慢性痛"と定義している．

急性痛の多くは侵害受容器を介した侵害受容性の痛みであるのに対し，慢性痛は侵害受容器の要素だけでなく，神経障害性などの器質的要因に精神心理社会的な要因が加わって起こることが多い（図1）．

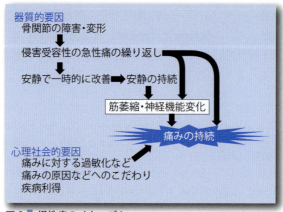

図1 慢性痛のメカニズム

b 痛みの慢性化—器質的要因

　痛みを慢性化させる器質的な要因として，疼痛系（痛みを伝える神経系）の機能変化があげられる．骨・関節の変形など組織の傷害により外部から持続的な痛みや刺激が加わった場合などには，末梢神経系および脊髄神経は外部からの刺激に過度な応答を示すようになることが基礎研究で示されてきている．変形性股関節症手術例について広汎に調査を行うと，痛みは股関節周囲にとどまらず患肢に広がっていることが報告されている．関節変形が高度であっても痛みを伴わない例が多いことも考えると，神経機能変化の持続が痛みの慢性化に関与していることが考えられる．

　このような神経系の機能変化に伴う痛みの増悪・維持については，近年の研究で類似の変化が四肢の廃用などでも引き起こされることがわかってきた．不動化モデル動物実験では，固定解除後に関節運動に対する脊髄後角細胞の応答変化，痛みに関与する神経ペプチド陽性線維の増加が一次求心性線維や脊髄後角で観察されていることが明らかになってきている[1]．

　また，関節の不動化を行うと，末梢組織では関節軟骨の圧迫壊死，関節周囲筋の筋紡錘の肥厚，関節支配線維の自発放電増加，関節部機械受容体の変形が引き起こされることが明らかになっている．怪我やそれに伴う痛みでも廃用状態に陥ると筋萎縮が引き起こされることは広く知られている．なかでもタイプⅠ線維は持続運動を担う筋であるが，安静臥床などを行うとタイプⅠ線維の減少が引き起こされることが知られており，易疲労感や筋痛など日常生活を円滑に進めることが容易ではなくなると考えられる．

　変形性膝関節症における内反膝，脊椎圧迫骨折に伴う後彎や脊椎側彎などのアライメント不良は，直接関節痛を引き起こすこともありうるが，関節周囲筋群に過負荷を及ぼすため膝痛や腰背部痛の原因になると考えられる．また，変形性膝関節症などに伴って，膝関節の屈曲拘縮があると股関節やひいては脊柱アライメントに影響しうる．特に腰椎の後彎などとともに出現することもある骨盤の後傾は，変形性股関節症の原因となることもあり，Hip-Spine症候群とよばれる．これらの痛みは安静によって改善し，staticあるいはdynamicな負荷により痛みを生じ，おもに侵害受容器により引き起こされることが考えられる．

c 痛みの慢性化—精神医学的要因と心理社会的要因

　精神医学的要因，心理社会的要因などが関与して，痛みが増悪，遷延化していることも多い．ことに，器質的疾患を示す画像所見が存在する際には精神心理的な問題を軽視しがちである．逆に，明確に精神症状が強く現れている患者においては器質的な疾患を過小評価したりする傾向があるため，注意が必要である．

　精神心理的な要因には，疾病利得の問題，医療や社会などへの恨みが関与するものがある．問題となりうる具体的な病態としては，認知異常，発達障害，パーソナリティ障害，kinesiophobia，うつ病，不安障害，適応障害，気分障害などがあり，これらの結果として破局化思考（痛みに圧倒され何もできないと感じ，その考えにとらわれ続ける認知傾向）パターンが形成され，痛みへのこだわり，無力感，重篤感が生まれる．

　慢性痛の患者では家庭の問題，失業，患者本人や家族の病気，貧困，社会的孤立などの問題を健常者と比較して高率に抱えていることが報告されている[2]．さらに，治療歴や個人の性格傾向を含めたこれらの心理社会的背景は，過剰な疼痛行動，疼痛への恐怖心，恨み・怒りの感情，破局化思考などとして表出され，それ自体が機能低下や苦悩を悪化させ

ることから治療上問題となることが多い[3,4]．これらの問題は認知行動療法などの治療ターゲットとなる．

　また，過剰な痛みへの恐怖や回避行動は痛みを慢性化させる要因となる．恐怖心から痛み体験を回避し続けると，その恐怖心は次第に増強していく．その結果，過度な安静，ある特定の動作を極端に避けるなどの行動変容を起こし，廃用，身体障害，抑うつ気分の出現につながる．この不安と回避行動の悪循環のなかで痛みが慢性化することは fear-avoidance model として表されている．この悪循環は誤った病態理解や，破局化思考などの否定的な感情，セルフエフィカシー（何かの活動を行うときの自信）の低下にも修飾される．

2　痛みの評価と治療方針

a　痛みの評価・測定（表1）と診断

　評価には詳細な問診が不可欠であるが，主治医が診察室内のみで判断することは非常に難しい．看護師や理学療法士などのスタッフを交えて，検査所見，問診（本人，家族など）と行動との矛盾点がないかなどを慎重に検討すべきである．その評価尺度には，疾病行動質問票（illness behavior questionnaire：IBQ）などがある．

　診断や治療方針を決定するにあたっては，レッドフラッグを除外しておくことが必須である．レッドフラッグの存在が考えられる場合，画像診断や血液検査などを行い重大な脊椎病変がないかを精査し，理学所見や血液画像診断などから神経障害の有無，骨傷や内臓由来，血管由来，心因性の疾患を除外できれば，慢性痛としての評価を行い，治療方針を決めていく．

1）痛みの強度の評価

　痛みの強度の評価には視覚的アナログスケール（visual analogue scale：VAS）や数値評価スケール（numerical rating scale：NRS），語句評価スケール（verbal rating scale：VRS）が

表1　痛み関連スケール一覧

強度	視覚的アナログスケール（visual analogue scale：VAS） 数値評価スケール（nemerical rating scale：NRS） 語句評価スケール（verbal rating scale：VRS）
性質	マクギル疼痛質問表（McGill pain questionnaire：MPQ）
部位	疼痛部位図示法（pain drawing scale）
反応	疼痛行動質問票（illness behavior questionnaire：IBQ） 恐怖-回避信念質問票（fear-avoidance beliefs questionnaire） コーピング方略質問票（coping strategies questionnaire） 痛み自己効力感質問票（pain self-efficacy questionnaire：PSEQ） pain catastrophizing scale（PCS）
精神・心理的	the hospital anxiety and depression scale（HADS） brief scale for psychiatric problems in orthopaedic patients（BS-POP）
日常生活・活動量	疼痛日常生活障害尺度（pain disability assessment scale：PDAS） 国際標準化身体活動質問票（international physical activity questionnaire：IPAQ） SF-36（MOS short-form 36-item health survey）

用いられ，患者の自覚する疼痛の強度を尺度化・数値化する．臨床現場で行うには非常に簡便であり，一人の患者を経時的に診て評価していくときには有用であるが，患者間での比較という点においては信頼度が低いという問題点がある．

2) 痛みの性質の評価

a) マクギル疼痛質問表 (McGill pain questionnaire：MPQ)

「感覚的」「感情的」「評価的」「その他」に分類された形容詞（「ずきずきとした」，「うんざりした」など）のなかから，今ある疼痛を表現しうる言葉を選択して点数化する尺度である．これは疼痛を多面的に捉えることのできるツールとして世界的に広く使われている．しかしながら，本邦ではあまり使われない表現を含むことから患者が理解しにくいという問題点があるといえる．

3) 痛み部位の評価

a) 疼痛部位図示法 (pain drawing scale)

人体の輪郭図を用いて，影を描き込み疼痛部位の分布を示したり，何らかの記号を用いて疼痛の種類（しびれ，うずきなど）を示したりする簡便な方法として広く普及している．患者の疼痛を空間的な大きさとして表記してもらうことは臨床的に有益な情報となり，分布面積の増減によって疼痛の増減を推察できる有用なツールであるといえる．

疼痛の測定法については，触覚，振動覚，温冷覚などそれぞれについて検知閾値，弁別閾値などについて網羅的に行う定量的感覚試験や，機械的刺激に対する閾値の測定として，von Frey Test，アルゴメータを用いた圧痛閾値検査などが簡便な方法として知られている．その他に，特定周波数による電気刺激によって，異なる神経線維の電流知覚閾値を選択的に評価する電流知覚閾値試験や，Aβ線維およびAδ線維をパルス電流にて刺激し，痛みではない異種感覚を疼痛に置き換えて数値化するPain Visionなどがある．

4) その他の評価スケール

質問票を用いた評価スケールとしては，疼痛日常生活障害尺度（pain disability assessment scale：PDAS）や国際標準化身体活動質問票（international physical activity questionnaire：IPAQ）がある（表1）．また，疼痛生活日記や活動量の記録（歩数計，加速度計など）は，疼痛患者の日常生活（内服，活動量，天気など）と疼痛との関係性を医療者および患者自身が解析し，生活改善を行うために有用な情報を得られる方法である．QOLを評価するにあたってはSF-36（MOS short-form 36-item health survey）が世界的に広く用いられている．その他，fear-avoidance modelの治療では前出のような回避行動を減らし，痛みに対する適切な対処（コーピング）を促すことが重要である．これらの評価尺度には，恐怖-回避信念質問票（fear-avoidance beliefs questionnaire）やコーピング方略質問票（coping strategies questionnaire），痛み自己効力感質問票（pain self-efficacy questionnaire：PSEQ），pain catastrophizing scale（PCS）などがある．精神医学的治療の必要性の有無を簡便にスクリーニングできる尺度として，the hospital anxiety and depression scale（HADS）やbrief scale for psychiatric problems in orthopaedic patients（BS-POP）などがある．

5) 身体機能の評価と生活指導

痛みによる不活動は筋力低下，関節拘縮，持久力の低下などの身体機能低下を引き起こし，ADL/QOLの低下へとつながるだけでなく，筋痛や疲労性の疼痛などさらなる疼痛の拡大を招く．慢性痛患者における身体機能評価では，まずは疼痛によって困難なADLを

確認し，その動作に必要な関節可動域，筋力，姿勢などについて理学検査によって評価する．パフォーマンステストとして，患者の主訴に合わせて，歩行能力（10 m 歩行時間，5 分間歩行距離など）やバランス能力（重心動揺，ファンクショナルリーチなど）も有用である．

　個人の骨格，姿勢，職場・家屋環境，動作時の癖など，患者のもともとの日常生活スタイルに身体的問題を引き起こしやすい要因が先在することもある．また，慢性痛患者ではペーシング（自分の状態に見合った活動量のコントロール）が不良であることも多い．極端な不活動は身体機能の低下を招くが，一方でオーバーユースは症状を悪化させる原因ともなる．疼痛の治療にあたっては早期から日常生活の聴取を行い，長期的な生活スタイルの改善を含めた生活指導も重要な治療側面となる．

b 慢性痛のゴール設定と実践

　慢性痛のゴールの設定にあたっては，単に痛みを取り除くという観点にこだわらず，社会のなかで患者が生き甲斐を感じられるようにしていくことを考えながら進める必要がある．薬物治療などは患者の状態を変える一助になる可能性のあるツールであるが，それだけで改善させることは困難なことも多く，ADL や QOL を改善させるにはどうするべきかを考慮しなければならない．具体的には，痛みは感覚体験として記憶にも関与する問題であり，完全に消えるかどうかわからない事象である．完全に取り除くことはできない場合でも，体と心の両方の状態を健全化させ，痛みによる情動的な問題（痛みによる苦しみ，辛さ）を改善させる方向に向けることで慢性痛の苦痛から脱却させることを目標とする．ADL を改善させるためには運動器をトレーニングして使いやすくすることも大変重要である．痛みの苦痛は情動体験としてネガティブな方向に患者の行動を向かわせることも多い．むしろ痛みがあってもそこにこだわらないように指導していくことも重要と考えられる．

　したがって，この目標を達成するための評価にあたっては，神経障害性疼痛の評価，侵害受容性疼痛としての評価，心理社会的要素の関与の評価に加えて，社会生活環境，年齢，現在の筋力評価，姿勢評価，労災や事故による治療的介入の有無，発達障害や認知機能など多角的に分析を行う必要がある．また，これらを考えていく際にはソーシャルワーカーなどのコメディカルも含めたチームで検討しなければならないが，現実的には治療のステップのなかでの判断が重要である．

文献

1) Nishigami T, et al：Changes in calcitonin gene-related peptide expression following joint immobilization in rats. Neurosci Lett **454**：97-100, 2009
2) Feuerstein M, et al：Environmental stressors and chronic low back pain：life events, family and work environment. Pain **22**：295-307, 1985
3) Boos N, et al：1995 Volvo Award in clinical sciences. The diagnostic accuracy of magnetic resonance imaging, work perception, and psychosocial factors in identifying symptomatic disc herniations. Spine（Phila Pa 1976）**20**：2613-2625, 1995
4) 痛みの心理学．丸田俊彦（編），東京，中央公論社，1989

Ⅰ. 総論

A. 痛みの一般的性質（定義，分類）

2. 病因による分類

a 侵害受容性疼痛

三枝里江・齋藤　繁

> 侵害受容性疼痛とは，組織が損傷を受けそうな刺激が加わったときや，実際に損傷を受けたとき，または損傷の結果炎症が生じたときに引き起こされる痛みである．骨折，切り傷，筋肉痛（体性痛）や胃腸炎（内臓痛）などの，一般的に「痛み」として理解されている疼痛がここに含まれる．これらの痛みは，身体を危険から遠ざけるために重要な役割を担っている．

1 侵害受容性疼痛のメカニズム

a 発生機序[1,2]

組織損傷を引き起こすような強力な機械的刺激，極端な温度（熱・寒冷），化学的刺激が加わると，それら侵害刺激は末梢組織に分布する侵害刺激を伝達する神経（一次求心性線維）の自由終末にある受容体に作用して，痛みの信号を発生させる．また，壊れた細胞から出てきたり，炎症により生じたりしたブラジキニン[3]，ヒスタミン，酸（H^+）などの内因性発痛物質（表1）も，受容体を介して活動電位を生じる．よく知られている transient receptor potential vanilloid 1 （TRPV1）は，唐辛子の主成分であるカプサイシンの受容体として同定され，43℃以上の熱や H^+ によっても活性化する[4]．そのほか，TRPV2，TRPA1，ASIC，P2X など複数の受容体が発見され，新しい疼痛コントロール方法の開発に向け研究が行われているが，その全貌はまだ明らかではない．

b 伝達経路

一次求心性線維の細胞体は体幹では脊髄神経節に，顔面では三叉神経節に存在している[5]．そこから中枢と末梢それぞれに腕を伸ばしたような形をしており，末梢側の線維は侵害刺激を受容し，中枢側の線維は活動電位を伝えるために脊髄後角や延髄（三叉神経脊

表1　内因性発痛物質

侵害受容器を興奮させる物質	侵害受容器の感受性を高める物質
・ブラジキニン ・セロトニン ・ヒスタミン ・K^+ ・H^+ ・ATP	・ブラジキニン ・プロスタグランジン E_2 ・ロイコトリエン

I．総論　A．痛みの一般的性質（定義，分類）

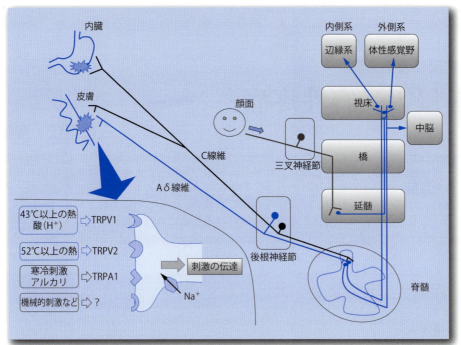

図1　侵害受容性疼痛伝達の全体像
侵害受容器は，脊髄神経節や三叉神経節にある末梢神経細胞体（Aδ線維やC線維）の末梢自由終末であり，transient receptor potential（TRP）チャネルなどの受容体をもつ．組織の損傷や炎症などにより生じたブラジキニンなどの発痛物質が侵害受容器に作用すると，活動電位が発生し，Aδ線維は速い痛みや温度覚を，C線維は遅い痛み・温度覚・内臓痛の感覚を伝える．活動電位は，脊髄後角や延髄（三叉神経）で二次感覚ニューロンとシナプスを介して伝達されたあとに，視床，大脳皮質へと伝わり痛みとして認識される．

髄路核）まで伸びている（図1）．末梢神経線維は，髄鞘形成の有無と太さで分類されていて，痛みや温度覚を伝えるのはAδ線維とC線維であり，それぞれ異なった感覚を伝える（表2）．皮膚からの痛みの場合，Aδ線維はおもに高閾値の機械受容器を構成し，鋭く局在が明確な"速い痛み"を伝える．C線維は無髄の線維で，おもに多種類の侵害受容に反応するポリモーダル受容器を構成し，灼けつくような，鈍く局在のはっきりしない"遅い痛み"を担う．たとえば包丁で手を切ったとき，「痛い」とすぐ手を引っ込めるのはAδ線維の働きであり，その後も長く続くジンジンと鈍い痛みはC線維を伝わっている．内臓からの一次求心性線維はほとんどがC線維であり，しかもまばらにしか存在していないため複数の脊髄レベルに分散して入力されることから，痛みの局在が明確でないことが多い．

c 脊髄後角

　一次求心性線維は，脊髄後角で二次感覚ニューロンや脊髄後角の介在ニューロンとシナプスを形成する．神経伝達物質は，グルタミン酸，サブスタンスP，カルシトニン遺伝子関連ペプチド（calcitonin gene-related peptide：CGRP）であり，脊髄後角のシナプスで放出され，興味深いことに末梢側の傷害部位でも放出される[5]．末梢側では，放出された神経伝達物質が古典的な痛みの三徴である，発赤，腫脹，圧痛を誘発して，侵害受容器の閾値を低下させる（末梢性感作）．さらに二次感覚ニューロンは，介在ニューロンや上位中枢か

表 2 ■ 末梢神経線維分類

種類		外径 (μm)	伝導速度 (m/秒)	機能例
有髄線維	Aα	12〜20	70〜120	骨格筋, 筋紡錘
	Aβ	5〜15	40〜70	皮膚触覚・圧覚
	Aγ	3〜8	15〜40	錘内筋
	Aδ	2〜5	10〜30	皮膚温度覚・痛覚
	B	1〜3	3〜15	交感神経節前線維
無髄線維	C	0.2〜1.5	0.5〜2.5	痛覚, 温度覚 交感神経節後線維

らの下行性ニューロンからも修飾を受け，最終的な情報として上位中枢に伝達される．侵害刺激が繰り返し脊髄後角に入力されると，N-methyl-D-aspartic acid（NMDA）受容体が活性化し，二次感覚ニューロンの興奮性が増大する（中枢性感作）．中枢性感作が起こると，痛み刺激に対して反応が増大したり（痛覚過敏：hyperalgesia），通常では痛みと感じない軽い刺激を痛いと感じるようになったりする（アロディニア：allodynia）．以上のように，痛みの伝達において脊髄後角の果たす役割は多く，メカニズムだけでなく，痛みの治療方法の解明のために，多くの研究が行われている．

d ■ 上位中枢への伝達

脊髄後角へ入力された疼痛の情報は，視床や中脳など上位中枢へ伝達される．これらのうち，痛みの強さや部位の情報は，外側脊髄視床路を通り，視床外側から視床皮質路を経て，大脳皮質の体性感覚野に投射される（外側系）．一方，内側系は前脊髄視床路や脊髄網様体路を通り，大脳辺縁系の情動に関係した部位に伝えられ，不快感などとして自覚する．脳内ではさまざまな部位がネットワークを形成し，痛みの知覚・認識のほか，情動反応，運動反射，自律神経反射，生体調節反射などの種々の神経活動を引き起こし，痛みに対する反応調節を行うと考えられている[2]．

e ■ 痛みの抑制機構

脊髄後角の介在ニューロン，ノルアドレナリンやセロトニンの関与する下行性疼痛抑制系，内因性オピオイドによる鎮痛，広汎性侵害抑制調節（diffuse noxious inhibitory controls：DNIC）などが存在し，痛みの抑制に関与している．

2　侵害受容性疼痛の特徴

侵害受容性疼痛は体性痛と内臓痛に分けられる．それぞれの特徴を表3に示す．

a ■ 体性痛

体性痛はさらに表在性疼痛と深部痛に分けることができる．

表在性疼痛は，外胚葉由来の皮膚や粘膜に起こる痛みであり，前述のようにAδ線維を伝わる"速い痛み"と，C線維を伝わる"遅い痛み"からなる．損傷部位に痛みが限局しており，圧痛を伴うことが多い（p.35「Ⅰ．総論 A-3-a 表在性疼痛」参照）．

　深部痛は，中胚葉由来の骨格筋，腱，筋膜，骨膜，関節包，腹膜，細径動脈壁などに起こる痛みである．これら深部痛を受容するのにはAδ線維とC線維の両方が関与しているが，表在性疼痛とは異なり，ポリモーダル受容器の情報を両方の神経が伝えていると考えられている．そのためか，速い痛みと遅い痛みの区別ははっきりしない．うずくような痛みと表現され，時に傷害部位から離れた部位に痛みを認めることがある（p.40「Ⅰ．総論 A-3-b 深部の体性痛」参照）．

b 内臓痛

　内臓痛は，内胚葉由来の各種内臓に分布した痛覚線維による痛みである．胃炎などの炎症，大腸がんなどの悪性腫瘍のほか，膀胱結石などの物理的刺激も原因となる．管腔臓器の圧迫や伸展，それに伴う虚血によって組織にH^+などの発痛物質が増加すること，あるいは実質臓器の被膜の伸展などにより疼痛が生じる．

　内臓痛もAδ線維とC線維の両方が関与しているが，分布している神経数自体が少ないうえに，大部分はC線維であるため，広くてぼんやりとした痛みを感じる．肝実質など，ほとんど痛みを感じない臓器がある一方で，内臓が広範囲に傷害された場合や急激な伸展が起こった場合には，重度の痛みが生じる．深部痛と同様に，速い痛みと遅い痛みの区別は明らかでない．締め付けられるような，重いような，ズーンとした痛みと表現され，不快感を伴うことが多い．また，嘔気や発汗など，自律神経系の症状を伴うこともある．さらに，傷害内臓部位と離れた特定の部位に，体性痛のような痛みとして出現することもあり，関連痛とよばれている．詳細はp.46「Ⅰ．総論 A-3-c 内臓痛」参照．

c 治療方法

　体性痛では，損傷部位への刺激を抑えるため，安静や保護が必要になる．薬物療法としては，体性痛・内臓痛ともに通常，非オピオイド鎮痛薬やオピオイドが有効とされている．体動時の痛みの増強に対しては，追加投与（レスキュー・ドーズ）を体動前に使用するな

表3　侵害受容性疼痛の特徴

	体性痛	内臓痛
侵害刺激例	切り傷，熱傷	臓器の炎症，臓器被膜伸展
由来部位	外・中胚葉由来の組織 皮膚，筋肉など	内胚葉由来の組織 管腔臓器や実質臓器など
おもな局在	明らか	ぼんやり
伝達末梢神経	Aδ線維：鋭い痛み C線維：鈍い痛み	C線維の割合が多い
痛みの表現	ズキズキ，じんじん	ズーンと鈍い，絞られるような
その他の特徴	表在性疼痛と深部痛がある	関連痛を伴うことがある 嘔気・発汗などが誘発される

どの工夫が必要なことも多い．さらに，各種の神経ブロックも非常に有効な選択肢となりうる．

文献

1) 小川節郎：痛みの概念．THE BONE **27**：21-25，2013
2) 五十嵐恒雄：痛みのメカニズム─疼痛の受容機序と小児期における特性─．小児科臨床 **66**：2329-2338，2013
3) Sugiura T, et al：Bradykinin lowers the threshold temperature for heat activation of vanilloid receptor 1. J Neurophysiol **88**：544-548, 2002
4) 富永真琴：TRP チャネルによる侵害受容機構．日本運動器疼痛学会誌 **4**：14-19，2012
5) 齋藤　繁：痛み．リッピンコットシリーズ イラストレイテッド神経科学，白尾智明（監訳），丸善出版，東京，pp421-440，2013（Krebs C, et al：Lippincott's Illustrated Reviews：Neuroscience, Harvey R（ed），Lippincott Williams & Wilkins, USA, 2012）

Ⅰ. 総論

A. 痛みの一般的性質（定義，分類）

2. 病因による分類

b 神経障害性疼痛

住谷昌彦・緒方 徹

> 神経障害性疼痛は"体性感覚神経系の病変あるいは疾患によって生ずる疼痛"と定義され，全人口当たり約7％が罹患している．神経障害性疼痛は，慢性疼痛疾患のなかでも重症度が高くQOLの低下も著しい．したがって，神経障害性疼痛は治療対象疾患として重要である．神経障害性疼痛の診断アルゴリズムが提唱されているが，一般臨床ではこのアルゴリズムを用いても偽陰性となる患者がおり，さらに簡便に患者の痛みの訴えが神経障害性疼痛であるかを検討するスクリーニングツールが開発されている．神経障害性疼痛は，医療者がその存在を疑い，神経障害性疼痛に対する治療法を選択することが重要である．

1 痛みのメカニズム

　侵害刺激により末梢神経が興奮し，脊髄，脳幹を通過して大脳皮質で痛みが認知される（疼痛の上行経路）．これを侵害受容性疼痛とよび，身体に対する危険への生理的な警告である．痛みの自己防御反応の1つとして，痛みのレベルを適切に保つように上位中枢からの調節も行われている（下行性疼痛抑制系）．これに対し，神経障害性疼痛は「体性感覚神経系の病変や疾患によって引き起こされる疼痛」と定義され，末梢および中枢神経系の機能的・可逆的変化により，侵害刺激がなくても異所性インパルスの発生（エファプス）や過剰な興奮，興奮の持続，興奮伝達の促進が起こることにより疼痛が生じる．その発症機序は，単一ではなく多くの要素が複雑に関与し，経時的に変化する．

　現在推定されている発症機序は，末梢神経系に異常が起こる末梢性機序と，中枢神経系に異常が起こる中枢性機序に分類することができる．

　末梢神経ではNaチャネルの過剰発現や，それに伴う異所性インパルスの発生，神経再生過程における神経線維の結合（交絡），感覚神経終末上のアドレナリン受容体の発現増加による交感神経系とのクロストークなどが脊髄侵害応答神経細胞の過敏性や易興奮性の機序として推定されている．中枢神経系においては，脊髄後角の興奮性シナプス伝達を司るグルタミン酸受容体の変化や，神経損傷後のAβ線維の発芽形成，ミクログリアの活性化，求心路抑制系の機能変化，下行性疼痛抑制系の機能異常などが機序として報告されている（図1）[1]．また，中枢性神経障害性疼痛では中枢神経系の障害によって疼痛が発症するが，末梢神経障害性疼痛には末梢神経における機序だけでなく，中枢神経系における機序も関与すると考えられる．

2 神経障害性疼痛の疫学

　神経障害性疼痛患者は人口当たり約7%で，そのうち25%は疼痛が重症（0〜10まで11段階数的評価尺度≧7）と評価されており，さらに罹病期間も長い[2]．QOL評価尺度の1つであるEuroQOL（EQ-5D）を用いると，慢性痛患者全般のQOLはEQ-5D≒0.7であるが，平均的な神経障害性疼痛患者のEQ-5Dは0.4〜0.6，重症神経障害性疼痛患者では0.2前後とされる（表1）[3]．EQ-5D＝0.7は中等度の狭心症患者のQOLに相当し，EQ-5D＝0.4〜0.5は終末期がん患者が痛みとは無関係に倦怠感などから日常生活を床上で過ごしているQOLと同程度である．もっとも重症な神経障害性疼痛患者のQOLの指標として，EQ-5D＝0.2は心筋梗塞患者が集中治療室で絶対安静状態で生活しているQOLと同等である．こ

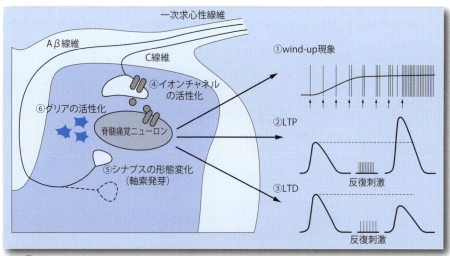

図1 脊髄レベルでの中枢性感作の模式図
（厚生労働科学研究「痛み」に関する教育と情報提供システムの構築に関する研究（研究代表者：大阪大学大学院医学系研究科疼痛医学寄附講座　柴田政彦）　痛みの教育コンテンツ提供システム　医学教育用2013年より改変）

表1 EQ-5Dによる神経障害性疼痛患者のQOL評価

	疼痛強度の平均値（NRS）	神経障害性疼痛患者のEQ-5D（平均値）	重症例（NRS 7以上）のEQ-5D
神経障害性疼痛疾患	4.8/10	0.44	0.16
糖尿病性ニューロパチー	5.0/10	0.41〜0.50	0.2
帯状疱疹後神経痛	4.2〜4.6/10	0.60〜0.61	0.25〜0.27
三叉神経痛	4.2/10	0.56	0.3
＊健常者	—	1.0	—
＊死亡	—	0.0	—

ヨーロッパを中心に使用されているQOLの評価尺度EQ-5Dを用いた神経障害性疼痛のQOL評価．EQ-5Dは0を死亡した状態，1を健康な状態とし，0〜1の間の数字でQOLを評価する．
（O'Connor AB：Neuropathic pain：quality-of-life impact, costs and cost effectiveness of therapy. Pharmacoeconomics 27：95-112, 2009 より改変）

のように神経障害性疼痛患者のQOL低下は著しく，その適切な診断と治療はきわめて重要な意味をもつ．

3 神経障害性疼痛の診断

　神経障害性疼痛のフローチャート式神経障害性疼痛診断ガイド（図2）[2]では，まず疼痛の訴えに対して，疼痛範囲の神経解剖学的所見と，体性感覚神経系への病変や神経疾患の有無についてを評価し，それらが認められればさらに感覚機能の客観的検査を行ったうえで神経障害性疼痛であるか否かを診断するとしている．神経障害性疼痛診断フローチャートでは，①神経障害性疼痛と確定，②神経障害性疼痛の要素が含まれている，③神経障害性疼痛は否定的という3段階で評価している．このことは，「体性感覚神経系の病変あるいは疾患」を証明（診断）することの臨床的困難さに対する救済措置，つまり体性感覚神経系の病変や疾患を評価する絶対的な感度の高い検査法がなく，電気生理学的検査などで検

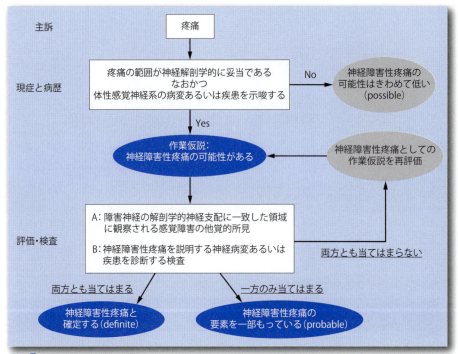

図2　神経障害性疼痛の診断
疼痛の訴えがある患者に対して，現状と病歴（痛みの発症契機とその経過，併存疾患の有無，現在の痛みの状況と日常生活に対する影響）を問診する．その後，疼痛の範囲，痛みの随伴症状（「ピリピリとした」，「しびれたような」など特殊な感覚）の有無や，痛みの持続性（持続的に感じるか，あるいは突発的に感じるか，また突発的に感じる際にはトリガーとなるような事象があるか）を確認する．これらを通じて，「痛みに関連して述べられる範囲は神経解剖学的に妥当であるか？」と「痛みを生じさせるような疾患や病変が存在するか？」を評価する．そのうえで画像検査や電気生理学的検査を追加し，神経障害性疼痛を診断する．
（Treede RD, et al：Neuropathic pain：redefinition and a grading system for clinical and research purposes. Neurology **70**：1630-1635, 2008 より改変）

2. 病因による分類　b. 神経障害性疼痛

出できずに除外されてしまった神経障害性疼痛の偽陰性を減らすための措置である．他覚的所見が明らかでない患者に対しても，神経障害性疼痛に準じた治療導入が図られることを期待しているといえる．

4　神経障害性疼痛の診断補助：スクリーニング質問票

　臨床の現場でより簡便に神経障害性疼痛の可能性を考慮するためには，神経障害性疼痛スクリーニングツール（図3）[4,5]が便利である．このツールでは神経障害性疼痛に特徴的な痛みの性質が列挙されており，それらを点数化して神経障害性疼痛であるか否か，さらには疼痛の訴えに神経障害性の要素が含まれるか否かを評価（スクリーニング）できる．患者の訴える痛みを神経障害性疼痛か否か（言い換えると，体性感覚神経系の病変あるいは疾患が存在するか否か）の二者択一で判断するのは時として困難であるが，神経障害性疼痛（体性感覚神経系の病変・疾患）の要素を含む可能性を議論することは比較的容易である．

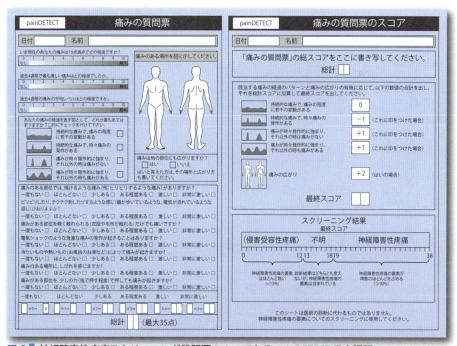

図3　神経障害性疼痛スクリーニング質問票の1つであるpainDETECT日本語版
（Freynhagen R, et al：painDETECT：a new screening questionnaire to identify neuropathic components in patients with back pain. Curr Med Res Opin **22**：1911-1920, 2006, Matsubayashi Y, et al：Validity and reliability of the Japanese version of the painDETECT Questionnaire：A multicenter observational study. PLoS One **8**：e68013, 2013 より改変）

I．総論　A．痛みの一般的性質（定義，分類）

神経障害性疼痛重症度評価ツール 日本語版 (Neuropathic Pain Inventory)

日付：
名前：
性別：　男　女
年齢：

あなたが感じている神経系の障害によって引き起こされる疼痛にはいくつかのタイプがあることが知られています。"自発痛"，すなわち疼痛刺激に関わらず起こる痛みがあって，そしてその痛みはずっと続いているか，あるいは発作的に痛みが起こっていると思います。さらに，痛みを感じている場所の皮膚表面をこすられたり，冷たいもので触られたりすると，痛みが生じたり，自発痛が強くなる可能性があります。この質問票は，あなたが感じている様々なタイプの疼痛に対して，あなたの主治医がより的確に評価し，より良い治療へと繋げることを目的としています。

あなたが感じている"自発痛"（刺激が無くても感じる痛みのこと）について教えてください。以下の質問で，あなたが過去24時間に感じた"自発痛"の平均的な強さを最も的確に表す数字を選んでください（下記の数字のうち，一つだけ○で囲んでください）。0は，下記の質問にあるような自発痛を感じていなかったことを意味します。

1. 焼け付くような自発痛がありますか？
(ない) 0　1　2　3　4　5　6　7　8　9　10 (想像しうる最も強い焼け付くような痛み)

2. 絞り上げられるような自発痛がありますか？
(ない) 0　1　2　3　4　5　6　7　8　9　10 (想像しうる最も強い絞り上げられるような痛み)

3. 圧迫されるような自発痛がありますか？
(ない) 0　1　2　3　4　5　6　7　8　9　10 (想像しうる最も強い圧迫されるような痛み)

4. 過去24時間のうち，どれくらいの時間"自発痛"を感じましたか？ 最も適切なものを下記のうちから一つ選んでください
- 12時間以上，持続的にあった
- 8〜12時間の間
- 4〜7時間の間
- 1〜3時間の間
- 1時間以内

ここからの質問は，あなたが感じている"発作痛"（発作的に起こる痛みのこと）についてお答えください。以下の質問で，あなたが過去24時間に感じた"発作痛"の平均的な強さを最も的確に表す数字を選んでください（下記の数字のうち，一つだけ○で囲んでください）。0は，下記の質問にあるような発作痛を感じていなかったことを意味します。

5. 電気ショックのような発作痛がありますか？
(ない) 0　1　2　3　4　5　6　7　8　9　10 (想像しうる最も強い電気ショックのような痛み)

6. 刃物で刺されるような発作痛がありますか？
(ない) 0　1　2　3　4　5　6　7　8　9　10 (想像しうる最も強い刺されるような痛み)

7. 過去24時間のうち，どれくらい，"発作痛"がありましたか？ 最も適切なものを下記のうちから一つ選んでください。
- 20回以上
- 11〜20回
- 6〜10回
- 1〜5回
- 0回（発作痛は無かった）

ここからは，痛みを感じている場所の皮膚表面をこすられたり押されたり，あるいは冷たいもので触られたりすると痛みが起こる"誘発痛"について質問します。自発痛が無くなるのに質問で，あなたが過去24時間に感じた"誘発痛"の平均的な強さを最も的確に表す数字を選んでください（下記の数字のうち，一つだけ○で囲んでください）。0は，下記の質問にあるような誘発痛を感じていなかったことを意味します。

8. 痛みを感じている場所の皮膚をこすられたりすると，疼痛が起こり，自発痛が強くなりますか？
(ない) 0　1　2　3　4　5　6　7　8　9　10 (想像しうる最も強い痛みや痛みが誘発される)

9. 痛みを感じている場所の皮膚を押圧されたりすると，疼痛が起こり，自発痛が強くなりますか？
(ない) 0　1　2　3　4　5　6　7　8　9　10 (想像しうる最も強い痛みや痛みが誘発される)

10. 痛みを感じている場所を冷たいもので触れると疼痛が起こり，自発痛が強くなりますか？
(ない) 0　1　2　3　4　5　6　7　8　9　10 (想像しうる最も強い痛みや痛みが誘発される)

ここからは，痛みを感じている場所に痛み以外の異常な感覚があるかについての質問です。以下の質問で，あなたが過去24時間に感じた異常感覚の平均的な強さを最も的確に表す数字を選んでください（下記の数字のうち，一つだけ○で囲んでください）。0は，下記の質問にあるような異常感覚を感じていなかったことを意味します。

11. 針でチクチクとつかまれるような感覚はありますか？
(ない) 0　1　2　3　4　5　6　7　8　9　10 (想像しうる最も強いチクチクとした感覚)

12. ビリビリとした痺れたような感覚はありますか？
(ない) 0　1　2　3　4　5　6　7　8　9　10 (想像しうる最も強い痺れた感覚)

図4 ■ Neuropathic Pain Symptom Inventory 日本語版
(Attal N, et al：Neuropathic pain：are there distinct subtypes depending on the aetiology or anatomical lesion? Pain **138**：343-353, 2008 より改変)

5 神経障害性疼痛の臨床症状

　神経障害性疼痛は代謝性，外傷性，感染性，虚血性疾患などのさまざまな疾患や病態に起因するが，結果として生じる疼痛や知覚異常は臨床的には類似の性質をもつ．臨床症状は，刺激に依存しない自発的な疼痛（自発痛）と，刺激により惹起される刺激依存性疼痛（痛覚過敏とアロディニア）が特徴的である．自発痛は持続的な痛みに発作性の痛みが合併することが多く，刺すような，電気が走るような，灼けるような，うずくような，ちくちく・ひりひりするような痛みなどと表現される．疼痛以外にも感覚異常（不快な感覚，感覚低下，しびれ感など）や感覚鈍麻（場合により感覚過敏）を伴うことも特徴である．神経障害性疼痛の症状は灼熱痛，深部痛，発作痛，刺激依存性疼痛および異常感覚の5つの因子に大別され，痛みの性質ごとに重症度を評価する Neuropathic Pain Symptom Inventory（NPSI）も開発されている（図4）[6]．痛みの性質は痛みの発症機序を示唆すると推察されており，痛みの性質ごとに治療反応性を評価することによる，神経障害性疼痛患者の分類への有用性が期待されている[6]．

［謝辞］
　本稿の執筆にあたって厚生労働省科学研究費補助金（H24-身体・知的-一般-005）の助成を得た．

文献

1) 厚生労働科学研究「痛み」に関する教育と情報提供システムの構築に関する研究（研究代表者：大阪大学大学院医学系研究科疼痛医学寄附講座　柴田政彦）　痛みの教育コンテンツ提供システム　医学教育用 2013 年
2) Treede RD, et al：Neuropathic pain：redefinition and a grading system for clinical and research purposes. Neurology **70**：1630-1635, 2008
3) O'Connor AB：Neuropathic pain：quality-of-life impact, costs and cost effectiveness of therapy. Pharmacoeconomics **27**：95-112, 2009
4) Freynhagen R, et al：painDETECT：a new screening questionnaire to identify neuropathic components in patients with back pain. Curr Med Res Opin **22**：1911-1920, 2006
5) Matsubayashi Y, et al：Validity and reliability of the Japanese version of the painDETECT Questionnaire：a multicenter observational study. PLoS One **8**：e68013, 2013
6) Attal N, et al：Neuropathic pain：Are there distinct subtypes depending on the aetiology or anatomical lesion? Pain **138**：343-353, 2008

I. 総論

A. 痛みの一般的性質（定義，分類）

2. 病因による分類

c 非器質的疼痛（心因痛）

細井昌子

> 非器質的疼痛は心因性疼痛（心因痛）という名前でよばれてきたが，実際には島皮質や前部帯状回といった痛みの情動的評価を行う脳部位に，環境やそれに反応した身体の情報が収束し体験される「心理社会的ストレスに反応した機能的痛み」や「社会的痛み」とよぶこともできる．治療的対話で安定した治療関係を築き，患者自らが心理社会的ストレス反応である痛みに対し，主体的な対処が可能となるよう援助する心身医学的アプローチが有用である．

1 痛みのメカニズム

a 痛みの基礎理論と臨床理論：心理的ストレスの認知能力の影響

　　本項では末梢の器質的病変を合併しない機能的な痛み体験を非器質的疼痛として表現することにするが，これは理論的には心因性疼痛（心因痛）といわれてきた概念である[1]．しかし臨床的には，不快情動が生じるときには呼吸が浅くなり呼気時間が短縮し，副交感神経機能が抑制され交感神経系優位となる．また，自律神経系も同時に作動するため，末梢血管や筋肉の収縮が起こる．したがって，末梢循環不全に伴う機能的疼痛が発生することになり，不快情動体験の増大と合併して個人の痛覚耐性も低下することで，「耐えられないほどの痛み」として理論的な心因痛が体験される．しかし，この場合は機能的な身体的疼痛も合併しているため，心因痛という表現で診断すると医療コミュニケーションに問題が発生することが多い．正確には，「心理社会的ストレスに反応した機能的痛み」と表現されるものであり，特殊な人にのみ生じる現象というよりも，人間一般に生じる身体反応と考えられる．図1に関連痛における収束と，理論的な心因痛における不快情動を識別する脳部位である島皮質や前部帯状回における情報の収束についての仮説を示した．

　　しかし，不快情動を自身で同定する能力が低下（感情同定困難）し，感情を伝達する能力が不足（感情伝達困難）していると，心理社会的ストレスが自身の心身反応に影響を与えていることを認知できないことがある．そのため器質的疾患が存在するのではないかという問題ばかりに注目してドクターショッピングすることになり，臨床的な問題に進展することがある．上記の感情同定困難や感情伝達困難の因子は，感情以外のことが現実生活に影響を及ぼしていると考える傾向である外的志向という因子とともに，心身症になりやすいパーソナリティである失感情症（alexithymia）として観察されている心理特性である．失感情症傾向と痛みは，日本人でもっとも多い愁訴である腰痛を含むさまざまな痛み疾患や，一般住民における慢性痛愁訴と関連している[2]ことが示唆されている．

2. 病因による分類　c. 非器質的疼痛（心因痛）

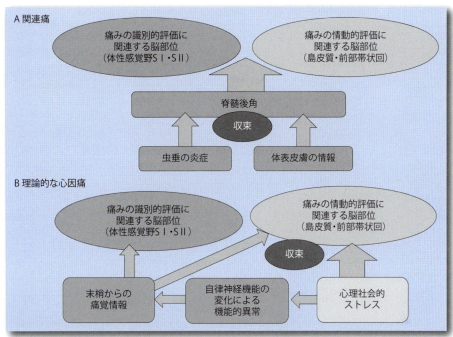

図1　関連痛と理論的な心因痛における収束現象についての仮説

b　理論的な心因痛に関連する病態の発生機序と社会的痛み

　侵害受容性疼痛や神経障害性疼痛では，末梢の局所や連結する痛覚伝導路の一次ニューロンや二次ニューロンなどにおいて異常が生じ，その刺激が脳に伝えられ不快な感覚・情動体験である痛み体験が起こっている．しかし理論的な心因痛では末梢からの入力を認めず，心理社会的ストレスにより脳内において痛覚の不快情動体験に関与する脳部位が刺激され，痛み体験が起こっていると考えられている．虫垂炎の際に最初に心窩部痛が発生するが，これは内臓からの痛覚線維と皮膚からの痛覚線維が脊髄後角で一緒になり（「収束」という現象として生理学では表現される），脳へ求心性インパルスとして中継されるため，脳が内臓の異常を皮膚に痛みがあると判断し，原因のある内臓部位（虫垂）から遠く離れた心窩部の体表の皮膚の痛みとして感じるためである（関連痛）．この場合は収束部位が脊髄後角であるが，理論的な心因痛も，収束部位を島皮質や前部帯状回といった不快情動に関連する脳部位とする関連痛のような現象ともいえる．

　近年の研究では，末梢の侵害刺激がなくても，社会的疎外感，不公平，死別，社会的比較における劣等感といった社会的ストレスにより，痛覚の不快情動成分に関与している背側前部帯状回や島皮質前部といった脳部位が身体的疼痛のときと同様に活性化することが報告され，社会的痛み（social pain）とよばれるようになってきている[3]．社会的痛みは実験的に，Cyberballというシステムを用い，パソコン上で3人のボール投げゲーム中に社会的疎外環境を設定した際に健常者でも観察される不快情動体験として研究されている．

　小児や思春期にみられる痛みとしては，比較的健康な身体において，社会的疎外環境による社会的痛みや，心理社会的ストレスに伴う頭痛や腹痛などの機能的異常による痛みが観察される．成人になると，心理社会的ストレスの多くは家庭や職場での慢性的なストレ

表1 ICD-10　F45.4　持続性身体表現性疼痛障害（persistent somatoform pain disorder）

　主な愁訴は，頑固で激しく苦しい痛みであり，それは生理的過程や身体的障害によっては完全には説明できない．痛みは，主要な原因として影響を及ぼしていると十分に結論できる情緒的葛藤や心理的社会的問題に関連して生じる．結果的には，個人的であれ，医療的なものであれ，援助を受けたり注意を引いたりすることが著明に増える．
　うつ病性障害や統合失調症の経過中に生じる心因性起源と推定できる痛みをここに含めてはならない．筋緊張性頭痛や片頭痛などの精神-生理学的メカニズムが知られているか推論できるものに起因するが，しかしなお心因性の原因も関与していると考えられている痛みは，F54「他に分類される障害あるいは疾患に関連した心理的あるいは行動的要因」にICD-10の他のコード（たとえば片頭痛G43.-）を加えてコードすべきである．
　（含）精神痛（psychalgia）
　　　　心因性背部痛あるいは頭痛
　　　　身体表現性疼痛障害
【鑑別診断】最もよく出会う問題はこの障害を，器質的に引き起こされた痛みの演技的修飾から鑑別することである．器質的な痛みはあるが，まだ明確な身体的診断にいたっていない患者は，おそれたり憤慨したりしやすく，結果として注意を引こうとする行動をとることがある．さまざまな疼痛は身体化障害ではふつうであるが，他の愁訴より持続的ではないか，あるいは優勢ではない．
　（除）特定不能の背部痛（M54.9）
　　　　特定不能の（急性/慢性）疼痛（R52.-）
　　　　緊張性頭痛（G44.2）

〔F45.4 持続性身体表現性疼痛障害，ICD-10 精神および行動の障害：臨床記述と診断ガイドライン（新訂版），融　道男，ほか（監訳），医学書院，東京，pp177, 2008〕

スが背景にあり，ストレスにより交感神経系の過緊張や過剰適応・強迫性を起こし，同じ姿勢の持続による筋肉痛や関節痛が生じていることが多い．これらの機能的な一過性の痛みや素因をもとに発症した何らかの器質的疼痛に，社会的痛みが合併し，痛みの不快情動が増大していると考えられる．元々の器質的・機能的疼痛で通常表出されるよりも過度と思われるような悲観的な痛みの認知（痛みの破局化：pain catastrophizing）や，疼痛の存在を周囲に示す行動（疼痛行動）が生じることもあるので，苦痛（感覚体験）に加え痛みの苦悩（情動体験）も臨床的な治療対象となってくる．
　以上のように，心因痛は分類上理論的には存在するが，臨床的な痛みは多少とも存在する器質的・機能的疼痛に社会的痛みが合併している状態であることが多い．

c　診断名の変化

　国際疾病分類第10版（ICD-10）では，定義化された持続性身体表現性疼痛障害（F45.4）という診断名があり（**表1**）[4]，痛みを主訴とする臨床群を分類している[4]．わが国の保険診療では，ICD-10に基づいた診療報酬のシステムが採用されているが，入院診療の際でも持続性身体表現性疼痛障害に対しては必要な身体検査が行える診療体系となっている．不要な身体検索は避けるべきであるが，持続性身体表現性疼痛障害と診断されていても，病状の変化を疑う際に適切な検査を行うことは，悪性腫瘍などの器質的疾患の早期発見のためにも重要である．

　アメリカ精神医学会の診断基準であるDSMでは，心因性疼痛と以前より表記されてきた概念は歴史的に名前を変えてきている．DSM-Ⅲで心因性疼痛障害（psychogenic pain disorder）とされていた概念が，その後のDSM-Ⅳでは身体表現性疼痛障害（somatoform pain

2. 病因による分類　c. 非器質的疼痛（心因痛）

表2　DSM-Ⅴ　300.82 身体症状症（somatic symptom disorder）

診断典型例
　身体症状や健康に関する心配に完全にとらわれているその度合いは，妥当だと思われる域をはるかに超え，臨床的に著しい苦痛または機能の障害を引き起こし，明らかに臨床的関心を必要とするほどである．身体検査で陰性だったにもかかわらず，そのとらわれは深刻で広範かつ持続的であり，現実的な再保証の言葉によっても解消されないうえに，現実の健康リスクともまったく釣り合っていない．健康問題に生活が振り回され，生活リズムにも，家庭にも，仕事にも深刻な支障をきたしている．頻繁に医師の診察を受けるが，ただもどかしさを感じるだけである．満足のいく答えも，建設的な解決策も，誰も示してくれないからである．

〔アレン・フランセス：300.82 身体症状症，DSM-5　精神疾患診断のエッセンス　DSM-5の上手な使い方，大野　裕，ほか（訳），金剛出版，東京，pp216-220, 2014〕

表3　DSM-Ⅴ　臨床的関与の対象となることのある状態

■対人関係の問題
V61.9　　精神疾患または一般身体疾患に関連した対人関係の問題
V61.10　配偶者との関係の問題
V61.20　親子関係の問題
V61.80　同胞との関係の問題
V62.81　特定不能の対人関係の問題
■虐待またはネグレクトに関連した問題
V61.21　小児の身体的虐待（995.54），小児の性的虐待（995.53），小児のネグレクト（995.52）
V61.12　成人の身体的虐待（配偶者によるものである場合）
V62.83　成人の身体的虐待（配偶者以外の者による場合，995.81）
V61.12　成人の性的虐待（配偶者によるものである場合）
V62.83　成人の性的虐待（配偶者以外の者による場合）
■その他の問題
313.82　同一性の問題　V62.2　職業上の問題　V62.3　学業上の問題
V62.4　異文化受容に関する問題　V62.82　死別反応　V62.89　人生の局面の問題

〔アレン・フランセス：臨床的関与の対象となることのある状態（ただし精神疾患ではないもの），DSM-5　精神疾患診断のエッセンス　DSM-5の上手な使い方，大野　裕，ほか（訳），金剛出版，東京，pp234-237, 2014〕

disorder）となり，DSM-Ⅳ-TRでは疼痛性障害（pain disorder）と変わり，2013年に出版されたDSM-Ⅴでは身体症状症（somatic symptom disorder，**表2**[5]）と痛み以外のさまざまな症状も合併した症候群として分類されるようになってきている[5]．これは，DSM-Ⅳの疼痛性障害，身体化障害，心気症，鑑別不能型身体表現性障害を含んだ広い概念であり，臨床的に疼痛を主として訴えていても，多くは他の身体症状を合併している臨床現象を総括して表記する際には有用である．しかし身体症状症については，この診断名を多用するとまだ診断されていない悪性疾患やその他の器質的疾患の診断についての注目が低下する可能性があるので，**表3**[6]に示した臨床的関与の対象となることのある状態について注目し記載しながら，各症例における具体的な心理社会的因子との関連について検証していく作業を行い，慎重に診断を進めていく必要がある．

2　痛みの評価と治療方針

a　痛み体験の増悪が起こるさまざまな状態

　図2に痛みの増悪が起こるさまざまな状態を示したが，その複雑さのために心身相関が認知されにくくなっている．痛みが器質的・機能的疼痛である場合にも，図2に示したような場合にも痛みは増悪するため，心因痛と間違って理解されることがある．図2-Aは器質的・機能的疼痛が合併しない状態でいわゆる心の痛みとして発生することもあり，この場合は純粋な心因痛とよべる可能性があるが，多くは使用過多に伴う筋肉痛・関節痛を合併しており，通常の痛みに不快感が増す形で，痛みの量的な増大のみでなく痛みの質的な変化が起こっている場合がある．図2-Bは多忙に伴う心身の疲労時に認められる．交感神経系の機能亢進時に，パニック発作様の痛み増悪時に観察される痛みの増悪状況である．図2-Cは逆に注意の集中を要する事態が長く続いたあと，一段落したときに交感神経系優位から副交感神経系優位に変化した際に蓄積された疲労感とともに痛みが増悪する場合である．これは痛みを発する病態が急に起こったというよりも，潜在していた病態を感知するセンサーが正常化し，病態が顕在化した状態と考えられる．図2-Dは交通事故後の後遺症例でよく認められる臨床的事象である気象痛である．交通事故を経験していない症例でも，自律神経機能が高度に失調している症例では，低気圧となる気圧の変化がある際に関節痛，片頭痛などが増悪することが観察される．

　A〜Dの多彩な痛みの増悪が個々の症例の多彩な状況変化で起こっているため，Aのような痛みの増悪に心理的な影響があるのかどうかについては，B〜Dでは感知しにくいことが多い．痛みが増悪しており，どういった因子が影響しているのかがわからない状態のときに，患者はより不安を感じ，痛みに対して無力感を覚えて破局的になっている．そのため，どのような因子によって症状が悪化しているのかについて具体的にカウンセリング

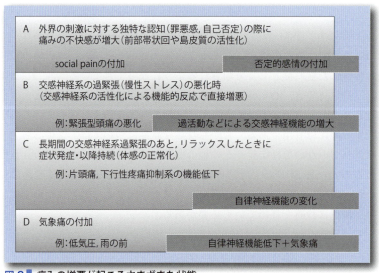

図2　痛みの増悪が起こるさまざまな状態

で明らかにしていくことが，自身で痛みへの対処が可能であるという信念（自己効力感）を増大させることにつながっていく．

b 痛み行動の増悪が起こるさまざまな状態

痛みの学習理論（1968）を提唱した心理学者である Fordyce は，痛みの存在を周囲に知らせる随意的反応（行為）を疼痛行動（あるいは痛み行動，pain behavior）とよんで，難治化した慢性痛はオペラント学習型疼痛（operant pain）が治療対象であると提唱し，慢性痛医療に大きな転換を引き起こした．このオペラントとは，ある行動によって生じた環境の変化（刺激や報酬）によって，その後の行動の頻度が変化することであり，たまたま起こった現象に対して報酬が得られた際に，その行動が強化されるというメカニズムが重要である．痛みのオペラント学習は，人間における社会的報酬が，多次元で行われるという観点で検討すると，多くの難治性慢性痛の修飾因子になっていることが理解される．九州大学病院心療内科に紹介され心身医学的治療を行った難治性慢性痛症例における疼痛行動の社会的報酬として，小宮山は①重要な人物からの注目・関心・擁護の関わり（擁護反応），②家庭または社会生活への再適応の回避（現実回避），③怒り，不満，罪悪感といった心理的苦痛の抑圧（葛藤回避），④他の家族成員間の葛藤の回避（家族システムの維持）をあげている[7]．このなかでは，①と②は比較的観察しやすいが，③や④は人間の感情の抑圧機制に留意して，信頼関係を築くことができた治療者とともに，治療的対話で本人自身も気づいていない抑圧感情を同定していく作業を行わなければそのメカニズムを理解することができない．

特に，抑圧感情は身体や脳の過活動（頻繁な掃除，身体疾患への注目など）や過食・物質依存などの強迫的行為で発散されていることが多いため，合理的な範囲を超えて続いている行動に注目し，その行為をやめたときにどのような感情が生起するのかを観察する作業が治療的な診断に役立つことがある．しかし，その際に感じる不快体験に耐えられないことが多く，そういった作業が長期的な苦痛の緩和に役立つことへの理解を促すための安定した患者―治療者の治療関係が重要となってくる．

c 痛みの評価に沿った治療方針

上記のように，痛み体験そのものの増大と痛み行動の増大には多彩な種類があり，その組み合わせはさまざまである．したがって，各症例の臨床的な痛み問題を具体的に検討する際には，多面的な評価が重要である．実際の臨床では，痛みの自覚的強度，痛みによる生活障害，痛みによる破局化，痛みに伴う抑うつ・不安，および QOL などについての質問紙を用いた評価を行い，各症例での認知行動面の観察を行いながら，臨床像の変容について評価していく[8]．

治療としては，現在の生活環境の変化に伴う自身の痛みの修飾についての観察能力が発達するように援助し，具体的な対処法が主体的に行えるようにカウンセリングを行っていく．また，痛みを増大させてしまう認知・情動・行動の関連については，ソクラテス式対話法などを用いた治療的対話で認知行動学的理解を促していくことが非特異的な治療としてまずは重要である．その際，認知行動療法の理論とともに，独特な自己否定感や罪悪感などの抑圧といった複雑な疼痛行動の社会的報酬を理解するためには，現在の心理社会的

ストレスのみでなく，生育歴における養育スタイル・愛着形成の問題，甘えの不足，同胞葛藤，虐待やネグレクトなどの問題の有無，いじめ問題，対人交流の問題，家族や職場における交流不全などについても徐々に話せる治療関係を形成し，各症例独特の抑圧感情についての精神分析的理解が有用となる場合もある．

　また，非器質的疼痛に対する薬物療法については，医療不信が背景にある場合には通常の薬物療法が奏効しにくくなっていることが多い．過去の薬物療法が奏効しなかった心理社会的環境について聴取し，カウンセリングで十分に病態を理解することが対人不信や医療不信に伴うノセボ効果（プラセボ効果の反対で，薬物の有用な影響を減弱させる効果）を低下させるために重要である．安定した信頼関係が形成されたのちには，心理社会的ストレスに伴う機能的疼痛について，NSAIDsなどの鎮痛薬，抗うつ薬，抗不安薬，抗けいれん薬などを原則としては定期薬として処方する．短時間作動性の抗不安薬や睡眠薬あるいはオピオイドは薬理学的特質から薬物依存になりやすいが，失感情傾向が強く心理的葛藤を抑圧する傾向のある症例はさらに薬物依存に陥る可能性が強いため，短時間作動性の薬物の処方は最小限とすることが望ましい．

　通常の支持的カウンセリングや認知行動療法で治療効果が得られない難治例では，自律訓練法，絵画や箱庭を利用した芸術療法や，マインドフルネスストレス軽減法などで心身の反応に対する注意制御訓練や不快情動に対するスキルを習得し，ストレス場面での適切な自己主張を学ぶアサーショントレーニングなどを導入することで，徐々にではあるが着実に痛みに対する多彩な対処法を主体的に活用できるようになることも多い．

文献

1) 細井昌子：慢性疼痛とは―心因性慢性疼痛．治療 **90**：2063-2072，2008
2) Shibata M, et al：Alexithymia is associated with greater risk of chronic pain and negative affect and with lower life satisfaction in a general population：the Hisayama Study. PLoS One **9**：e90984, 2014
3) Eisenberger NI：The pain of social disconnection：examining the shared neural underpinnings of physical and social pain. Nat Rev Neurosci **13**：421-434, 2012
4) F45.4 持続性身体表現性疼痛障害．ICD-10 精神および行動の障害：臨床記述と診断ガイドライン（新訂版），融　道男，ほか（監訳），医学書院，東京，pp177，2008
5) アレン・フランセス：300.82 身体症状症，DSM-5　精神疾患診断のエッセンス　DSM-5 の上手な使い方，大野　裕，ほか（訳），金剛出版，東京，pp216-220，2014
6) アレン・フランセス：臨床的関与の対象となることのある状態（ただし精神疾患ではないもの），DSM-5　精神疾患診断のエッセンス　DSM-5 の上手な使い方，大野　裕，ほか（訳），金剛出版，東京，pp234-237，2014
7) 細井昌子：疼痛性障害．心身医学標準テキスト　第3版，久保千春（編），医学書院，東京，pp178-186，2009
8) 細井昌子：痛みの心身医学的診断の進め方：実存的苦悩の明確化のために（痛みの臨床　心身医療からのアプローチ）．Modern Physician **34**：13-17，2014

Ⅰ. 総論

A. 痛みの一般的性質（定義, 分類）

2. 病因による分類

d がん性疼痛（がん治療に伴う痛みも含む）

細川豊史

> がん性疼痛は, がん患者に生じるすべての痛みと定義される. 臨床的には, ①がんによる痛み：がん自体が原因となって生じる痛み, ②がん治療による痛み：外科治療, 化学療法, 放射線治療などに伴って生じる痛み, ③がん・がん治療と直接関連のない痛み：患者がもともと有していた疾患による痛みや新しく合併した疾患による痛み, に分類して考えると理解しやすい. また, 疼痛のパターンにより持続痛, 突出痛に分類されることもある.

1 がん性疼痛の疫学

　　がん患者にとって身体的な苦痛のなかでもっとも辛い症状の1つであるがん性疼痛は, がん患者の約70%に認められるとされている. 1981年以降, がんは本邦での死亡原因の第一位となっており, 現在, 本邦のがん罹患患者数は約150万人, がん死亡者数は約35万人/年と推定され, 男性の約60％, 女性の約48％ががんに罹り, 3人に1人ががんで死亡している. 進行がん患者の2/3は痛みが主症状であるが, 進行がん患者だけでなく, 診断されたばかりの患者に存在することもしばしばである. その多くが持続痛であり, 半数は強度の痛みである[1]. 結果的に日本人の3～4人に1人が, 生涯のうちに大なり小なりのがん性疼痛を経験するということになる. それほど発生率が高いのががん性疼痛であり, 痛みを主訴として医療機関を受診し, がんと診断されることも珍しくない. また, がん患者の30％が術後創部痛や化学療法・放射線療法後の末梢神経障害による神経障害性疼痛などのがん治療に伴う痛み[2]や, がんと直接関係のない痛み[2]（表1）を経験しているとされる[3].

2 がん性疼痛とは

a がん性疼痛のこれまでの概念と定義

　　がん性疼痛は, 英語では通常「cancer pain」もしくは「pain in the person with cancer」と記されている. 日本語では, 前者は「がん疼痛, がん性痛, がん性疼痛, がんの痛み」, 後者は「がん患者のもつ痛み」と訳されることが多い. WHO方式がん疼痛治療法[4]や厚生労働省の医療用麻薬によるがん疼痛緩和の基本方針[5]に示される"がん疼痛"は, 「がん患者に生じるすべての痛みを含む」と定義している. また頻用される医学辞書では, 「がん性疼

I．総論　A．痛みの一般的性質（定義，分類）

表1 がん患者に生じる痛み（がん性疼痛症候群）の原因

1. **がんそのものが原因となる痛み**
   - がんが組織に浸潤し，知覚神経（体性神経）を刺激して生じる痛み
     （体性痛：侵害受容性疼痛）
   - がんにより内臓感覚を伝える神経を刺激して生じる痛み
     （内臓痛：侵害受容性疼痛）
   - がんが神経に浸潤し，神経が障害を受けることによって生じる痛み
     （神経障害性疼痛）
   - 強い内臓痛が求心性線維を介して体性の求心性線維を刺激して，がん病巣やその周囲から離れた場所に発生する痛み（関連痛：神経障害性疼痛）
2. **がんの治療に関連する痛み**
   - 術後創部痛（急性期：体性痛で侵害受容性疼痛，神経障害性疼痛，慢性期：神経障害性慢性疼痛）
   - 化学療法，放射線療法による粘膜損傷，口内炎，膀胱炎など
     （体性痛：侵害受容性疼痛）
   - 化学療法，放射線療法による末梢神経障害による痛み
     （神経障害性疼痛）
   - ホルモン療法後関節炎（侵害受容性疼痛）
   - 幹細胞移植後のGVHDによる痛み
     （侵害受容性疼痛，神経障害性疼痛）
3. **がんやがん治療と直接関係のない痛み**
   - 褥瘡（体性痛：侵害受容性疼痛）
   - 筋筋膜性疼痛：腰痛，下肢痛（体性痛：侵害受容性疼痛）
   - 合併症としてもともと患者にあった疾患による痛みや帯状疱疹痛，帯状疱疹後神経痛（侵害受容性疼痛，神経障害性疼痛）

痛（同義語＝がん疼痛，末期がんの疼痛，terminal cancer pain）は，がん自体による痛みで，がん治療に伴う痛み衰弱，抑うつ，不安などにより引き起こされる痛み」と記されている[6]．

しかし臨床的には，後述するように①がんそのものが原因となる痛み，②がんの治療に関連する痛み，③がんと直接関係のない痛みにがん性疼痛を分類するほうが理解しやすい．

b　がん患者に生じる痛みの割合の変化と現状

かつては，①のがんそのものが原因となる痛みががん性疼痛の最大の原因であったため，がん性疼痛＝①と考えて痛みのケアを行っても，さほどの混乱は生じていなかった．しかし近年，がん患者全体の5年生存率は65％を超えるようになり，いわゆる"survivor"に生じる痛みのケアも重要になってきている[7]．つまりがん患者に生じる痛みに，①がんそのものが原因となる痛みだけでなく，②がんの治療に関連する痛み，③がんと直接関係のない痛みが多く含まれるようになり，②，③の割合が急速に増加しつつある．これらは従来の①がんそのものが原因となる痛みとは大きく性質が異なり，治療法も当然異なる．多くの場合，一般の非がん性の急性痛，慢性痛に分類される痛みの治療と同じ扱いが必要になる．安易なオピオイド鎮痛薬の使用は依存を生じさせることもある[8,9]．つまり，②，③の痛みのケアと①がんそのものが原因となる痛みのケアとを，がん治療医や緩和ケア医は分けて対処・ケアする必要が生じ始めているのである[7,10]．

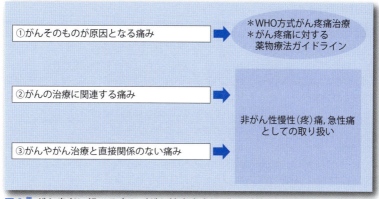

図1 がん患者に起こる痛み（がん性疼痛症候群）と対処法の違い

　日本緩和医療学会の「がん疼痛の薬物療法に関するガイドライン 2010 年版」[11]では,「がん患者にみられる痛み」は①がんそのものが原因となる痛み,②がんの治療に関連する痛み,③がんやがん治療と直接関係のない痛みに分類されるとし,このガイドラインで扱う痛みはこのうちの①がんそのものが原因となる痛みのみを対象とすると明記している。がん性疼痛ケアの薬物療法の指標とされてきた WHO がん疼痛除痛ラダーで提示される非ステロイド抗炎症薬（NSAIDs）やオピオイド鎮痛薬,鎮痛補助薬の適応もそのほとんどは①がんそのものが原因となる痛みを対象としていると考えられる[12]。

c がん性疼痛の新しい定義の提言

　言葉は,人の意志と情報を正しく伝えることに重要な役割を果たしている。医学などの自然科学において用いられる言葉,用語は,そのもつ意味に客観性がより求められる。その定義を皆が共有することにより,初めて共通の論議をすることが可能となる。そういった意味では,"がん性疼痛"という医学用語は今,共有されずに混乱のなかにあるともいえる。「"がん性疼痛"のケア,薬物療法について」医療者が論議する際,ある者は①がんそのものが原因となる痛みだけを"がん性疼痛"だと理解しており,またある者は②がんの治療に関連する痛み,③がんやがん治療と直接関係のない痛みもがん患者に生じる痛みであるから"がん性疼痛"であると理解している。先述した日本緩和医療学会の「がん疼痛の薬物療法に関するガイドライン 2010 年版」[11]で扱うのは,①がんそのものが原因となる痛みと明記してあるが,実際には多くの読者が②がんの治療に関連する痛み,③がんやがん治療と直接関係のない痛みも含まれていると解釈している。

　②に含まれる化学療法や放射線療法による末梢神経障害が原因の痛みは神経障害性疼痛であり,治療は非がん性慢性痛,神経障害性疼痛の治療に準じた治療の適応となる。特にオピオイド鎮痛薬の使用にあたっては,非がん性慢性痛に対しては"非がん性慢性痛に対するオピオイド鎮痛薬使用法"[13],神経障害性疼痛に対しては"神経障害性疼痛に対する薬物治療"[14],③がんやがん治療と直接関係のない痛みでは,その痛みの原因と種類に合わせた急性痛,慢性痛の治療が適応となることは言うまでもない（図1）。私見ではあるが,臨床的には,①がんそのものが原因となる痛み,②がんの治療に関連する痛み,③がんやがん治療と直接関係のない痛みを"がん患者に生じる痛み"もしくは"がん性疼痛症候群"

表2 がん性疼痛の神経学的分類

	侵害受容性疼痛		神経障害性疼痛
	体性痛	内臓痛	
定義	皮膚や骨，関節，筋肉，結合組織といった体性組織への機械的刺激が原因で発生する痛み	食道，胃，小腸，大腸などの管腔臓器の炎症や閉塞，肝臓や腎臓，膵臓などの炎症や腫瘍による圧迫，臓器被膜の急激な伸展，虚血が原因で発生する痛み	末梢神経，中枢神経の直接的損傷に伴って発生する痛み
原因	皮膚や骨，関節，筋肉，結合組織などへのがんの直接浸潤による炎症，虚血，圧迫などの機械的刺激	食道，胃，小腸，大腸などの管腔臓器の炎症や閉塞，肝臓や腎臓，膵臓などの炎症や腫瘍による圧迫，臓器被膜の急激な伸展，虚血など	末梢神経，中枢神経にある知覚伝達系の直接的損傷
種類	骨転移痛 術後痛 皮膚や筋肉への浸潤による炎症，伸展による痛み	イレウスによる腹痛 肝臓，腎臓転移による被膜伸展痛 膵臓転移による膵炎による痛み	仙骨神経叢，腕神経叢への浸潤によるしびれ，痛み 脊髄，脊椎神経，脳神経への浸潤，圧迫，虚血，炎症による痛み 化学療法，放射線療法後の末梢神経障害による痛み
特徴	局在が明白で持続痛，体動で増強 NSAIDs，オピオイド鎮痛薬が有効	局在が明白でない鈍痛．背部に関連痛が生じることがある．腹部の広範に，深く絞るような，押されるような痛み．NSAIDsも有効なことがあるが，特にオピオイド鎮痛薬が有効	知覚神経支配領域のしびれを伴う痛み．知覚過敏，知覚低下，アロディニア，運動障害を伴うことがある．難治性．鎮痛補助薬が必要なことが多い

と定義し，"がん性疼痛"は，①がんそのものが原因となる痛みであると定義することが，この混乱を防ぎ，かつ間違ったオピオイド鎮痛薬使用による弊害の発生を防ぐために必要と考える．

3 がん性疼痛の分類

a 神経学的分類（表2）

1）体性痛
　皮膚や骨，関節，筋肉，結合組織などへのがんの直接浸潤による炎症，虚血，圧迫などの機械的刺激が原因で発生する痛みと定義される．

2）内臓痛
　食道，胃，小腸，大腸などの管腔臓器の炎症や閉塞，肝臓や腎臓，膵臓などの炎症や腫瘍による圧迫，臓器被膜の急激な伸展，虚血などが原因で発生する痛みと定義される．

3）神経障害性疼痛
　末梢神経，中枢神経にある知覚伝達系の直接的損傷に伴って発生する痛みと定義される．

2. 病因による分類　d. がん性疼痛（がん治療に伴う痛みも含む）

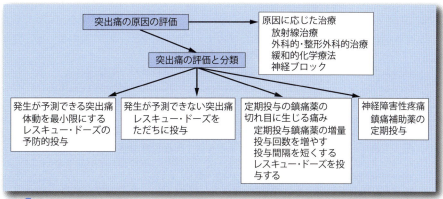

図2　突出痛の評価と分類

（細川豊史：突出痛に関する知見．Mebio 27：40-45, 2010 より改変）

b　原因による分類

　一般に①がんそのものが原因となる痛みは，骨転移痛や内臓，腹膜，胸膜，神経，脊髄への浸潤，転移による炎症，圧迫，虚血などによる痛みである．多くは初期の段階では侵害受容性疼痛であることが多い．しかし末梢神経，脊髄神経，脳神経，神経叢への浸潤・圧迫では当初より神経障害性疼痛であることが多い．また，骨転移痛のようにその両者を合併することの多いがん性疼痛も存在する．最近の報告では，痛みをもつがん患者の39％に神経障害性疼痛が認められ，侵害受容性疼痛のみをもつ患者より強オピオイド鎮痛薬や鎮痛補助薬の使用症例が多いとされている[15]．

　②がんの治療に関連する痛みは，がん患者の手術後の痛み（術後創部痛），放射線療法に伴う神経や粘膜の炎症による痛み，化学療法に伴う末梢神経障害による神経障害性疼痛（chemotherapy induced peripheral neuropathy：CIPN）や口内炎による痛み，乳がんに対するホルモン療法（アロマターゼ阻害薬療法）に伴う関節痛，幹細胞移植後のGVHD（Graft vs. Host Disease）によってさまざまな臓器に生じる痛み，リンパ浮腫による痛みなどである．

　③がんやがん治療と直接関係のない痛みには，がん患者に多い帯状疱疹痛，帯状疱疹後神経痛，以前より合併している腰部脊柱管狭窄症，腰部椎間板ヘルニアによる腰下肢痛や変形性関節症，長期臥床に伴う筋肉痛などがある．

c　痛みのパターンによる分類

1）持続痛

　「24時間のうち12時間以上経験される平均的な痛み」として患者によって表現される痛み．

2）突出痛（図2）[16]

　持続痛の有無や程度，鎮痛薬治療の有無にかかわらず発生する一過性の痛みの増強．発生が予測できる突出痛，発生が予測できない突出痛，定期投与の鎮痛薬の切れ目に生じる痛み，神経障害性疼痛に分類される（図2）[16]．

文献

1) 厚生労働省・日本医師会（監）：がん緩和ケアに関するマニュアル 改訂第3版，公益財団法人日本ホスピス・緩和ケア研究振興財団，2010
2) 細川豊史：緩和ケアの基本的な考え方．外科 75：343-347，2013
3) Section 10 The management of common symptoms and disorders. Hanks G, et al(ed)：Oxford textbook of palliative medicine, 4th ed. Oxford University press, pp670, 2009
4) World Health Organization：Cancer Pain Relief, 2nd ed, 1996〔がんの痛みからの解放―WHO方式がん疼痛治療法，第2版，武田文和（訳），世界保健機構（編），金原出版，東京，1996〕
5) 厚生労働省医薬食品局監視指導・麻薬対策課：医療用麻薬適正使用ガイダンス がん疼痛治療における医療用麻薬の使用と管理のガイダンス 2012（http://www.mhlw.go.jp/bunya/iyakuhin/yakubuturanyou/dl//2012iryo_tekisei_guide.pdf）
6) 医学書院医学大辞典（第2版），伊藤正男，ほか（編），医学書院，東京，2009
7) 細川豊史：疼痛緩和療法．外科 75：1421-1425，2013
8) 権 哲，ほか：食道がん術後の創部痛にレスキューを伴うオピオイド鎮痛薬の処方を行い依存症に陥った1症例．日本ペインクリニック学会誌 21：50-53，2014
9) 権 哲，ほか：オピオイド鎮痛薬による乱用・依存の症例検討．ペインクリニック 35：39-48，2014
10) 臨床医のためのガイド：オピオイド乱用・依存を回避するために，細川豊史，ほか（監訳），真興交易（株）医書出版部，東京，pp31，67，2013
11) がん疼痛の薬物療法に関するガイドライン 2010年版，日本緩和医療学会・緩和医療ガイドライン委員会（編），金原出版，東京，pp88-92，2010
12) 山代亜紀子，ほか：緩和医療を受け持つペインクリニック診療における課題と展望．ペインクリニック 34：760-770，2013
13) 非がん性慢性［疼］痛に対するオピオイド鎮痛薬処方ガイドライン，日本ペインクリニック学会非がん性慢性［疼］痛に対するオピオイド鎮痛薬処方ガイドライン作成ワーキンググループ（編），真興交易（株）医書出版部，東京，2012
14) 神経障害性疼痛薬物療法ガイドライン，日本ペインクリニック学会神経障害性疼痛薬物療法ガイドライン作成ワーキンググループ（編），真興交易（株）医書出版部，東京，2011
15) Bennett MI, et al：Prevalence and aetiology of neuropathic pain in cancer patients：a systematic review. Pain 153：359-365, 2012
16) 細川豊史：突出痛に関する知見．Mebio 27：40-45，2010

Ⅰ．総論

A. 痛みの一般的性質（定義，分類）

3. 原因部位による分類

a 表在性疼痛

布施谷仁志・川股知之

> 皮膚，粘膜の痛みを表在性疼痛という．C線維とAδ線維が痛みを伝える．Aδ線維は傷害を受けてすぐに発生する鋭い痛みを伝え，C線維はやや遅れて発生する鈍い痛みを伝える．また，表在性疼痛では，局所の炎症により熱性および機械性痛覚過敏を呈する．熱性痛覚過敏は損傷部近傍に形成される．機械性痛覚過敏には，損傷部近傍に形成される一次性痛覚過敏と，損傷部位から離れた非損傷部位に形成される二次性痛覚過敏がある．

1 表在の体性痛とは

　　皮膚，粘膜，筋肉，腱，骨，関節嚢に分布する体性神経によって知覚される痛みを体性痛という．表在の体性痛としては，皮膚の痛み，粘膜の痛みがあげられる．

2 皮膚の痛みのメカニズム

　　皮膚は身体の防護壁であるため，外界からのさまざまな刺激によって傷害を受ける．皮膚に分布するさまざまな神経は，侵害刺激に反応し，傷害が及んでいる臓器の場所と程度を警告信号として中枢に伝達している．

a 痛みを伝える神経

　　痛み刺激（侵害刺激）には，熱刺激，寒冷刺激，機械的刺激，化学的刺激がある．痛みを引き起こすこれらの刺激に反応する神経を侵害受容神経という．侵害受容神経は，小型〜中型の細胞体をもち，無髄神経（C線維）と細径の有髄神経（Aδ線維）の2種類がある．両者は神経伝達速度が異なり，Aδ線維は傷害を受けてすぐに発生する鋭い痛み（一次痛）を伝え，C線維はやや遅れて発生する鈍い痛み（二次痛）を伝える（図1）．痛みを伝えるC線維のほとんどは，熱にも機械的刺激にも反応するポリモーダル受容器である．一部の痛みを伝えるC線維は，熱には反応するが機械的刺激には反応しない．加えて，痛みを伝えるC線維のほとんどが，酸やカプサイシンなどの痛みを引き起こす化学的刺激にも反応する．また，一部のC線維は通常，痛み刺激に対して反応しないが，組織損傷が起こって感作されると痛み刺激に反応するように機能変化する．

　　痛みを伝えるAδ線維は，活性化温度閾値と機械的刺激に対する反応によってⅠ型とⅡ型に分類される（表1）[1]．Ⅰ型Aδ線維は52℃以上の熱によって活性化し，カプサイシン

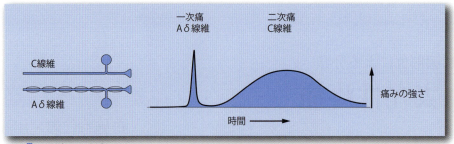

図1　一次痛と二次痛
痛みはAδ線維とC線維によって伝達される．Aδ線維は傷害を受けてすぐに発生する鋭い痛み（一次痛）を伝え，C線維はやや遅れて発生する鈍い痛み（二次痛）を伝える．

表1　Ⅰ型Aδ線維とⅡ型Aδ線維

	Ⅰ型	Ⅱ型
活性化温度閾値（℃）	>52	>43
侵害機械刺激に対する感受性	＋	－
侵害熱刺激による感作	＋	－
カプサイシンに対する感受性	－	＋
分布する皮膚	有毛・無毛部	有毛部

〔Ringkamp M, et al：Peripheral mechanisms of cutaneous nociception. Wall and Melzack's textbook of pain, McMahon SB, et al（ed），6th edition, ELSEVIER, Philadelphia, pp1-30, 2013〕

には反応しない．一方で，Ⅱ型Aδ線維は43℃程度の熱によって活性化し，カプサイシンに反応する．また，Ⅰ型Aδ線維が機械的刺激に反応するのに対して，Ⅱ型Aδ線維は反応しない．Ⅰ型Aδ線維は有毛皮膚・無毛皮膚の両方に分布し，Ⅱ型Aδ線維は有毛皮膚にのみ分布する．

b　痛みを伝える分子

　カプサイシン受容体である transient receptor potential vanilloid 1（TRPV1）チャネルは，カプサイシンに加えて，43℃以上の熱，および酸で活性化される陽イオン透過型イオンチャネルである[2]．TRPV1を活性化させるこれらの刺激は，ヒトで痛みを惹起することから痛み受容器と考えられている．活性化温度閾値とカプサイシン反応性から，TRPV1はC線維とⅡ型Aδ線維に発現し，痛みを伝えていると考えられる．また，炎症や組織損傷の病変部位で放出されるプロスタグランジン，アデノシン三リン酸（ATP），トリプシンなどの生理活性物質はそれぞれの代謝型受容器を活性化し，プロテインキナーゼC（PKC）を介してTRPV1を感作し，熱性痛覚過敏を引き起こす[3]．TRPV1の類縁分子であるTRPV2は52℃以上の温度で活性化される[4]．したがって，TRPV2はⅠ型Aδ線維の侵害熱受容器として期待されるが，TRPV2遺伝子欠損動物では52℃以上の温度に対する反応は維持されている[5]．また，TRPV2は機械的刺激によっても活性化するが，TRPV2遺伝子欠損動物では機械的刺激に対する反応も維持されている[5]．生体でのTRPV2の機能は不明である．

　TRPA1はTRPファミリーの1つであり，さまざまな化学物質によって活性化される．無髄神経に選択的に発現し，マスタードオイル，ホルマリン，ブラジキニン，アルカリな

ど痛みを惹起する化学物質によって活性化される[3]．痛みを惹起する17℃以下の冷刺激によっても活性化されるため，侵害冷刺激受容器とも考えられているが，否定する報告もあり，議論のあるところである[6,7]．

痛みを惹起する機械的刺激の受容体としてMas-related G-protein coupled receptor member D（MrgprD）が注目されている[8]．MrgprDはGタンパク共役型受容体であり，TRPV1を発現しない無髄神経に多く発現している．MrgprDを発現している神経を除去すると，侵害機械刺激閾値が上昇するとともに，炎症による機械性痛覚過敏が抑制される．

また最近，機械刺激受容体としてPiezoタンパクが注目されている．現在のところ，ほ乳類の侵害機械刺激受容にPiezoタンパクがかかわっているかは不明であり，今後の研究が待たれる．

3　皮膚切開による痛みのメカニズム

皮膚切開は代表的な手術手技で，術中・術後に痛みを生じる．皮膚切開を含む手術創の痛みには，外的刺激がない状態でも生じる自発痛と，組織の加重，牽引など外的な刺激によって生じる痛みとがある．前者は安静時痛に相当し，後者は体動時痛に相当する．また，感覚系の感作または可塑的変化により痛覚過敏が生じ，体動時痛の原因となる．

a 自発痛のメカニズム

皮膚切開後には，侵害受容神経の自発発火頻度が亢進し，その神経が投射する脊髄後角神経の自発発火頻度の亢進も持続する[9]．こうした侵害刺激により生じた活動電位の自発的持続によって，自発痛が生じる．TRPV1は，傷害された組織や炎症細胞から放出される生理活性物質により感作され，正常体温付近の温度でも活性化し，侵害受容神経を脱分極させることが可能になる[10]．すなわち，正常体温が刺激となって痛みを引き起こす可能性がある．これは，自発痛が生じる理由の1つであるかもしれない．

b 痛覚過敏のメカニズム（図2）

機械性痛覚過敏には，損傷部位近傍に形成される一次性痛覚過敏と，損傷部位から離れた非損傷部位に形成される二次性痛覚過敏とがある．一次性痛覚過敏は，傷害された組織や炎症細胞から放出されるブラジキニン，プロスタグランジン，炎症性サイトカインなどにより，末梢侵害受容神経の反応閾値が低下するために起こる（末梢性感作）．さらに，正常時には機械的刺激に反応しなかった神経が，末梢性感作によって機械的刺激に反応するようになることも痛覚過敏の原因の1つである[9]．一方，二次性痛覚過敏領域では，末梢侵害受容神経の感作はなく，損傷部からの持続的な侵害刺激入力によって，脊髄神経が感作されるために生じる（中枢性感作）[11]．脊髄神経の感作により，正常であれば反応しない領域からの入力にも脊髄後角神経が反応するようになるために，痛覚過敏が生じる．

c 前腕切開後の痛みの経時的変化

組織の切開，牽引，開創器による創の圧迫など，手術手技によって組織に加わる刺激が

I．総論　A．痛みの一般的性質（定義，分類）

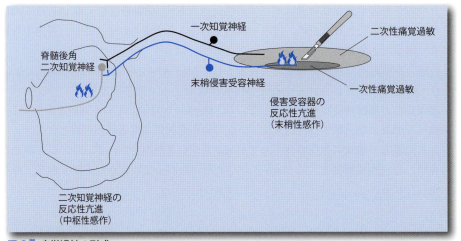

図2 痛覚過敏の形成
組織損傷により，侵害受容神経に末梢性感作が成立し，一次性痛覚過敏が生じる．損傷部からの持続的な侵害刺激入力によって，脊髄後角神経に中枢性感作が成立し，二次性痛覚過敏が生じる．

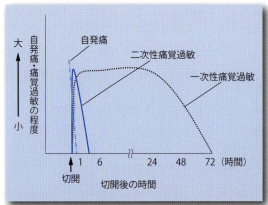

図3 ヒト前腕切開後の自発痛と痛覚過敏の時間経過
自発痛，一次性および二次性痛覚過敏は，持続時間が異なる．ヒト前腕切開後の痛みは経時的にその質とメカニズムが変化する．
（Kawamata M, et al：Experimental incision-induced pain in human skin：effects of systemic lidocaine on flare formation and hyperalgesia. Pain **100**：77-89, 2002）

異なる．さらに，組織に対する物理的刺激に伴い，組織の虚血や炎症も生じる．これらの刺激は，手術の進行に伴って繰り返し付加され，経時的に変化する．したがって，皮膚切開を含む手術創の痛みは，複数の要因に基づいており，時間とともに痛みの質が変化する．実際にどのように痛みの質が変化するのかについて，無麻酔下に健常成人の前腕をメスで小切開することによって調べた研究がある（**図3**）[12]．痛みは，切開時にもっとも強い．これは，メスの刃によって組織に加わった侵害機械刺激が，C線維およびAδ線維を活性化したことによって生じる．機械的刺激が加わっている間は活動電位が生じるが，刺激が終了すると活動電位は沈静化するため，持続時間は短い．次いで，切開，挫滅によって皮膚を構成するケラチノサイトなどが破壊され，組織から発痛物質が漏出し，痛み神経を活性

化する[13]．このような物質には，水素イオン，ATP，グルタミン酸などがある．いずれも生体内で速やかに代謝されるため，これらの物質による痛みの持続は短く，自発痛は30分間でほぼ消失する．その後，創部に炎症細胞が誘導され，腫瘍壊死因子α，インターロイキン6，インターロイキン1βなどの炎症性サイトカインや神経栄養因子が放出される[14]．これらの物質は，末梢侵害受容神経を感作して痛覚過敏を引き起こす．二次性痛覚過敏は数時間持続するのに対し，損傷部位に生じる一次性痛覚過敏は48～72時間持続する．このように，皮膚切開創の痛みの機序と質は経時的に変化する．

文献

1) Ringkamp M, et al：Peripheral mechanisms of cutaneous nociception. Wall and Melzack's textbook of pain, McMahon SB, et al（ed），6th edition, ELSEVIER, Philadelphia, pp1-30, 2013
2) Caterina MJ, et al：The capsaicin receptor：a heat-activated ion channel in the pain pathway. Nature **389**：816-824, 1997
3) 富永真琴：侵害刺激受容に係わる transient receptor potential vanilloid 1（TRPV1）及び transient receptor potential ankyrin（TRPA1）の活性化，制御メカニズム．YAKUGAKU ZASSHI **130**：289-294, 2010
4) Caterina MJ, et al：A capsaicin-receptor homologue with a high threshold for noxious heat. Nature **398**：436-441, 1999
5) Park U, et al：TRP vanilloid 2 knock-out mice are susceptible to perinatal lethality but display normal thermal and mechanical nociception. J Neurosci **31**：11425-11436, 2012
6) Story GM, et al：ANKTM1, a TRP-like channel expressed in nociceptive neurons, is activated by cold temperatures. Cell **112**：819-829, 2003
7) Bautista DM, et al：TRPA1 mediates the inflammatory actions of environmental irritants and proalgesic agents. Cell **124**：1269-1282, 2006
8) Cavanaugh DJ, et al：Distinct subsets of unmyelinated primary sensory fibers mediate behavioral responses to noxious thermal and mechanical stimuli. Proc Natl Acad Sci U S A **106**：9075-9080, 2009
9) Pogatzki EM, et al：Characterization of Adelta- and C-fibers innervating the plantar rat hindpaw one day after an incision. J Neurophysiol **87**：721-731, 2002
10) Tominaga M, et al：Structure and function of TRPV1. Pflugers Arch **451**：143-150, 2005
11) LaMotte RH, et al：Pain, hyperalgesia and activity in nociceptive C units in humans after intradermal injection of capsaicin. J Physiol **448**：749-764, 1992
12) Kawamata M, et al：Experimental incision-induced pain in human skin：effects of systemic lidocaine on flare formation and hyperalgesia. Pain **100**：77-89, 2002
13) Cook SP, et al：Cell damage excites nociceptors through release of cytosolic ATP. Pain **95**：41-47, 2002
14) Cunha TM, et al：A cascade of cytokines mediates mechanical inflammatory hypernociception in mice. Proc Natl Acad Sci U S A **102**：1755-1760, 2005

Ⅰ. 総論

A. 痛みの一般的性質（定義，分類）

3. 原因部位による分類

b 深部の体性痛

布施谷仁志・川股知之

> 筋，骨，および関節から起こる痛みを深部の体性痛という．筋，骨，および関節では投射する知覚神経の化学的な特徴が皮膚と異なる．深部の体性痛のなかでも筋痛は，痛みの訴えのなかでもっとも頻度の高い痛みの1つである．筋痛を有する人の割合は，就労年代人口の40%におよぶ．筋痛は皮膚の痛みとは異なり，痛みの局在が不明瞭である．また，自発痛よりも運動時痛や圧痛を呈することが多く，関連痛を有するという特徴がある．

1 深部の体性痛とは

皮膚，粘膜，筋肉，腱，骨，関節嚢に分布する体性神経によって知覚される痛みを体性痛という．深部の体性痛として，筋，骨，および関節から起こる痛みがあげられる．

2 筋痛のメカニズム

筋痛は痛みの訴えのなかでもっとも多いものの1つで，筋痛を有する人の割合はわが国の就労年代人口の40%に及ぶ．筋痛は皮膚の痛みとは異なり，痛みの局在が不明瞭である．また，自発痛よりも運動時痛や圧痛を呈することが多く，関連痛を有するという特徴がある．

a 筋痛を伝える知覚神経

知覚神経は，髄鞘の有無により有髄神経と無髄神経に分類される．細い有髄神経であるAδ線維と無髄のC線維が筋痛を伝えている．筋に分布するC線維は，脊髄内で数分節上行・下行したあと，脊髄後角のⅠ，Ⅱ層に終枝する．この分節の広がりは，皮膚に分布するC線維よりも広く，内臓に分布するC線維よりは狭い．また，脊髄での終枝の密度は，皮膚に分布する神経よりも粗で，内臓に分布する神経よりは密である[1]．その結果，筋痛は皮膚の痛みよりも局在が不明瞭である．また，筋侵害受容神経からの入力のみを受ける脊髄後角神経はきわめて少なく，脊髄後角神経の約30%は，筋だけでなく関節，筋膜，腱などの深部体性組織からの入力を受け，約70%は皮膚からの入力を受ける（図1）[2]．その結果，筋痛は皮膚や深部組織との関連痛が多い．

知覚神経は，髄鞘の有無や伝導速度に加えて，ペプチド含有の有無によりペプチド含有神経とペプチド非含有神経（ペプチド含有無髄神経およびペプチド非含有無髄神経）に分

3. 原因部位による分類　b. 深部の体性痛

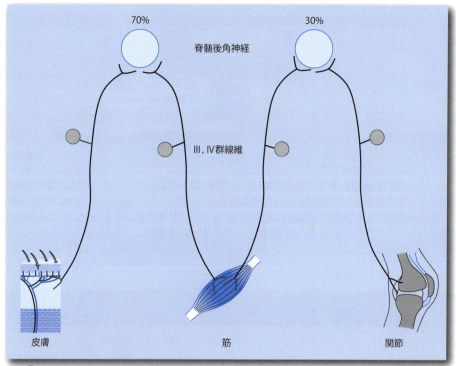

図1　脊髄後角神経への体性神経からの入力
筋由来の知覚神経と，骨，関節などの深部体性組織由来の知覚神経や皮膚由来の知覚神経は，共通の脊髄後角神経に投射している．
(Hoheisel U, et al：Response behaviour of cat dorsal horn neurones receiving input from skeletal muscle and other deep somatic tissues. J Physiol **426**：265-280, 1990)

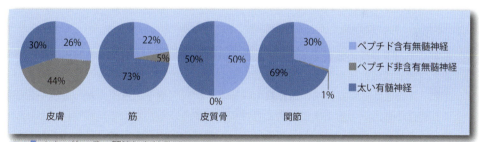

図2　皮膚，筋，骨，関節における知覚神経の構成
各組織で，有髄神経，ペプチド含有無髄神経，ペプチド非含有無髄神経の構成が異なる．
〔文献3，5）を元に作成〕

類することもできる．図2[3~5)]に示すように，これらの神経の分布割合は皮膚，筋，骨および関節で異なる．皮膚に分布する神経のうち，ペプチド非含有無髄神経の割合は44％であるのに対し，咀嚼筋に分布する神経では5％と低く[3)]，皮膚と筋肉とでは異なる様式で痛みが伝達される可能性がある．

b　機械的刺激による痛み

多くのC線維と一部のAδ線維は，侵害性機械刺激，熱刺激，および化学物質に反応す

I．総論　A．痛みの一般的性質（定義，分類）

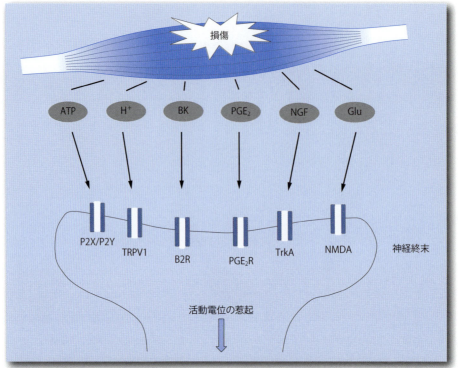

図3　化学的刺激による筋痛発生の機序
傷害された筋組織や炎症細胞からサイトカインや炎症性物質が放出され，侵害受容神経に発現している受容体と結合することで，神経を活性化，感作する．
ATP：アデノシン三リン酸，H^+：水素イオン，BK：ブラジキニン，PGE_2：プロスタグランジン E_2，NGF：神経成長因子，Glu：グルタミン酸，P2X/P2Y：イオン型プリン受容体/G タンパク共役型プリン受容体，TRPV1：transient receptor potential vanilloid 1，PGE_2R：プロスタグランジン E_2 受容体，TrkA：チロシンキナーゼ受容体 A，NMDA：N-メチル D-アスパラギン酸

〔文献 7～9）を元に作成〕

るポリモーダル受容器である[6]．また，多くの Aδ 線維は高閾値機械的感受性受容器である．高閾値機械的感受性受容器の活動電位の発生頻度は，刺激の強さに依存している．一部の Aδ 線維は，非侵害性の筋伸展・収縮および圧刺激を伝達するが，温度や化学刺激により感作され，その約 1/3 が侵害受容性に変化する．したがって，通常は，ポリモーダル受容器と高閾値機械的感受性受容器によって機械的刺激による痛みは伝達されるが，炎症などが起こると非侵害 Aδ 線維が感作され，痛みを伝達するようになる．

c　化学的刺激による痛み（図3）[7～9]

　筋の傷害や炎症が起こると，傷害された筋組織や炎症細胞からアデノシン三リン酸（ATP），水素イオン，ブラジキニン，プロスタグランジン E_2，神経成長因子，グルタミン酸などが放出される[7]．これらの化学物質は，侵害受容神経に発現している受容体と結合して活動電位を引き起こすとともに，神経を感作して機械的刺激に対する閾値を低下させる[8,9]．加えて，非侵害性 Aδ 線維の一部は感作され，侵害受容性に変化する．

郵便はがき

113-8790

041

料金受取人払郵便

本郷局承認

7344

差出有効期間
平成29年3月
31日まで

(切手を貼らずに
お出し下さい)

(受取人)

東京都文京区本郷三丁目42の6

株式会社　南　江　堂

出 版 部 行

本書　メカニズムから読み解く　痛みの臨床テキスト

●本書についてのご意見・ご感想

● 今後どのような出版物をご希望なさいますか

愛読者カード（メカニズムから読み解く　痛みの臨床テキスト）

本書をお買い上げいただきましてありがとうございます．
お手数ですが，ご記入の上ご投函ください．ご記入いただいた個人情報は，出版企画の参考および新刊案内等の送付に使用させていただきます．メールによる新刊案内をご希望のお客様は，当社ホームページの資料請求フォームからお申し込みください．

フリガナ
ご氏名　　　　　　　　　　　　　　　　　　　年齢（　　　　歳）

ご住所　〒　　－

ご職業　医師・看護師・理学療法士・柔道整復師・薬剤師・学生・会社員
　　　　その他（　　　　　　　　　　　　　　　　　　　　　　　　）

お勤め先・通学先（学部）

該当箇所にチェックしてください．
- □ 麻酔科　　□ ペインクリニック科　　□ 緩和医療科
- □ 外科（専門分野　　　　　　　　　　　　　　　　　　　　　　　）
- □ 内科（専門分野　　　　　　　　　　　　　　　　　　　　　　　）
- □ 看護（専門分野　　　　　　　　　　　　　　　　　　　　　　　）
- □ 理学療法科　　　　　　　　□ 薬剤部
- □ その他（　　　　　　　　　　　　　　　　　　　　　　　　　　）

ご購入の動機
　推薦（　　　　　　　　先生）・店頭・図書目録・DM・ホームページ
　広告（紙・誌名　　　　　　　　）・書評（紙・誌名　　　　　　　）
　学会展示・知人紹介・教科書・その他（　　　　　　　　　　　　　）

ご購読の専門誌

ご購入先：　　　　　　市区町村　　　　　　　　　　　　　　書店

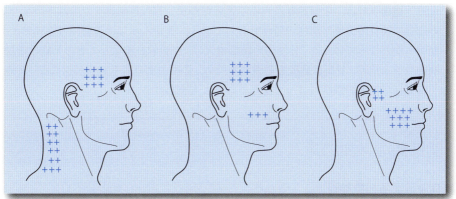

図4 筋筋膜性顎関節痛患者における上僧帽筋（A），側頭筋（B），咬筋浅層（C）でのトリガーポイント誘発性関連痛

関連痛（＋で示す）は，刺激外の筋，歯，耳に及ぶ．

（Fernández-de-Las-Peñas C, et al：Referred pain from muscle trigger points in the masticatory and neck-shoulder musculature in women with temporomandibular disorders. J Pain 11：1295-1304, 2010）

d 中枢性感作

　　筋侵害受容神経からの持続的な侵害刺激入力が，脊髄神経を感作し，痛みを増幅する．ブラジキニンを下肢筋に注入することによって，前脛骨筋尾側に形成されていた受容野は末梢側へ拡大し，足関節部まで感知するようになる[10]．顎関節症患者では，頭頸部筋のトリガーポイントに圧刺激を加えるとさまざまな関連痛が生じ，その範囲は健常者と比べて有意に広い（図4）[11]．持続的な侵害刺激入力により脊髄でミクログリアや免疫細胞が活性化し，インターロイキン，一酸化窒素，プロスタグランジン，ATPなどの神経調節因子が放出され[7]，脊髄神経が感作される．

3　骨痛のメカニズム

a 骨痛を伝える知覚神経

　　骨には，骨膜のみならず，皮質骨・骨髄にも豊富に知覚神経が分布する．したがって，骨膜・皮質骨だけでなく骨髄でも痛みを感知すると考えられる．骨における単位体積当たりの神経線維数は骨膜でもっとも多いが，全体積中における神経線維数は骨髄でもっとも多い[4]．皮膚とは知覚神経の分布が異なり，骨膜・皮質骨・骨髄には有髄神経およびペプチド含有無髄神経が投射しているが，ペプチド非含有無髄神経はほとんど投射していない（図2）[3〜5]．したがって，有髄神経とペプチド含有無髄神経が骨痛を伝達していると考えられる．

b 骨転移痛

　　がんの骨転移では腫瘍細胞，炎症細胞，および免疫細胞からプロスタグランジン，神経成長因子，エンドセリン-1，ブラジキニン，腫瘍壊死因子αなどの生理活性物質が放出され，侵害受容神経を感作して痛みが生じる[12]．また，腫瘍の増大に伴い，骨内知覚神経が

圧迫・損傷される．中枢神経系への障害を伴わない骨転移痛患者での臨床研究では，17%の患者で神経障害性疼痛様の痛みを有しており，骨がん痛には神経障害性成分があることが明らかとなっている[13]．骨髄内の腫瘍増大は，皮質骨を破壊して骨の動揺性を増大させ，病的骨折を招く．骨折は骨膜を刺激するため，骨膜由来の痛みも惹起される．このように，骨転移痛は複数の機序によって惹起されると考えられる．

4　関節痛のメカニズム

a　関節痛を伝える知覚神経

Aδ線維とC線維は線維被膜，脂肪体，靭帯，半月板，骨膜，滑膜に分布するが，軟骨には分布しない[14]．皮膚に分布する知覚神経とは異なり，関節に分布する神経はペプチド含有神経が多く，ペプチド非含有神経は非常に少ない（図2）[3〜5]．おもな神経ペプチドとして，サブスタンスP，カルシトニン遺伝子関連ペプチド，ソマトスタチンなどがあり，これらのペプチドが末梢神経における侵害刺激の受容を調節している[14]．関節からの入力を受ける脊髄後角神経は，それに加えて筋からの入力を受けるものと，皮膚からの入力を受けるものとがある．前者は，たとえば膝関節とその近傍の大腿後面から下腿後面にかけての筋からの入力を共有する[15]．

b　正常関節および病的関節での痛みの知覚

正常関節では，痛みは関節の打撲や捻挫で起こる．この痛みは，靭帯，滑膜，関節包での侵害性機械刺激，化学的刺激によって生じる．正常な軟骨への刺激ではほとんど痛みは生じない．一方関節炎では，安静時の持続する鈍痛とともに，通常痛みを惹起しない可動範囲内での運動や軽度の圧迫でも痛みが生じるようになる．膝関節炎では，圧負荷により，膝関節に分布する知覚神経の発火頻度は著しく増加する．脊髄後角神経の受容野が拡大し，足関節や足底の圧負荷でも膝関節から入力を受ける脊髄神経が発火するようになる[16]．さらに，高閾値機械的感受性神経の閾値が低下し，非侵害性圧刺激でも活動電位を生じるようになる．このように関節炎は，末梢神経および脊髄神経の圧刺激に対する反応閾値を減少させる．中枢性感作は，皮膚由来の刺激よりも深部体性組織由来の刺激のほうが長時間持続する[17]．

関節や筋からの入力を受ける脊髄後角神経は，下行性疼痛抑制系によって持続的に抑制されている．ところが，変形性関節症や関節リウマチなどの慢性痛状態では，下行性疼痛抑制系の働きが減弱している[18]．これが，慢性関節痛の病態の1つかもしれない．

文献

1) Ling LJ, et al：Central projection of unmyelinated（C）primary afferent fibers from gastrocnemius muscle in the guinea pig. J Comp Neurol **461**：140-150, 2003
2) Hoheisel U, et al：Response behaviour of cat dorsal horn neurones receiving input from skeletal muscle and other deep somatic tissues. J Physiol **426**：265-280, 1990
3) Ambalavanar R, et al：Chemical phenotypes of muscle and cutaneous afferent neurons in the rat trigeminal ganglion. J Comp Neurol **460**：167-179, 2003

4) Mach DB, et al：Origins of skeletal pain：sensory and sympathetic innervation of the mouse femur. Neuroscience **113**：155-166, 2002
5) Nakajima T, et al：The characteristics of dorsal-root ganglia and sensory innervation of the hip in rats. J Bone Joint Surg Br **90**：254-257, 2008
6) Taguchi T, et al：Augmented mechanical response of muscle thin-fiber sensory receptors recorded from rat muscle-nerve preparations in vitro after eccentric contraction. J Neurophysiol **94**：2822-2831, 2005
7) Mense S：Basic Mechanisms of Muscle Pain. Wall and Melzack's textbook of pain, McMahon SB, et al (ed), 6th ed, ELSEVIER, Philadelphia, pp620-628, 2013
8) Mense S, et al：Bradykinin-induced modulation of the response behaviour of different types of feline group III and IV muscle receptors. J Physiol **398**：49-63, 1988
9) Mann MK, et al：Influence of intramuscular nerve growth factor injection on the response properties of rat masseter muscle afferent fibers. J Orofac Pain **20**：325-336, 2006
10) Hoheisel U, et al：Appearance of new receptive fields in rat dorsal horn neurons following noxious stimulation of skeletal muscle：a model for referral of muscle pain? Neurosci Lett **153**：9-12, 1993
11) Fernández-de-Las-Peñas C, et al：Referred pain from muscle trigger points in the masticatory and neck-shoulder musculature in women with temporomandibular disorders. J Pain **11**：1295-1304, 2010
12) Jimenez-Andrade JM, et al：Bone cancer pain. Ann N Y Acad Sci **1198**：173-181, 2010
13) Kerba M, et al：Neuropathic pain features in patients with bone metastasis referred for palliative radiotherapy. J Clin Oncol **33**：4892-4897, 2010
14) Schaible HG, et al：Afferent and spinal mechanisms of joint pain. Pain **55**：5-54, 1993
15) Schaible HG, et al：Convergent inputs from articular, cutaneous and muscle receptors onto ascending tract cells in the cat spinal cord. Exp Brain Res **66**：479-488, 1987
16) Neugebauer V, et al：N-Methyl-D-aspartate (NMDA) and non-NMDA receptor antagonists block the hyperexcitability of dorsal horn neurons during development of acute arthritis in rat's knee joint. J Neurophysiol **70**：1365-1377, 1993
17) Sluka KA：Stimulation of deep somatic tissue with capsaicin produces long-lasting mechanical allodynia and heat hypoalgesia that depends on early activation of the cAMP pathway. J Neurosci **22**：5687-5693, 2002
18) Ossipov MH, et al：Central modulation of pain. J Clin Invest **120**：3779-3787, 2010

I. 総論

A. 痛みの一般的性質（定義，分類）

3. 原因部位による分類

c 内臓痛

伊藤美保・益田律子

> 内臓痛は局在が明確ではないことが多く，また関連痛を生じることもある．内臓痛には交感神経と副交感神経が関与しており，嘔気，嘔吐，発汗，顔面蒼白などの随伴症状を認める場合がある．これらの特徴は，内臓痛の求心路線維が臓器から神経叢（腹腔神経叢，上下腹神経叢，下腸間膜神経叢）を経由したあと交感神経節または内臓神経として上位脊髄後根に入力することによる．

1 定義

内臓痛とは胸腔内臓器・腹腔内臓器・後腹膜臓器に由来する痛みで，以下の特徴がある．
① 内臓器のすべての部位が痛みを生じるわけではない．肝・腎など実質臓器および肺臓の実質や消化管は，切る・刺すなどの機械的刺激による痛みを誘発しない．しかし，消化管・卵管・尿管など管腔臓器の内圧変化は，強い内臓痛を誘発する．実質臓器被膜の急激な伸展も内臓痛のおもな原因である．
② 局在が明確ではない．
③ 関連痛を生じる．
④ 脊髄反射がある（visceral-somato）．
⑤ 自律神経反射を伴う．

注意すべき点として，腹膜，骨盤腔内面は機械的刺激に敏感で，腹膜由来の痛みは体性痛（または準内臓痛）として内臓痛とは区別される（**表1**）．

2 内臓痛の神経学的機序

a 末梢での機序

1) 一次求心路受容器の特徴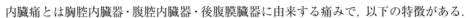

内臓は体性組織よりも線維の数が少なく，C線維の割合が多いという特徴をもつ．また，複数の脊髄レベルに分散して入力されることから，痛みが広い範囲に漠然と感じられるものと考えられる．その一方で，内臓周囲に炎症が発生すると，神経の興奮閾値が低下してより興奮しやすくなる感作を生じる．また，本来生理的状態では機能していないC線維（silent nociceptor）が活性化され，痛みを伝えるようになる．この状態では痛みの程度も強くなり，このことが関連痛の原因にもなると考えられている[1]（**図1**）．

表1 腹痛を生じる疾患

腹痛を生じる腹腔外の疾患	
心・肺疾患	虚血性心疾患，心膜炎，肺炎，気胸，肺血栓塞栓症
神経疾患	帯状疱疹
血液疾患	Henoch-Schönlein 紫斑病
代謝性疾患	急性間欠性ポルフィリン症，Addison 病，糖尿病性ケトアシドーシス，高 Ca 血症，尿毒症
急性の腹痛を生じる疾患	
局所の炎症	急性胆嚢炎，急性胆管炎，急性膵炎，急性虫垂炎，急性憩室炎，細菌性腹膜炎，感染性腸炎
血管系	急性虚血性腸炎，大動脈瘤，脾梗塞
血管の閉塞	腸管の閉塞，総胆管結石症，尿管結石
臓器の膨張による痛み	肝うっ血，子宮外妊娠，骨盤内の膿瘍
慢性の腹痛を生じる疾患	
炎症による痛み	びらん性食道炎，胃・十二指腸潰瘍，Crohn 病，好酸球性胃腸炎，ループス腸炎，吸収障害，潰瘍性大腸炎，慢性膵炎，慢性胆嚢炎
悪性腫瘍による痛み	進行性の直腸がん，血管腫，胆嚢がん，膵臓がん，腎臓がん
機能性の痛み	ナットクラッカー食道，びまん性食道痙攣，過敏性腸症候群
慢性の感染による痛み	食道カンジダ症，サイトメガロウイルス感染，結核性腸炎，結核性腹膜炎

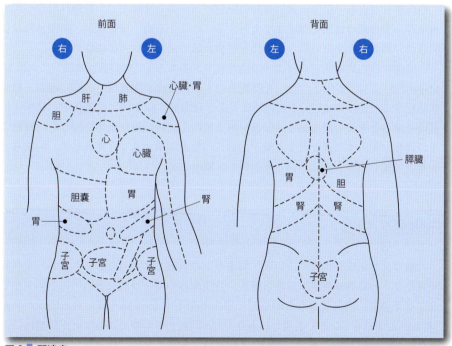

図1 関連痛

一次求心路受容器には，サブスタンスPやカルシトニン遺伝子関連ペプチド（calcitonin gene-related peptide：CGRP）などが知られているが，最近では管腔臓器，心臓におけるアデノシン受容体（P2X3）の強い関与が報告されている[2〜4]．P2X3受容体は，正常ラットでは後根神経節（dorsal root ganglion：DRG）ニューロンのC線維に発現し，自発痛と熱性痛覚過敏に関与し，Aδ線維に発現したものは急性の機械的アロディニア（触刺激などの，正常では痛みを感じないような刺激で痛みを生じる）などに関与する．神経障害性疼痛モデルのラットでは，持続性機械的アロディニアが抑制される．このことから，末梢レベルではDRGニューロンのP2X3受容体が神経障害性疼痛の発生に関与している可能性が示唆される．

　体性痛も内臓痛も，一次ニューロンといわれるAδ線維やC線維などの末梢感覚神経から侵害刺激が脊髄に伝えられる．

2）上位中枢への入力経路における解剖学的特徴

　内臓器求心路の一部は末梢側で分岐し，複数の臓器からの入力を中枢側に伝搬している[5]．また，内臓求心路および遠心路は自律神経線支配（交感神経および迷走神経，または仙髄副交感神経）を受け，臓器から神経叢（腹腔神経叢，上下腹神経叢，下腸間膜神経叢）を経由したのち，交感神経節または内臓神経として上位脊髄後根に入力する（図2）．さらに内臓感覚の一部は，内臓器から直接迷走神経を介して延髄孤束核に入力する．

b 中枢での機序

　消化管などからの信号は脊髄神経の感覚ニューロンを経由し，脊髄後根から対側の脊髄視床路，脊椎網様体路を視床まで上行する．ここから島，前帯状回，前頭前野に信号が投射され，刺激強度が高い場合か，感覚閾値が低い場合には内臓痛を生じる．

　内臓痛には内臓痛覚刺激によって活性化されるもう1つの経路がある．これは2006年にMayerらによって提唱された，脊髄後角のⅠ層から傍小脳脚核，大脳辺縁系・視床下部を賦活化する経路である[6]．この経路は視床を経由せず直接的に扁桃体中心核を活性化する経路であると考えられており，脊髄後角Ⅰ層の系統の経路が情動に関与した経路である．その経路を刺激する代表的な刺激が内臓への侵害刺激であり，その結果，内臓痛と情動がお互いに深く関与しあっている可能性が示唆される．

3　内臓痛の特徴

　内臓は体性組織と異なり，切る・刺すなどの刺激では痛みを起こさない．実質臓器（肝や腎など）の場合は被膜の急激な伸展，管腔臓器の場合は消化管内圧の上昇を生じるような圧迫や伸展，内腔狭窄などが原因で痛みが発生する．「深く絞られるような」あるいは「押されるような」などと表現される痛みで，局在が不明瞭であることが特徴的である．症状は周期的で間欠的であることが多く，嘔気，嘔吐，発汗，顔面蒼白などの随伴症状を認める場合がある．

　これらの症状は，内臓痛のこれらの症状には交感神経と副交感神経が重要な役割を担っており，交感神経は腹腔神経叢や上下腸間膜神経叢などを形成している（図2）．その特徴

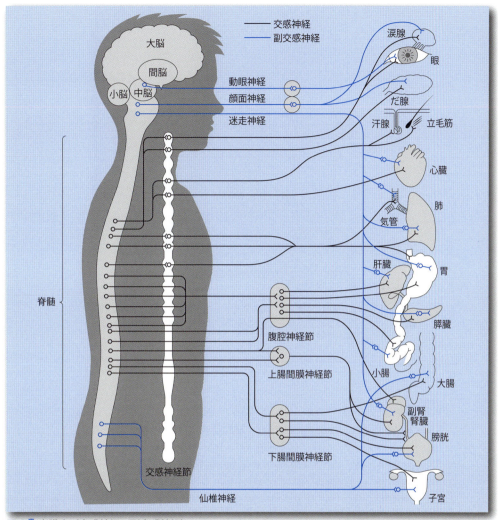

図2 内臓痛（交感神経・副交感神経）

ゆえに痛みの局在がはっきりせず，かつ実際の病巣から離れた部位に痛みを生じる関連痛を生じる（図1）（p.51「Ⅰ．総論 A-3-d 関連痛」の項を参照）．

内臓痛の特徴として，正中付近で両側性に感じられることが多い点もあげられる．これは，おもな腹腔内臓器が両側性の神経支配を受けているためである．これに対して胆嚢，上行・下行結腸は，同側の神経支配が優位であるため，片側性の痛みを生じることが多い．

表1に内臓痛をきたす疾患をまとめた．また，図3[7)]に典型的な腹痛のパターンを示した．

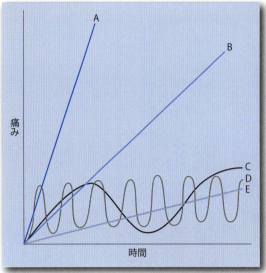

図3　腹痛の性状
A：超急性に発症して痛みも強い（動脈瘤の破裂など），B：急性に発症し，痛みも強い（慢性膵炎など），C：疝痛を繰り返す，D：短い間隔で疝痛を繰り返す，E：徐々に痛みが増してくる
（VISCERAL PAIN, Bonica's management of pain, 4th edition, pp860-952, 2010）

文献

1) Cervero F, et al：Visceral pain. Lancet **353**：2145-2148, 1999
2) 井上和秀：ATPと痛み．日薬理誌 **127**：166-170, 2006
3) North RA, et al：P2X Receptors as drug targets. Mol Pharmacol **83**：759-769, 2013
4) Burnstock G：Prinergic mechanosensory transduction and visceral pain. Mol Pain **5**：69, 2009
5) Brumovsky PR, et al：Dorsal root ganglion neurons innervating pelvic organs in the mouse express tyrosine hydroxylase. Neuroscience **223**：77-91, 2012
6) Mayer EA, et al：Neuroimaging of the brain-gut axis：from basic understanding to treatment of functional GI disorders. Gastroenterology **131**：1925-1942, 2006
7) VISCERAL PAIN, Bonica's management of pain, 4th edition, pp860-952, 2010

I. 総論

A. 痛みの一般的性質（定義，分類）

3. 原因部位による分類

 関連痛

高橋　淳・北原雅樹

> 関連痛とは，痛みとなる原因が生じた部位から離れた場所に感じる痛みである．臨床的には内臓疾患の診断に非常に有用で，心筋梗塞で左肩周囲に感じる痛みが典型例である．痛みの性質はさまざまであり，痛覚過敏，筋収縮，自律神経症状を伴うことが多い．複数のメカニズムが提唱されているが，完全には解明されていない．

1　関連痛（referred pain）と放散痛（radiating pain）

　痛みの原因が生じた部位に隣接した，もしくは離れた場所に感じる痛みとして一般的には認識されているが，厳密な定義はない．

　現在，臨床的には関連痛というと内臓疾患からの関連痛という意味で使用されていることが多い．たとえば，心筋梗塞時に胸部だけでなく左肩周囲に痛みを感じたり，胆石発作時に右肩周囲に痛みを感じたりすることが典型的な例として知られている．日常的には，冷たいものを急に食べたときに頭や目の奥に感じるキーンとした感覚も，関連痛の一種である．一般的には脳による痛みの部位の誤認識により発生するとされているが，そのメカニズムはいまだ完全には解明されていない．

　内臓疾患からの関連痛は1864年にHead, Sturge, Rossらによって報告された[1〜3]．当時，疼痛は疾患の責任臓器自体から発生すると考えられていたため，関連痛のメカニズムは大きな論争となった．一方で，この関連痛という概念の発見は内臓疾患の臨床診断などに広く役立つこととなった（表1）．

　筋肉の刺激による関連痛という概念も存在する．筋肉内の「トリガーポイント」を刺激した際に，刺激部位とは全く離れた部位に生じる痛みも関連痛とよばれている．この関連痛は，内臓からの関連痛とはまた違うメカニズムによって起こると考えられている．

　筋肉の刺激による関連痛は1939年にKellgrenにより報告された[4]．高張食塩水を腱に微量注入しても局所にしか痛みを引き起こさないが，筋肉内に注入すると，注入局所以外の遠隔部位に痛みを引き起こし，しかもそれぞれの筋特有の関連痛パターンが存在することを報告した．たとえば，食塩水を三頭筋に注入すると指に痛みを感じ，僧帽筋に注入すると頭痛を起こし，さらに，これらの部位に局所麻酔薬を入れると痛みがおさまる．この関連痛は筋に限らず，腱，靱帯，骨膜および皮膚の刺激によっても生じる．そして，関連痛を発生させる過敏なスポット（トリガーポイント）があり，そこへの局所麻酔薬の注入により除痛ができる（表2）．その後Simonsらが，関連痛の出現部位は筋肉ごとにほぼ決まっており，個人差が少ないことを報告した[5]．

表1 関連痛を起こすおもな疾患と関連痛の部位

関連痛を起こす疾患	関連痛の起こる部位
眼，鼻，耳などの炎症	頭痛
歯髄炎	耳，頬部痛
心筋梗塞	胸部中央，左胸部，左肩，頸部痛
狭心症	胸壁，左腕
胆石発作	右肩痛，腰痛
胃潰瘍	上腹部痛，左背部痛
十二指腸潰瘍	上腹部痛，左背部痛
肝がん	右季肋部，心窩部，右肩痛
胆道疾患	右肩，肩甲部痛
虫垂炎	上腹部痛
腸閉塞	側腹部，背部痛
腎結石	鼠径部，精巣，腰痛
泌尿器系疾患	腰痛
婦人科疾患	腰痛
消化器疾患	腰痛
膵炎	背部痛，こり，腰痛
慢性前立腺炎	会陰部，陰茎，恥骨部，足裏

表2 筋肉（トリガーポイント）の刺激による関連痛

トリガーポイント	関連痛
前頭筋，側頭筋，喉頭筋，胸鎖乳突筋，頭板状筋，僧帽筋，頭半棘筋，多裂筋	緊張型頭痛
三頭筋	指痛
中間広筋	膝関節痛
僧帽筋の下行部と横行部	肩こり，頭〜頸部に関連痛
僧帽筋の上行部	肩こり，肩〜首に関連痛
腰部の筋：傍脊柱筋，腰方形筋 背部の筋：多裂筋，回旋筋 下腹部の筋：腸腰筋，腹直筋	腰痛

　このように，関連痛といっても内臓疾患による関連痛と，筋肉の刺激による関連痛の2つの異なる概念が存在している．これは，体性痛と内臓痛の性質の違いにもよると思われる（**表3**）．これらの用語は国際疼痛学会によってもはっきりと定義されておらず，さまざまな研究者が異なった定義をしているのが現状である．

　一方，放散痛とは，末梢神経などの圧迫により末梢神経の走行に沿って広がる痛みとして知られている．関連痛とはメカニズムが違い，誤認識というよりは神経そのものが感じている痛みである．腰部脊柱管狭窄症で，腰部の神経の圧迫により臀部から足尖部に放散する痛みなどが例としてあげられる．ただ臨床的には，心筋梗塞時の関連痛は痛みを感じる部位が心臓より「放射状に」広がっているため「放散痛」とよばれることもあり，関連痛と混同して使用されているのが現状である．

表3 体性痛と内臓痛

	体性痛	内臓痛
部位	皮膚, 骨, 関節, 筋肉, 結合組織	食道, 胃, 小腸, 大腸, 肝臓, 腎臓
原因	体性組織への切る・刺すなどの物理的な刺激	炎症, 閉塞, 腫瘍による圧迫, 臓器被膜の急激な伸展
例	打撲の炎症による痛み, 術後の創部痛	イレウス, 腹膜炎の初期痛

2　関連する臨床症状

関連痛は痛みのほかにさまざまな症状を伴うことが多い.

a　皮膚痛覚過敏, 知覚過敏, 圧痛

深部の身体組織, 内臓疾患では, しばしば患部と同じデルマトームに二次的な痛覚過敏を訴える. Headは, 痛覚過敏領域が内臓からの求心性線維が入る脊髄後根の支配領域に一致するというデルマトームの法則を発表した[1]. これにより痛覚過敏や知覚過敏部位の同定が, 疼痛原因の診断の助けとなることとなった.

b　反射的な筋収縮

筋の拘縮や収縮も重要な臨床症状である. 症状の出現する筋は, その疾患の重症度や, 疾患部位の脊髄支配領域による. たとえば, 胆嚢炎では上腹部の筋群のスパスムを起こし, 虫垂炎では下腹部の筋群のスパスムを起こす. 膵炎のような強烈な有害刺激では, 関連痛を生じるだけでなく, 膵臓の脊髄支配領域を超えて胸部領域の筋群にまで筋収縮が生じる. さらにより深部の強烈な有害刺激による持続する骨格筋スパスムは, 筋から新たな侵害受容刺激を生じさせ, 当初の痛みや不快感を悪化させる. 骨格筋のスパスムが除去されなければ, 疼痛を持続させる悪循環に陥る. この説はLewisにより30年間にわたり強調されている[6].

c　深部の知覚過敏, 圧痛

皮膚の痛覚過敏, 知覚過敏に加え, 深部の知覚過敏や圧痛も頻繁に生じる. 深部の圧痛は内臓そのものが炎症部位であることもあるため, 筋起源のものとは限らない. たとえば歯への持続的刺激は, 側頭部の頭痛, 深部の圧痛, 疼痛過敏, 知覚過敏を引き起こすことも報告されており, 緊張性頭痛とも関係があると考えられている.

d　自律神経症状

交感・副交感神経の過活動症状を伴うこともある. 内分泌反応による血圧上昇, 頻脈, 発汗, 立毛, 血管収縮などの交感神経過活動が起きる. 腹部内臓の突然で強烈な有害刺激は, 徐脈, 低血圧などの副交感神経系の過活動を生じ, 深刻な不快感を引き起こすこともある.

3 関連痛のメカニズム

1880，1890年代に Head[1]，Sturge[2] が関連痛のメカニズムに関し，同様の概念を提唱した．現在では以下のような有力な仮説があるが，実験的に実証されたものはなく，また単独の仮説で関連痛の特徴（表4）をすべて説明できるものもない．

a 収束促通説（convergence-facilitation theory）

Mackenzie は，内臓自体の疼痛は否定し，皮膚，筋，腹膜などのような体性構造物のみが痛みの起源であると考えた[7]．内臓からの求心性インパルスは痛みを発生させず，脊髄分節に侵入し，継続的な刺激によって過敏性焦点（irritable focus）をつくりだす．そして，それが疼痛閾値を下げ，体表の痛覚過敏や関連痛が出現すると主張し，これらの現象を内臓知覚反射と名付けた．さらに，内臓からの求心性インパルスは，脊髄前角細胞を活性化させ骨格筋のスパスムを起こし，前外側の自律神経細胞を刺激して立毛，血管収縮や他の交感神経症状を起こすとした．現在では，痛覚過敏のメカニズムとしては有力とされている．

b 収束投射説（convergence projection theory）

Ruch は，Mackenzie の説では内臓からのインパルスの量が脊髄視床路の神経線維を興奮させるには不十分であるとし[8]，内臓からの求心性線維と皮膚からの求心性線維が脊髄，視床，皮質レベルにおいて同一の神経細胞に収束していることが原因であると主張した．内臓に異常がないときはもっぱら皮膚からの刺激によりこの神経線維群が興奮し，脳はこの神経線維群の活動を皮膚の痛みと結びつけることを学習しているため，内臓からの求心性インパルスが生じても，過去の学習から皮膚からの痛みと認識してしまう．これが関連痛を引き起こすメカニズムだとした（図1）．ただし，この説では痛覚過敏については説明できない．

c 軸索反射説

Sinclair らは，関連痛には疼痛感覚の伝導路においての枝分かれの存在が不可欠であると主張した[9]．脊髄後根の神経細胞からの軸索は枝分かれしていて，内臓の皮膚に軸索を伸ばしている．内臓からのインパルスによりこの神経細胞が興奮したとき，脳は皮膚に分布

表4 関連痛のおもな特徴

- 局所的な深部組織の痛みがある間，関連痛は局所より離れた体性構造物に感じられる
- 典型的には，一方向性である
- 深部に感じられるものである
- 局所の痛みと比較し，より強い刺激により引き起こされる
- 局所痛のあとに出現する
- 強さは時間とともに弱まり，局所痛より早く消失する
- 関連痛が生じている部位からの求心性の神経活動は，関連痛の範囲をさらに拡大させうる

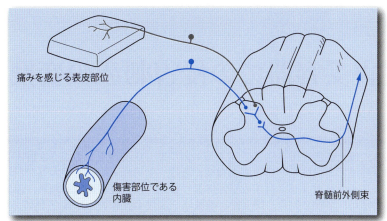

図1 収束投射説（convergence projection theory）

する枝からのものとして判断し関連痛を生じる．また，内臓器官からのインパルスは脊髄に向かって進むと同時に軸索反射により末梢へも進んで，脊髄線維の末端から神経活性物質を放出し，局所に分布している別の神経線維を興奮させ，関連痛が生じると主張した．

実験的なエビデンスからは，収束投射説と軸索反射説が有力視されている．

文献

1) Head H：On disturbances of sensation with especial reference to the pain of visceral disease. Brain **16**：1-133, 1893
2) Sturge WA：Phenomena of angina pectoris, and their bearing upon the theory of counter irritation. Brain **5**：492-510, 1883
3) Ross J：Segmental distribution of sensory disorders. Brain **10**：333-361, 1988
4) Kellgren JH：On the distribution of pain arising from deep somatic structures with charts of segmental pain areas. Clin Sci **4**：35-46, 1939
5) Simons DG, et al：Myofascial Pain and Dysfunction：The Trigger Point Manual；Vol.1, Upper Half of Body. Lippincott Williams & Wilkins, Philadelphia, 1998
6) Lewis T：pain. Macmillan, New York, 1942
7) Mackenzie J：Symptoms and their interpretation. Shaw and Sons, London, 1912
8) Ruch TC：Pathophysiology of pain. In：Medical physiology and biophysics, Ruch TC, et al（ed）. Saunders, Philadelphia, pp350-368, 1960
9) Sinclair DC, et al：Referred pain and associated phenomena. Brain **71**：184-211, 1948

Ⅰ. 総論

B. 痛みの発生メカニズム

1 侵害受容器での侵害刺激の変換機構

小山なつ・等 誠司

> 侵害受容器は，侵害刺激を電気信号に変えるエネルギー変換器である．一次侵害受容ニューロンは，後根神経節に細胞体をもつ偽単極細胞である．末梢終末に侵害受容器があり，さまざまなイオンチャネルやリガンドに対する受容体を介して，侵害性の機械的刺激，温度刺激，化学的刺激が活動電位に変換される．侵害受容線維（一次求心性線維）には2種類あり，有髄のAδ線維により一次痛が引き起こされ，無髄C線維により二次痛が引き起こされる．

　感覚が生じるプロセスのスタートは，「感覚受容器」における物理・化学エネルギーから電気信号への変換であり，ゴールは「感覚野」を含む脳の広汎な領域である．身体の内外で生じるさまざまな刺激エネルギーが電気信号に変換されても，変換された電気信号のすべてが意識に上る感覚・情動体験の発生に寄与するわけではなく，ホメオスタシスの維持にも寄与している．通常，痛みは身体を脅かすような侵害刺激を電気信号に変換する「侵害受容器」をスタートとして，脳の広汎な痛み関連領域が活性化され，不快な痛みとして認知される．しかし，侵害受容器で電気信号に変換されても必ずしも痛みが生じるわけではないので，「侵害受容器」を「痛みの受容器」とよぶのは適切ではない．さらに，「侵害受容器」が関与しなくても，同様の信号が脳の痛み関連領域を活性化させた場合には痛みが発生する．

1　侵害受容器と侵害受容線維

　侵害受容に関わる一次侵害受容ニューロンは，後根神経節（dorsal root ganglion：DRG）に細胞体をもつ小型（〜中型）の偽単極細胞である．細胞体から末梢と中枢の両方に軸索突起（一次求心性神経）を伸ばしている．末梢終末は髄鞘を失った自由終末となっていて，自由終末が侵害刺激を電気信号に変換する侵害受容器となっている．末梢終末で発生した活動電位が軸索を伝わって脊髄内まで伝わると，脊髄内終末から神経伝達物質が放出され，後角の二次侵害受容ニューロンを興奮させる[1]（図1）．

　胎生期に侵害受容線維が末梢に向かって軸索を伸ばすとき，神経成長因子（nerve growth factor：NGF）を放出する細胞に到達した線維は生きながらえるが，NGFを出さない細胞に突起を伸ばした線維はアポトーシスする．侵害受容線維自身はNGFの受容体であるTrkAをもっているが，無痛無汗症の患者はTrkAが欠如しているため，すべての侵害受容線維がアポトーシスしたあとに生まれてくるので，痛みを感じることがない[2,3]．発生初期の侵害受容線維のすべてがNGF依存性であるが，成体のDRGの小型細胞の約半数はグリア由来神経栄養因子（glial cell line-derived neurotrophic factor：GDNF）依存性に転じてい

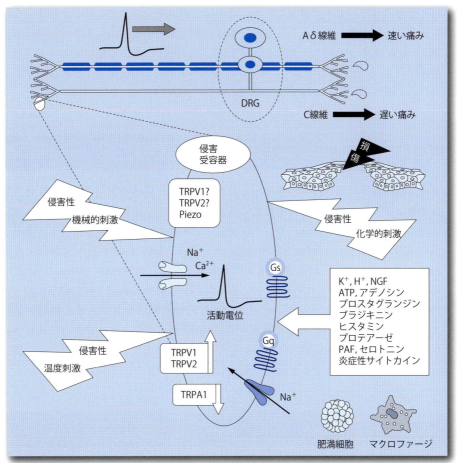

図1 侵害受容
侵害受容に関わる一次侵害受容ニューロンには，後根神経節（DRG）に細胞体をもつ有髄 Aδ 線維と無髄 C 線維がある．末梢終末にある侵害受容器で，侵害性の機械的刺激，温度刺激，化学的刺激が活動電位に変換される．侵害受容器で発生した活動電位は脊髄内終末まで伝導し，いくつかのシナプスを換えて脳まで届き，伝導速度の速い Aδ 線維由来の速い痛みと，C 線維由来の遅い痛みが引き起こされる．

る．NGF 依存性の侵害受容ニューロンの多くは，神経伝達物質としてグルタミン酸以外に，P 物質やカルシトニン遺伝子関連ペプチド（calcitonin gene-related peptide：CGRP）などももつペプチド作動性であり，温度受容チャネルの TRPV1 を有する．GDNF 依存性の侵害受容ニューロンの多くは非ペプチド作動性であり，アデノシン三リン酸（ATP）受容体の P2X3 を有し，isolectin（IB4）で標識される[2]．

　侵害受容線維には，有髄線維のなかではもっとも細い Aδ 線維と無髄 C 線維がある．Aδ 線維は強い機械的刺激に応じる高閾値機械受容器（HTM）と考えられていたが，熱刺激にも応じる I 型（AMH）と，機械的刺激には反応しない II 型（MIA）とがあることがわかってきた．I 型は熱刺激が持続すると活動電位の発射頻度が次第に増加する．II 型は皮膚では有毛部に限局して存在する．I 型よりも低い温度（43℃程度）で応じるが，順応が速く，繰り返し刺激に対して疲労しやすい．C 線維（CMH）の多くは機械，化学，熱刺激

に応じるポリモーダル受容器である．なかには損傷を受けたときにしか反応しないサイレント受容器，かゆみを伝える受容器，触覚刺激に反応するものもある．伝導速度の速い有髄Aδ線維は速い痛み（一次痛）を引き起こし，無髄C線維は遅い痛み（二次痛）を引き起こす．Aδ侵害受容器は鋭く，刺すような痛みに関与し，C侵害受容器はうずくような，灼けつく痛みの発生に寄与する[1]（図1）．

2　侵害性機械刺激の変換機構

痛みは組織が損傷されつつあるときに警報を鳴らす生体警告系であり，生体を脅かす侵害刺激は多々あるので，侵害受容器はさまざまな方法で活動電位を発生する．強い機械的刺激が加わっただけで，Na^+チャネルが開いて活動電位を発生するが，その詳細がわかっているわけではない．酸感受性のASICチャネル，TRPチャネルスーパーファミリーのTRPA1やTRPV4などが機械的刺激の変換受容体として候補にあがっていたが，最近Piezo1, Piezo2が注目され始めた．Piezoタンパクは機械的刺激受容に関与する，進化的に保存されたイオンチャネルファミリーであり，ほ乳類でもさまざまな組織に発現していて，特にPiezo2はDRGに豊富に存在する．Piezo2がノックダウンされたキイロショウジョウバエでは侵害性機械刺激に対する応答が損なわれたことから，ほ乳類の強い機械的刺激に対する痛みにも関与する可能性が浮上した[4,5]（図1）．

3　侵害性温度刺激の変換機構

43℃以上の熱痛刺激や17℃以下の寒冷刺激が痛みを惹起する．温度センサー分子であるTRPチャネルファミリーは，Na^+だけでなくCa^{2+}を透過する非選択的陽イオンチャネルである．最初に同定されたショウジョウバエの眼の変異体の光刺激に対する受容器電位（receptor potential）が一過性（transient）であったことから，TRPと名づけられた．Ⅰ型のAδ線維に発現しているTRPV2は52℃以上の熱刺激に反応し，C線維とⅡ型Aδ線維に発現しているTRPV1は43℃以上の熱刺激に反応して，痛みを引き起こす．TRPV1は熱刺激だけではなく，カプサイシンやプロトンにも反応し，それらの相互作用により，アシドーシスになっている患部ではTRPV1の活性化温度が低下する．また，炎症時に放出されるATPやブラジキニンによるTRPV1のリン酸化によって，体温に近い温度でもTRPV1が活性化される[4,6,7]．寒冷痛のセンサーの候補としてTRPA1があがったが，種差がある．げっ歯類のTRPA1は17℃以下の寒冷刺激に反応する．C線維に発現し，TRPV1と高率に共存していて，刺激性のわさびやマスタードオイルに反応する．しかし，ヒトではTRPA1の温度感受性が認められていない．TRPA1を活性化する抗悪性腫瘍薬のオキサリプラチンは寒冷環境下で感覚異常や感覚不全を引き起こすので，ヒトでも寒冷刺激と何らかの関わりがあると示唆されている[7]（図1）．

4　侵害性化学刺激の変換機構

　損傷組織から漏出する発痛物質や炎症メディエータが侵害受容器上のイオンチャネルやGタンパク質共役受容体（G protein-coupled receptor：GPCR）に作用して，侵害受容器の興奮を高める．損傷組織からはKイオン，ATP，アデノシンやNGFが漏出し，細胞膜を構成するリン脂質からアラキドン酸が切り出されると，各種プロスタグランジンやトロンボキサンが遊離する．皮下組織が損傷してコラーゲンが露出したり，血管内皮細胞が破壊されると，カリクレインが血漿中の高分子キニノゲンを分解して，ブラジキニンが遊離放出される．急性痛に関与するブラジキニンのB₂受容体は，侵害受容器だけでなく肥満細胞，マクロファージ，血小板，線維芽細胞を含むさまざまな細胞に発現しており，B₁受容体は炎症時に発現する．免疫細胞である肥満細胞の脱顆粒により，ヒスタミン，プロテアーゼ，血小板活性化因子（platelet-activating factor：PAF），硫酸化プロテオグリカンなども放出される．PAFは血小板を活性化し，血小板からセロトニンを放出させる．マクロファージが活性化されると，炎症性サイトカインである腫瘍壊死因子α（TNF-α），インターロイキン（IL）1β，IL-6が放出される．NGFは胎生期には侵害受容線維の発生に必須であることを前述したが，成体では炎症時にマクロファージや角化細胞から放出されて，熱痛覚過敏や機械痛覚過敏に関与する[8]（図1）．

5　活動電位の発生と伝導

　活動電位の発生と伝導に関与するNa⁺チャネルには9種類のサブタイプがクローニングされている．侵害受容線維の軸索にテトロドキシン（TTX）抵抗性のNav1.8とNav1.9が発現していることは特徴的であるが，活動電位の発生には閾値の低いTTX感受性のNa⁺チャネルが先に開く．有髄Aδ線維ではおもにNav1.1とNav1.6，無髄C線維ではおもにNav1.7が多く発現している[9,10]．NGF受容体遺伝子の変異により無痛無汗症が生じることを前述したが，Nav1.7をコードする遺伝子のSCN9Aのある部位の変異によって無痛症が，別の部位の変異によって逆に痛みが強まる肢端紅痛症が生じることが報告されている[3]．

6　末梢神経損傷後の一次侵害受容ニューロンの反応

　末梢神経の損傷後の痛みに，もちろん侵害受容器は関与しない．損傷部位やDRGから異所性発火が生じる．軸索が断裂するとWaller変性が起こり，その後の再生・修復過程での変化も痛みの発生に寄与する．

　神経の断端部からの側芽により神経腫が形成され，脱髄により神経線維同士が電気的に混線する．神経を修復するためにNa⁺チャネルなどの生産も促進される．損傷後のDRGでは，幼若期に発現していたNav1.3がつくられる[8]が，Nav1.7mRNAの発現は低下している．しかし，終末に運ばれる予定であったNav1.7タンパクが断端部に集積していて，異所

性発火に寄与すると考えられている[9,10].

　損傷神経のDRGでは，extracellular signal regulated kinase（ERK）のリン酸化が減弱することによってTRPチャネルやP物質の遺伝子発現が低下するが，周辺の損傷されていないDRGではそれらの発現が亢進する[11,12]．p38 mitogen-activated protein kinase（p38 MAPK）のリン酸化が引き金となり，サイトカインのTNF-αやIL-6，ケモカインのサブタイプのC-ケモカインリガンド（CCL）の転写活性が上がり，DRGニューロン自身の興奮性が増大する[1,4,13]．このように侵害受容器が関与しなくても，侵害受容線維上を伝導する活動電位が増加すれば，痛覚過敏やアロディニアが引き起こされる．

文献

1) Ringkamp M, et al：Chapter 1-Peripheral mechanism of cutaneous nociception. In：Wall and Melzack's Textbook of Pain, 6th ed, McMahon SB, et al（ed）, Elsevier Saunders, Philadelphia, 2013
2) Indo Y：Nerve growth factor and the physiology of pain：lessons from congenital insensitivity to pain with anhidrosis. Clin Genet **82**：341-350, 2012
3) Mogil JS, et al：Chapter 10-Genetics of pain. In：Wall and Melzack's Textbook of Pain, 6th ed, McMahon SB, et al（ed）, Elsevier Saunders, Philadelphia, 2013
4) Gold M：Chapter 2-Molecular biology of sensory tranduction. In：Wall and Melzack's Textbook of Pain, 6th ed, McMahon SB, et al（ed）, Elsevier Saunders, Philadelphia, 2013
5) Kim SE, et al：The role of Drosophila Piezo in mechanical nociception. Nature **483**：209-212, 2012
6) Tominaga M, et al：Thermosensation and pain. J Neurobiol **61**：3-12, 2004
7) 冨永真琴：TRPチャネルの新たなる役割．脳21 **17**：177-181，2014
8) Dawes JM, et al：Chapter 3-Inflammation mediators and modulators of pain. In：Wall and Melzack's Textbook of Pain, 6th ed, McMahon SB, et al（ed）, Elsevier Saunders, Philadelphia, 2013
9) Dib-Haji SD, et al：Sodium channels in normal and pathological pain. Annu Rev Neurosci **33**：325-347, 2010
10) Peter C, et al：Chapter 35-Mechanism of action of anticonvulsants as analgesic drug. In：Wall and Melzack's Textbook of Pain, 6th ed, McMahon SB, et al（ed）, Elsevier Saunders, Philadelphia, 2013
11) Matsumoto M, et al：Pharmacological switch in A beta-fiber stimulation-induced spinal transmission in mice with partial sciatic nerve injury. Mol Pain **4**：25, 2008
12) Xiao HS, et al：Identification of gene expression profile of dorsal root ganglion in the rat peripheral axotomy model of neuropathic pain. Proc Natl Acad Sci U S A **99**：8360-8365, 2002
13) Beggs S, et al：Chapter 4 Microglia：Critical mediators of pain hypersensitivity after peripheral nerve injury. In：Wall and Melzack's Textbook of Pain, 6th ed, McMahon SB, et al（ed）, Elsevier Saunders, Philadelphia, 2013

Ⅰ. 総論

B. 痛みの発生メカニズム

2 脊髄における侵害情報の処理

小山なつ・等 誠司

> 脊髄後角および延髄後角は，一次侵害受容ニューロンと二次侵害受容ニューロンのシナプス伝達の場である．脊髄後角の浅層と深層に2種類の侵害受容ニューロンが存在する．脊髄後角/延髄後角で興奮性および抑制性の修飾を受けたあと，侵害情報が上位中枢に伝えられる．

1 脊髄/延髄後角の二次侵害受容ニューロン

　脊髄後角には層構造があり，Rexedは後角を6層に分けた．口腔顔面領域からの侵害性入力を受ける三叉神経脊髄路核尾側亜核は，脊髄後角とよく似た層構造であるので延髄後角とよばれる．C線維は後角の浅層のⅠ層（辺縁層）とⅡ層（膠様質）のおもに外層部（Ⅱo），Aδ線維は深層のⅤ層の侵害受容ニューロンともシナプス接続している．Ⅱ層は髄鞘が少ない小型細胞が密に存在するために透き通って見えるので，膠様質とよばれる．末梢からの入力を受けるが，ほとんどが介在ニューロンであるため視床へは投射しない[1,2]（図1）．

　脊髄後角にはおもに2種類の侵害受容ニューロンがある．侵害刺激にのみ反応する特異的侵害受容（NS）ニューロンの受容野は狭いので，痛みの発生部位を伝えるニューロンと考えられている．広作動域（WDR）ニューロンの受容野はNSニューロンの受容野よりも広く，受容野中心部は非侵害刺激にも反応するが，刺激を強めていくと段階的にスパイク発射が強まるので，痛みの強さを伝えるニューロンであると考えられている．NSニューロンとWDRニューロンは，侵害性機械刺激だけでなく侵害性熱刺激にも反応する．Ⅰ層やⅤ層の侵害受容ニューロンの多くは皮膚と内臓からの侵害性入力が収束しており，これは関連痛の発生機序の1つと考えられる．内臓からの線維はⅩ層にも終止している．網様体の一部であるⅦ層の網様体にも，受容野の広い侵害受容ニューロンが局在する[2]（図1）．

　侵害受容器で発生した活動電位が一次求心性線維の末梢終末まで到達すると，Ca^{2+}がチャネルを介して細胞内に流入することが引き金となって，神経伝達物質が放出される．Aδ線維終末からはグルタミン酸（Glu）が放出され，無髄C線維からはP物質などのペプチド性伝達物質も放出される．二次侵害受容ニューロン上には，グルタミン酸受容体（AMPA受容体とNMDA受容体）とP物質（SP）の受容体（NK1受容体）がある．AMPA受容体とNMDA受容体はイオンチャネル型受容体であり，NK1受容体はGタンパク質共役受容体（Gq/Gs）である．Aδ線維からグルタミン酸が放出されると，AMPA受容体のNa^+とK^+の透過性が高まり，Na^+が細胞内に流入して，速い興奮性シナプス後電位（EPSP）が発生する．静止膜電位が−70 mV程度であれば，NMDA受容体は細胞外Mg^{2+}によって

I．総論　B．痛みの発生メカニズム

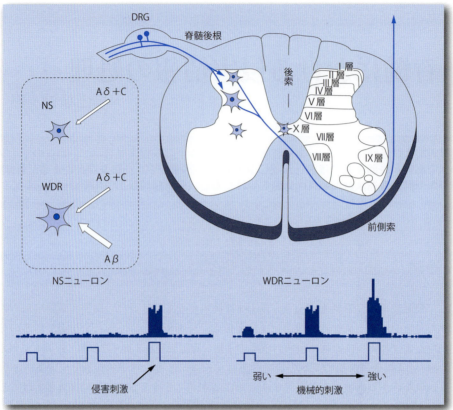

図1　脊髄の層構造と侵害受容ニューロンの反応様式
脊髄後角の浅層（Ⅰ層とⅡ層）と深層（Ⅴ層）に2種類の侵害受容ニューロンがある．特異的侵害受容（NS）ニューロンは，侵害刺激にのみ反応する，痛みの発生源を伝えるニューロンである．広作動器域（WDR）ニューロンは，非侵害刺激にも反応する，痛みの強度を伝えるニューロンである．

遮断されている．末梢からの活動電位が次々と送られてくると脱分極が持続し，Mg^{2+}の遮断作用が解除されて，Na^+とCa^{2+}が流入し，遅いEPSPが加わる．NK1受容体の活性化により細胞内Ca^{2+}が増加すると，一酸化窒素（NO）が合成され，気体であるNOは細胞を出てシナプス前終末に働き，神経伝達物質の放出が増加し，二次侵害受容ニューロンの興奮がさらに強まる[3]（図2）．

2　脊髄侵害受容ニューロンの可塑的変化

　炎症や神経損傷時に，末梢からの強い侵害性入力により二次侵害受容ニューロンの興奮性が亢進するが，それが繰り返されると，入力が弱いときでも興奮性の亢進が持続する．このような可塑的変化の原因としては，wind-up現象，長期増強（LTP），シナプスの再構築，グリアの活性化，抑制系の変調などがあげられている．
　wind-up現象とLTPは，おもにNMDA受容体が関与した現象である．wind-up現象は，

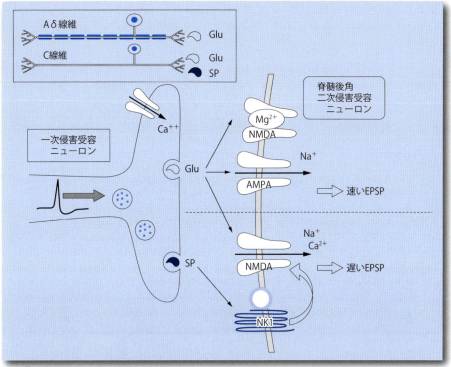

図2 ■ 脊髄後角における侵害情報の伝達
一次侵害受容ニューロンを伝わる活動電位が脊髄内終末まで到達すると, Ca^{2+} が細胞内に入り, 神経伝達物質が放出される. Aδ線維から放出されるグルタミン酸 (Glu) が AMPA 受容体に結合し, 速い興奮性シナプス後電位 (EPSP) が発生する. 通常, NMDA 受容体は細胞外 Mg^{2+} によって遮断されているが, C 線維から放出される P 物質 (SP) が NK1 受容体を活性化させると, Mg^{2+} による遮断作用が解除されて NMDA 受容体も活性化し, 遅い EPSP が発生する.

C 線維を2秒に1回程度の頻度で連続刺激すると, 活動電位の発生頻度が次第に増加する現象である. NMDA 受容体の活動依存性の反応であり, 痛覚過敏の原因の1つと考えられているが, その効果は時間単位で持続するものではないので, 痛みの慢性化に結びつくとは考えにくい. 海馬でみられる LTP は侵害受容ニューロンでも報告されていて, C 線維の高頻度刺激後にニューロン間のシナプス伝達効率が長期にわたって上昇する現象である. 侵害受容器は通常高頻度では発火しないので, 強い刺激によって限定的に引き起こされる現象であると考えられている[4,5].

触情報を伝える Aβ 線維が脊髄／延髄後角の侵害受容ニューロンにシナプス伝達すれば, 触刺激によって痛みが誘発されることになる. Aβ 線維の軸索は通常同側の後索を上行するが, Ⅲ～Ⅳ層にも終止する. 坐骨神経損傷モデルで, Aβ 線維の一部の軸索が Ⅰ～Ⅱ層に軸索発芽したという報告は脚光を浴びたが, このようなシナプスの再構築を追試した報告は多くない[5,6].

グリアは中枢神経系内でニューロンの10倍以上存在する. 神経損傷時に増殖が誘導される活性ミクログリアやアストロサイトが, 痛覚過敏やアロディニアに深く関わっている. 神経損傷時に生じるケモカインが, ミクログリア上の P2X4 受容体 (ATP の受容体) の発現を増加させ, ATP が P2X4 受容体を活性化させると, 脳由来神経栄養因子 (BDNF) が遊

離され，BDNFは侵害受容ニューロンであるTrkBに作用して，Cl のトランスポーター（KCC2）の発現量を減少させる．その結果，本来抑制性に働くGABAの作用が興奮性に転じる[7〜9]．

　脊髄内の抑制性伝達物質には，GABAだけでなくグリシンも存在し，脊髄内の感覚情報は抑制性伝達物質を放出する介在ニューロンによっても，秩序立った情報処理が行われている．また，セロトニンやノルアドレナリンを介した上位中枢からの下行性の制御系も存在する．慢性疼痛時には，抑制系が機能低下している可能性も示唆されている[4,5]．

文献

1) Todd AJ, et al：Chapter 5-Neuroanatomical substrates of spinal nociception. In：Wall and Melzack's Textbook of Pain, 6th ed, McMahon SB, et al（ed），Elsevier Saunders, Philadelphia, 2013
2) Dostrovsky JO, et al：Chapter 12-Ascending projection systems. In：Wall and Melzack's Textbook of Pain, 6th ed, McMahon SB, et al（ed），Elsevier Saunders, Philadelphia, 2013
3) Sorkin LS, et al：Chapter 28-Spinal pharmacology of nociceptive transmission. In：Wall and Melzack's Textbook of Pain, 6th ed, McMahon SB, et al（ed），Elsevier Saunders, Philadelphia, 2013
4) Sandkuhler J：Chapter 6-Spinal cord plasticity and Pain. In：Wall and Melzack's Textbook of Pain, 6th ed, McMahon SB, et al（ed），Elsevier Saunders, Philadelphia, 2013
5) Woolf CJ：Chapter 5-Plasticity and pain：role of the dorsal horn. In：Wall and Melzack's Textbook of Pain, 5th ed, McMahon SB, et al（ed），Elsevier Saunders, Philadelphia, pp91-124, 2005
6) Woolf CJ, et al：Peripheral nerve injury triggers central sprouting of myelinated afferents. Nature **355**：75-78, 1992
7) Beggs S, et al：Chapter 4-Microglia：Critical mediators of pain hypersensitivity after peripheral nerve injury. In：Wall and Melzack's Textbook of Pain, 6th ed, McMahon SB, et al（ed），Elsevier Saunders, Philadelphia, 2013
8) Coull JA, et al：BDNF from microglia causes the shift in neuronal anion gradient underlying neuropathic pain. Nature **438**：1017-1021, 2005
9) Tsuda M, et al：Purinergic system, microglia and neuropathic pain. Curr Opin Pharmacol **12**：74-79, 2012

Ⅰ．総論

B．痛みの発生メカニズム

3 脊髄からの上行路と痛みの発生機序

小山なつ・等　誠司

> 脊髄後角で修飾された侵害情報は，①脊髄-下部脳幹線維と②脊髄視床路を介して上位中枢に伝えられる．痛みの感覚的側面，情動的側面，認知的側面に関与するニューロンネットワークが統合されて急性の痛みが生み出されるが，慢性痛では様相が異なる．末梢からのボトムアップ機構だけではなく，中枢からのトップダウン機構が統合されて痛みが発生する．

1　脊髄からの上行路

　痛みは脳の広汎な領域が関与して生じる多軸的な経験であるので，痛みの伝導路も複雑である．あらゆる感覚情報は視床で中継されるが，痛覚の上行路は脊髄視床路だけではない．同側の後索や頸髄核を経由する系もあるが，ほとんどの脊髄後角侵害受容ニューロンの軸索線維は，後根が入った分節，あるいは2分節吻側までの前交連で正中線を越えて，対側の前側索（anterolateral funiculus）を上行する．前側索線維束は脳幹網様体，延髄，橋，中脳や視床下部に枝を出しつつ視床に向かうので，ここでは①脊髄-下部脳幹投射と②脊髄視床路としてまとめた[1]（図1）．

a　脊髄-下部脳幹投射

　Textbook of Pain などでは，脊髄から下部脳幹部に向かう投射として「spinobulbar projections」という用語が使われている．「bulb：球」とは，脊髄に隣接して球状になっている延髄を示す語であるので，「脊髄延髄投射」と訳すのが適切であるが，延髄だけへの投射ではないので，「脊髄-下部脳幹投射」とした．これらの脳幹部のニューロンからは，脊髄への下行性線維と視床への上行性線維が送られている．ホメオスタシス制御や行動の指令に関与するとともに，生物学的評価，不快情動の形成などにも深く関与する．

1）脊髄網様体路

　脳幹網様体は延髄から中脳に至る領域で，神経細胞が散在し，まばらな細胞の間を神経線維が網目状に結んでいるので「網様体」とよばれる．脳幹網様体は上行性網様体賦活系の一部を構成し，大脳皮質を覚醒させる系として働く．前側索線維の多くは脳幹網様体に終止し，さらに脳幹網様体の侵害受容ニューロンは視床侵害受容ニューロンにも投射するので，脊髄網様体路および網様体視床路を合わせて，多シナプス性の脊髄視床路とみなすこともできる[1]．

2）脊髄からカテコラミン神経系への投射

　脳幹に存在するカテコラミン神経系（A1～A7）にも，脊髄からの強い投射がある．カテコラミン神経系は脳内のアラームシステムであり，内外環境からの突発的で不快な刺激を

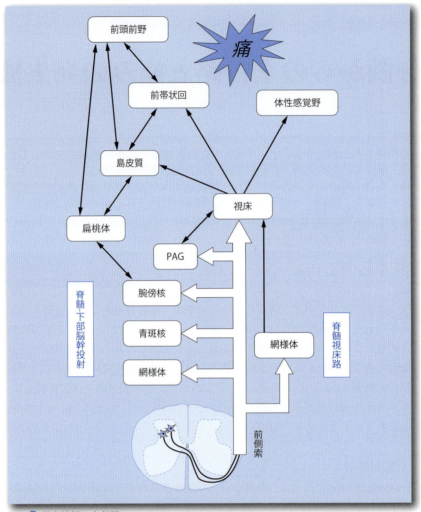

図1　侵害情報の上行路
上位中枢に投射する脊髄後角侵害受容ニューロンの軸索線維は，正中線を越えて，対側の前側索（anterolateral funiculus）を上行する．脊髄からの上行路は脊髄視床路だけでなく，多くの下部脳幹への上行路がある．これらの系は独立して働くのではなく，痛み関連ネットワークが活性化して，痛みが生み出される．視床下部，小脳，基底核，海馬など，図に盛り込めない多くの領域も痛みの発生に関与している．

監視して，覚醒や注意などの緊張状態や，不安や恐怖などの情動を表出する役割も担っている．延髄腹外側部（A1）は体性-交感神経反射に関与している．橋の背外側にある青斑核（A6）や青斑下核（A7）と脊髄後角Ⅰ層とは双方向性の線維連絡があり，ノルアドレナリンを介した疼痛制御に関与する[1]．

3）脊髄腕傍核-扁桃体路

腕傍核（parabrachial nucleus：PB）は橋と中脳の移行部であり，「結合腕（brachia conjunctiva）」を取り囲む核であるので「結合腕傍核」とよばれていたが，現在の解剖学用語集では結合腕が「上小脳脚」に変更されたため，この「腕傍核」という用語が提案されている[2]．上小脳脚線維を挟んで，外側核と内側核に区分され，脊髄後角からの侵害受容線維

はおもに外側核へ，弧束核経由の味覚や内臓情報が内側核へ入力する．脊髄後角の深層からの線維は少なく，ほとんどがⅠ層からの投射である．げっ歯類ではⅠ層からの線維の3.8%しか視床へ投射しないにもかかわらず，95%の線維が腕傍核へ投射している[3]．腕傍核は脳幹網様体のさまざまな核と双方向性の線維連絡があり，ホメオスタシスや自律機能の制御の役割を果たす．また腕傍核からは視床下部，扁桃体，視床への投射がある．扁桃体は情動と本能行動の統合中枢であり，生体内外の刺激に対し過去の記憶に基づいて生物学的評価を行う場であり，侵害刺激に対しても不安や恐怖を脳に刻みつける．痛みに関連する扁桃体は，視床経由の島皮質から侵害性入力を含むさまざまな感覚入力を受ける扁桃体基底核外側核（basolateral nucleus of the amygdala：BLA）と，腕傍核からの直接入力を受ける扁桃体中心核（central nucleus of the amygdala：CeA）がある．特にCeAの外側外包核（latero-capsular pat of CeA：CeLC）は侵害受容性扁桃体とよばれ，BLAからの入力も受けている．つまり侵害受容性扁桃体は，視床〜皮質経路を介した高次の情報も受けるが，より直接的かつ原始的な侵害受容情報を受けて，負の情動回路を制御している．また視床下部や中脳中心灰白質（periaqueductal gray：PAG）とも線維連絡があり，自律機能および行動も制御している[1,4]．

4）脊髄中脳線路

脊髄後角から中脳のさまざまな領域への投射がある．「PAGは延髄腹側網様体を介する下行性疼痛制御系の起始核」であると覚えている人も少なくないかもしれないが，PAGは脊髄から直接入力を受けている．脊髄後角Ⅰ層から対側のPAGの背外側と腹外側部へ，両側のⅦ層から腹外側部への線維が入力している．PAGには柱状構造があり，疼痛制御だけでなく，自律神経機能や運動指令にも関わっている．おもに背外側PAGは心拍数や血圧を上昇させ，逃避行動や威嚇行動を引き起こすのに対し，腹外側PAGは心拍数や血圧を低下させ，フリージング行動を誘発する．背外側PAGは急性痛の様相を呈し，青斑核を経由するノルアドレナリンを介した疼痛制御に関与する．腹外側PAGは慢性痛の様相を呈し，大縫線核を経由するセロトニンを介した疼痛制御に関与する[1,5]．

b 脊髄視床路と視床の侵害受容ニューロン

視床の侵害受容ニューロンへは下部脳幹を経由する多シナプス性の投射もあるが，単シナプス性の直接投射が狭義の脊髄視床路である．腰膨大部からの線維は前側索の背外側を上行し，順次腹内側に線維が加わっていく．延髄後角からの線維が合流したあと，橋の尾側付近で背側に向かい，腕傍核の外側から下丘腕の腹外側を上行して視床に向かい，視床外側部と内側部に終止する．痛みには感覚的側面と情動的側面とがあり，脊髄視床路も外側系と内側系に分けられてきた．

1）外側系と視床外側部の侵害受容ニューロン

脊髄後角-視床外側部-大脳皮質体性感覚野への系は，痛みの感覚的側面に関与する「外側系」とよばれる．進化の過程で獲得した経路であり，霊長類でもっとも発達している．脊髄後角Ⅰ層とⅤ層からの線維が，視床の後腹側核（ventral posterior nucleus：VP）と，その吻側部にある外側腹側核（ventral lateral neuclues：VL）に終止する．

VPは脊髄支配領域からの入力を受けるVPL，三叉神経支配領域からの入力を受けるVPM，およびその腹側部に位置するVPIからなる．VPLとVPMからなる腹側基底核群の

コアの領域に局在するニューロンの大半は，触刺激に応じる非侵害受容ニューロンであり，脊髄視床路ではなく，後索から内側毛帯を上行したニューロンである．コアの周辺の被殻領域の尾側部にのみ，侵害受容ニューロンが局在する．脊髄後角と同様のNSニューロンとWDRニューロンが認められる．腹側基底核群の侵害受容ニューロンにも体部位再現性が認められ，口腔顔面領域に受容野をもつニューロンは内側，下半身領域は外側部，そして上半身領域はそれらの中間部に局在する．VPからの線維は，体性感覚の中枢である一次体性感覚野（SⅠ）や二次体性感覚野（SⅡ）に投射する[1]．

2）内側系と視床内側部の侵害受容ニューロン

脊髄後角-視床内側部-前部帯状回および島皮質への系は，痛みの情動的側面に関与する「内側系」とよばれる．おもに後角のⅠ層とⅤ層，およびⅦ～Ⅷ層からの線維が，おもに髄板内核群と背側内側核（medial dorsal nucleus：MD）へ終止する．霊長類では内側腹側核の後部（posterior part of the ventral medial nucleus：VMpo）への経路も注目されている．

視床の内髄板に位置する髄板内核群に含まれる外側中心核（central lateral nucleus：CL）と束傍核（parafascicular nucleus：Pf）は，脊髄から延髄にわたる複数の侵害受容ニューロンからの入力を受けるので，受容野は広く，体部位再現性はみられない．下部脳幹を経由する多シナプス性の投射もある．さらに小脳，黒質，被蓋，淡蒼球，中脳被蓋や運動野からも入力を受け，基底核や頭頂葉にも出力する．これらのニューロンは注視や運動制御にも関与する．髄板内核群のさらに内側の背側内側核の腹内側部（MD_{VC}）もⅠ層からの入力を受け，帯状溝の腹側壁の24c野（辺縁運動皮質）に出力する．VMpoはVPの腹内側に位置し，げっ歯類では発達が悪いが，サルやヒトでは脊髄後角Ⅰ層からの強い入力を受けるということで注目されている．筋肉や内臓からの入力も受け，3a野や島皮質後部にも出力する[1,6]．

前帯状回と島皮質はともに大脳辺縁系の構成要素であるが，情動的側面以外にも関与する．前帯状回は情動と認知に関与し，刺激強度が強いほど強く活性化し，痛みの予期にも関与している．島皮質を障害された痛覚失象徴症候群の患者は，痛みを感じてもそれに固執せず，笑うことがある．島皮質は内臓からの侵害性入力も強く受け，情動反応や記憶形成にも関わるが，痛み刺激の強度を強めると島皮質の反応が増えるので，痛みの強さの識別にも関わっている[1,7]．

2 痛みを生み出す脳内ネットワーク

侵害情報の最終到達点と考えられていた体性感覚野を撃ち抜かれた兵士は，同時に損傷した身体の痛みに苦しめられたが，さまざまな脳領域を刺激しても，痛みを誘発する領域を発見することはできなかった．一方，前頭葉を切断された患者は，痛みを感じていてもそれに執着しない．痛みには感覚的側面，情動的側面，認知的側面の3つの要素があるが，それらがスイッチで切り替えられるのではなく，広汎な脳内ネットワークが活性化，あるいは変調をきたすことで多次元的な痛みが生み出されると考えられている．

近年さまざまな脳機能画像の研究進歩により，痛みを生み出す脳内ネットワークについても解明されつつある．健常ボランティアに侵害刺激を加えて活性化される領域は，大脳

皮質の一次・二次体性感覚野，前帯状回，島皮質，前頭皮質と小脳に加えて，皮質下の視床，小脳，側坐核，PAG，視床下部，扁桃体などである．これらの領域はニューロマトリックス，あるいはペインマトリックスとよばれる．これらのペインマトリックスは痛みの予期，疑似体験，他者の痛みへの共感，心の痛みなどでも活性化される[7,8]．

　慢性痛の報告はさまざまであるが，感覚的側面に関連が深い視床，体性感覚野の活性が低下しているにもかかわらず，情動・認知的側面と関連が深い扁桃体，島皮質，前帯状回や前頭前野に有意に活性化がみられる．しかし，慢性に痛みが続くと脳が萎縮し，視床，前帯状回，島皮質，前頭前野の灰白質の体積の減少が認められた．持続する痛みによる過活動の結果，脳の可塑的変化が生じたと説明されるが，必ずしもニューロンが消失したとは限らない．前頭前野は辺縁系と双方向性の線維連絡があり，情動および認知的側面の統合に関わっている．痛みを適切に評価できる場合には，前頭前野は側坐核を活性化し，扁桃体を抑制する．側坐核は快情動と関連する報酬系の一部である．慢性腰痛患者で前頭前野から側坐核への線維連絡が減少すれば，慢性痛に移行する可能性が示唆された．痛みは末梢からのボトムアップ機構と，中枢からのトップダウン機構の両方が統合されて生み出されると考えられる[7〜11]．

文献

1) Dostrovsky JO, et al：Chapter 12-Ascending projection systems. In：Wall and Melzack's Textbook of Pain, 6th ed, McMahon SB, et al（ed），Elsevier Saunders, Philadelphia, 2013
2) 荒田晶子，ほか：QOL に影響を及ぼす諸感覚情報を統合する NPB．日薬理誌 **136**：261-262, 2010
3) Todd AJ：Neuronal circuitry for pain processing in the dorsal horn. Nat Rev Neurosci **11**：823-836, 2010
4) Neugebauer V, et al：The amygdala and persistent pain. Neuroscientist **10**：221-234, 2004
5) Bandler R, et al：Columnar organization in the midbrain periaqueductal gray：modules for emotional expression? Trends Neurosci **17**：379-389, 1994
6) Craig AD：Pain mechanisms：labeled lines versus convergence in central processing. Annu Rev Neurosci **26**：1-30, 2003
7) Apkarian AV, et al：Chapter 7-Sepresentation of pain in the brain. In：Wall and Melzack's Textbook of Pain, 6th ed, McMahon SB, et al（ed），Elsevier Saunders, Philadelphia, 2013
8) Apkarian AV, et al：Chronic back pain is associated with decreased prefrontal and thalamic gray matter density. J Neurosci **24**：10410-10415, 2004
9) Baliki MN, et al：Predicting value of pain and analgesia：nucleus accumbens response to noxious stimuli changes in the presence of chronic pain. Neuron **66**：149-160, 2010
10) Baliki MN, et al：Corticostriatal functional connectivity predicts transition to chronic back pain. Nat Neurosci **15**：1117-1119, 2012
11) Lee MC, et al：Imaging pain：a potent means for investigating pain mechanisms in patients. Br J Anaesth **111**：64-72, 2013

I. 総論

C. 鎮痛のメカニズム（痛みの内因性抑制機構）

1 ゲートコントロール理論の今

今町憲貴・齊藤洋司

> 痛覚の制御機構に関する理論としては，MelzackとWallが発表したゲートコントロール理論が有名であるが，この理論には一部不備があることが明らかとなっている．現在では，疼痛抑制には下行性疼痛抑制系が関与していることが解明されるなど，ゲートコントロール理論にいくつかの修正が行われた．しかし，ゲートコントロール理論は，脊髄後角をターゲットとする鎮痛制御に関する研究に多くの影響を与えたり，電気刺激療法の機器の開発に応用されるなど，痛みの機序や鎮痛法の発展に大きく貢献している．

1 ゲートコントロール理論（図1)[1]

　これまで痛みが生じる機序を説明する多くの理論が発表されてきたが，なかでも1965年にRonald MelzackとPatrick D. WallがScience誌に発表した，痛覚の制御機構に関する理論であるゲートコントロール理論[1]がもっとも有名である．ゲートコントロール理論は，脊髄後角にゲートの機能が存在し，末梢からの触覚刺激を伝達する太い神経線維であるAβ線維からの非侵害性インパルスが，痛覚を伝達する細い神経線維であるAδ線維やC線維からの侵害性インパルスを抑制するという理論である．
　痛みには侵害受容性疼痛，神経障害性疼痛，心因痛やこれらの混合した痛みがある．痛み刺激などの侵害受容性疼痛は，一次求心路であるAδ線維やC線維を介することにより

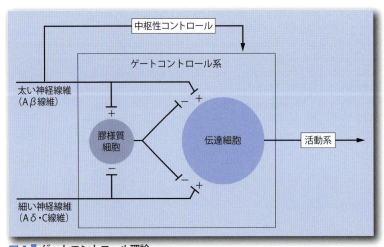

図1 ゲートコントロール理論
（Melzack R, et al：Pain mechanisms：a new theory. Science 150：971-979, 1965 より改変）

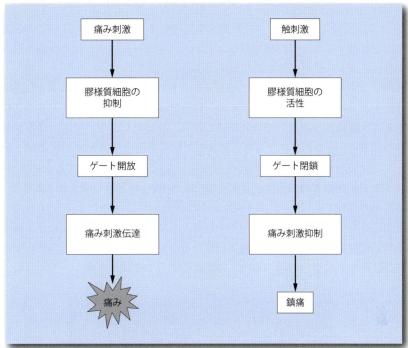

図2 ゲートコントロール理論の模式図

脊髄に到達する．また，脊髄後角には，膠様質細胞や活動系へと投射している伝達細胞が存在している．ゲートコントロール理論で鍵を握る膠様質細胞は，痛みの信号を伝える伝達細胞を抑制しゲートを閉じる働きをしている．痛覚を伝達するAδ線維やC線維からの侵害性インパルスは，膠様質細胞を抑制し，伝達細胞を興奮させる方向に作用するため，ゲートが開き痛みを感じる．

　一方，末梢に弱い刺激が加わると，触覚や圧覚を伝達するAβ線維からの非侵害性インパルスは膠様質細胞を興奮させるため，ゲートが閉鎖される．それに続くインパルスの伝達細胞への信号が抑制されるため，活動系へインパルスが伝達されず痛覚が軽減される．刺激がさらに強まると，Aδ線維やC線維の興奮が加わる．一方，長く強い刺激はAβ線維の反応を抑制し，Aβ線維は興奮しなくなっていくが，Aδ線維やC線維は興奮が持続する．そのため，ゲートが開き，伝達細胞から活動系に信号が到達することで痛みが起こる．この状況で弱い刺激が加えられるとゲートが再閉鎖され，痛覚は抑制される．図2のように模式的に考えると理解しやすい．

2　下行性疼痛抑制系（図3)[2]

　1969年にReynoldsは，ラットを用いて中脳の中脳中心灰白質（periaqueductal gray：PAG）を電気刺激したところ，オピオイドを使わずに開腹手術ができたことを報告し，上位中枢からの下行経路が痛みを抑制する可能性を指摘した[3]．その後，この現象は刺激誘発鎮痛

（stimulation-produced analgesia：SPA）として知られるようになった．さらに1979年，Basbaum と Fields により，PAGへの刺激誘発鎮痛やモルヒネ腹腔内投与による鎮痛効果が背外側索を破壊することで抑制されることから，疼痛抑制に下行性の経路が関与することが解明された．下行性疼痛抑制系の証明である[4]．

　現在では，下行性疼痛抑制系としてノルアドレナリンやセロトニンを伝達物質とする神経経路がよく知られている．セロトニン作動性神経系は，PAGを介し橋から延髄にかけて存在する大縫線核を経由して背外側索を通り，脊髄後角に下行する．ノルアドレナリン作動性神経系は，橋の青斑核から背外側索を下行し脊髄後角に達する．ほかにもGABAやドパミンを伝達物質とする下行性疼痛抑制系も存在する．モルヒネなどのオピオイドやβ-エンドルフィンなどの内因性オピオイドによりPAGなどが刺激されることで，下行性疼痛抑制系が活性化する．

　また，下行性疼痛抑制系はストレス鎮痛として，精神的に興奮したり，集中したり，恐怖を感じたりしたときなどにも関与している．試合に集中しているスポーツ選手が怪我をしても痛みを感じないのは，このことに該当すると考えられる．

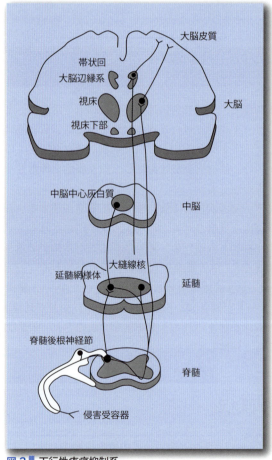

図3　下行性疼痛抑制系
（植田弘師，ほか：内因性鎮痛機構．はじめての痛み学，おうふう，東京，pp120-121，2011）

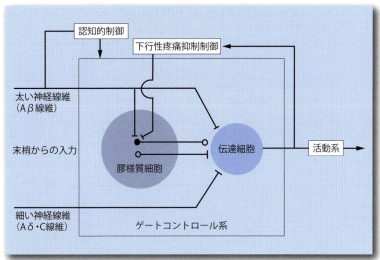

図4 修正されたゲートコントロール理論
●：抑制系，○：興奮系
〔Randich A, et al：Modulation of spinal nociceptive processing. In：Bonica's Management of Pain, 4th ed, Fishman SM, et al（ed），Lippincott Williams & Wilkins, Philadelphia, pp48-51, 2010 より改変〕

3 修正されたゲートコントロール理論（図4）[5]

　ゲートコントロール理論が発表されたあと，この理論には膠様質細胞の機能に神経生理学的な誤りがあることが明らかとなり，いくつかの修正が行われた．膠様質細胞には興奮性と抑制性の2種類の細胞が存在し，痛みは末梢から中枢に向けて一方的に進む感覚ではなく，大縫線核，網様体系などの下行性疼痛抑制系や，感情や認知などの認知的制御の影響下にあることが加えられた．

4 臨床への応用

　当初のゲートコントロール理論には修正すべき点があったが，脊髄後角をターゲットとする鎮痛制御に関する研究の発展に多くの影響を与えた．臨床においても，弱い電気刺激が触覚や圧覚を伝達する太い神経線維を優先的に刺激する性質を利用した鎮痛法として応用されている．経皮的神経電気刺激（transcutaneous electrical nerve stimulation：TENS）や脊髄刺激療法（spinal cord stimulation：SCS）などの電気刺激療法の機器の開発はこの理論に基づくものであり，ゲートコントロール理論は痛みのメカニズムや鎮痛法の発展に大きく貢献しているといえる．

文献

1) Melzack R, et al：Pain mechanisms：a new theory. Science **150**：971-979, 1965
2) 植田弘師，ほか：内因性鎮痛機構．はじめての痛み学，おうふう，東京，pp120-121, 2011

3) Reynolds DV：Surgery in the rat during electrical analgesia induced by focal brain stimulation. Science **164**：444-445, 1969
4) Basbaum AI, et al：The origin of descending pathways in the dorsolateral funiculus of the spinal cord of the cat and rat：further studies on the anatomy of pain modulation. J Comp Neurol **187**：513-531, 1979
5) Randich A, et al：Modulation of spinal nociceptive processing. In：Bonica's Management of Pain, 4th ed, Fishman SM, et al（ed）, Lippincott Williams & Wilkins, Philadelphia, pp48-51, 2010

I. 総論

C. 鎮痛のメカニズム（痛みの内因性抑制機構）

2 脊髄における痛みの調節

紙谷義孝・河野達郎

> 脊髄における痛みの調節には，おもに脊髄後角でのGABA，グリシンを介した抑制性介在ニューロンによる脊髄内での局所的な抑制と，下行性疼痛抑制系を介した脊髄外からの抑制がある．下行性疼痛抑制系を介した痛みの調節は，ノルアドレナリン，セロトニンといった神経伝達物質が仲介するが，この疼痛抑制機構には，アセチルコリンを介するGABAの放出促進も関与していることがわかってきた．

1 内因性鎮痛とは

　哺乳類は，生まれながらに痛みを和らげる仕組みを備えもっている．人間であれば痛いところを押さえたり，動物であれば痛い足を振ったり，噛んだり舐めたりする．また，われわれは何かに集中しているときや生命に危機が及ぶような状況においては，痛みを忘れてしまうこともある．これらは痛みを自ら制御するシステム，すなわち内因性鎮痛を働かせている例である．それに関与する代表的なものとして，γ-アミノ酪酸（GABA），グリシンなどの抑制性神経伝達物質，エンドモルフィン，β-エンドルフィン，ダイノルフィンなどの内因性オピオイド，2-arachidonoylglycerol（2-AG），アナンダマイドなどの内因性カンナビノイド，ノルアドレナリンとセロトニンに代表される下行性疼痛抑制系の神経伝達物質がある．また，興奮性伝達物質であるグルタミン酸やアセチルコリンも，それぞれ代謝型グルタミン酸受容体，ムスカリン受容体を介して，痛みを抑制するように働いていると考えられている．本稿では，特にノルアドレナリン，セロトニンに代表される下行性疼痛抑制系による疼痛制御に重点をおいて概説する．

2 ノルアドレナリンによる脊髄での鎮痛機序

　ノルアドレナリン作動性のニューロン群は橋，延髄に複数存在しているが，橋の背側に位置する青斑核（locus ceruleus：LC）は，もっとも重要なノルアドレナリン作動性ニューロンの核である．これらのニューロンは中枢神経系に広く投射しているが，一部はLCから脊髄後側索を下行して脊髄後角浅層に終末する．LCの刺激により脊髄後角にノルアドレナリンが放出され，鎮痛作用が生じる[1]．ノルアドレナリンは脊髄後角において，①一次知覚神経終末のα_2受容体を介した抑制，②α_2受容体を介したGタンパク依存性のK$^+$チャネル活性化による，後角ニューロンの過分極による抑制[2,3]，③抑制性介在ニューロンのシナプス前膜にあるα_1受容体を介する，GABAおよびグリシンの放出増加作用[4,5]による

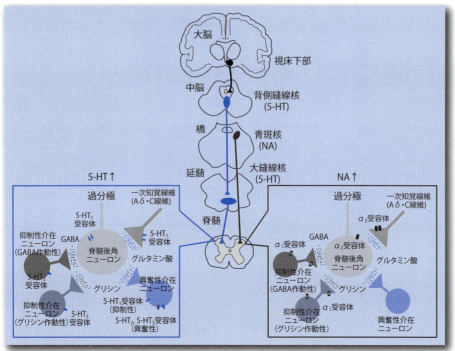

図1 下行性疼痛抑制系の脊髄での作用機序

抑制によって痛みの伝達を制御している（図1）．①，②については，硬膜外腔もしくは髄腔内にクロニジンやデクスメデトミジンなどのα$_2$受容体作動薬を投与すると鎮痛効果が得られるという臨床データからも，ノルアドレナリンによる脊髄後角でのα$_2$受容体刺激作用が，鎮痛作用を示していることが理解できる[6]．

慢性痛に対するノルアドレナリンの関与を見てみると，神経障害性疼痛に広く用いられているgabapentinoid（ガバペンチン，プレガバリン）は，LCのノルアドレナリン作動性ニューロンを活性化し，脊髄におけるノルアドレナリンの放出を増加させる[7,8]．同様に，三環系抗うつ薬やセロトニン・ノルアドレナリン再取り込み阻害薬（serotonin noradrenalin re-uptake inhibitor：SNRI）も，ノルアドレナリンの再取り込み抑制によって，脊髄におけるノルアドレナリンの濃度が増加する．すなわち，慢性痛の治療に用いられる薬剤は，脊髄でのノルアドレナリン作用増強によって鎮痛をもたらしているといえる．

3　セロトニンによる脊髄での鎮痛機序

セロトニン作動性ニューロンは，中脳中心灰白質（periaqueductal gray matter：PAG）の腹側に存在する背側縫線核（dorsal raphe nucleus：DRN），延髄の吻側延髄腹側内側（rostral ventromedial medulla：RVM）などに存在するが，なかでも大縫線核（nucleus raphe magnus：NRM）はセロトニン作動性ニューロンが密集する場所として知られている．縫線核群に属するセロトニン作動性ニューロンのうち，DRNのニューロンはおもに上行性に投射する

が，その一部はLCなどの近傍の疼痛に関与する中枢に投射し[9]，RVMのニューロンは脊髄後側索を下行して，ノルアドレナリン作動性ニューロンと同様に脊髄後角に分布する．セロトニンについても，ノルアドレナリンと同様に脊髄後角において，①一次知覚神経終末の5-HT_1受容体を介した抑制[10]，②$5\text{-HT}_1$受容体を介したGタンパク依存性のK^+チャネルの活性化による，後角ニューロンの過分極による抑制[11]，③抑制性介在ニューロンのシナプス前膜にある5-HT_3受容体を介する，GABAの放出増加作用による抑制[12]によって痛みの伝達を制御している（図1）．

その一方，セロトニンは後角ニューロンを脱分極し興奮させることもある[10,11]．5-HT_1受容体を介する過分極は興奮性介在ニューロンで起こるのに対して，5-HT_3受容体を介する脱分極は抑制性介在ニューロンで起こる[10,11]．つまり，セロトニンは興奮性介在ニューロンの抑制作用と抑制性介在ニューロンの興奮作用の双方により，結果として鎮痛作用を発揮していると考えられる．

しかし神経障害性疼痛のときには，下行性疼痛抑制系により脊髄に放出されたセロトニンによって，5-HT_3受容体を介して痛みを増強しているという説がある[13]．実際にセロトニンは，5-HT_3を介して脊髄における興奮性シナプス伝達を促進させる[14]．RVMに存在するニューロンは，機能的にon-cell，off-cell，neutral cellに分類され，on-cellが活性化すると痛みが増強し，off-cellが活性化すると鎮痛作用を示すと考えられており[15]，これらの細胞の活性化のバランスで痛みを内因性にコントロールしていると考えられる．慢性痛のときにはそれらの細胞の活性化のアンバランスから，むしろセロトニンによる痛みの増強が前面に出ると考えられているが[10,13]，セロトニンによる脊髄内の疼痛制御に関しては，細胞レベルでの鎮痛・発痛のメカニズムの詳細な検討が必要であろう．

セロトニンによる鎮痛は，脊髄刺激療法（spinal cord stimulation：SCS）の際に重要な役割を果たしていることが最近の研究から明らかになってきた．SCSとは，薬剤抵抗性の難治性疼痛患者に対して，痛みの部位に一致した脊髄硬膜外腔に刺激電極を留置し，疼痛閾値以下の刺激をある頻度で加えたときに痛みが弱まるという鎮痛法である．現在，世界中で年間約15,000人の患者に施行されている．Songらの報告[16]によると，ラットの神経障害性疼痛モデルに対して，脊髄刺激により鎮痛が得られた状態では刺激脊髄内のセロトニン含有量が増加しており，セロトニン受容体の拮抗薬によりその鎮痛が消失する[17]ことから，脊髄刺激によって放出されたセロトニンを介する鎮痛メカニズムが存在することが強く示唆される．

4 アセチルコリンの関与

先に述べたように，α_2受容体作動薬であるクロニジンは，海外では鎮痛薬として使用されているが，α_2受容体刺激による鎮痛作用には，アセチルコリンのムスカリン受容体を介したメカニズムが存在する[18]（図2）．さらに，セロトニンによる鎮痛についても，アセチルコリンの関与が示されている[19]．神経障害性疼痛モデルラットの髄腔内に5-HT_2受容体作動薬を投与することによって得られる鎮痛効果は，ムスカリン受容体拮抗薬であるアトロピン，スコポラミンによって，完全ではないが著明に抑制される．また，神経障害性疼

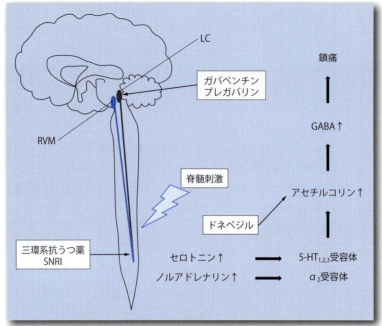

図2 下行性疼痛抑制系の賦活化による鎮痛メカニズム

痛モデルラットの髄腔内にセロトニン受容体作動薬を投与すると，アセチルコリンの遊離が増加する[20]．さらに，神経障害性疼痛モデルラットに対して，Alzheimer病の治療薬として使用されるアセチルコリン分解酵素阻害薬のドネペジルを全身投与すると，脊髄でのアセチルコリンの放出が増加し，さらにGABAの放出も促進させることによって疼痛行動を抑制できることが明らかになった[21]．また，脊髄刺激による鎮痛作用は，髄腔内に投与したアトロピンによって完全に消失する[22]．

以上から，下行性疼痛抑制系の賦活化によって脊髄のノルアドレナリンやセロトニンが増加することで，これらが直接脊髄でのシナプス伝達を修飾すると同時に，脊髄内のアセチルコリン遊離も増加し，GABAの遊離を増加させる．これらが相まって鎮痛作用を発揮すると考えられる（図2）．

文献

1) West WL, et al：The function of noradrenergic neurons in mediating antinociception induced by electrical stimulation of the locus coeruleus in two different sources of Sprague-Dawley rats. Brain res **626**：127-135, 1993
2) North RA, et al：The actions of noradrenaline on neurones of the rat substantia gelatinosa in vitro. J Physiol **349**：43-55, 1984
3) Sonohata M, et al：Actions of noradrenaline on substantia gelatinosa neurones in the rat spinal cord revealed by in vivo patch recording. J Physiol **555**：515-526, 2004
4) Baba H, et al：Norepinephrine facilitates inhibitory transmission in substantia gelatinosa of adult rat spinal cord（part 2）：effects on somatodendritic sites of GABAergic neurons. Anesthesiology **92**：485-492, 2000
5) Baba H, et al：Norepinephrine facilitates inhibitory transmission in substantia gelatinosa of adult rat spinal cord（part 1）：effects on axon terminals of GABAergic and glycinergic neurons. Anesthesiology

92：473-484, 2000

6) Chan AK, et al：Alpha-2 agonists in acute pain management. Expert Opin Pharmacother **11**：2849-2868, 2010

7) Hayashida K, et al：Gabapentin acts within the locus coeruleus to alleviate neuropathic pain. Anesthesiology **109**：1077-1084, 2008

8) Yoshizumi M, et al：Gabapentin inhibits γ-amino butyric acid release in the locus coeruleus but not in the spinal dorsal horn after peripheral nerve injury in rats. Anesthesiology **116**：1347-1353, 2012

9) Pudovkina OL, et al：The interaction between the locus coeruleus and dorsal raphe nucleus studied with dual-probe microdialysis. Eur J Pharmacol **445**：37-42, 2002

10) Ito A, et al：Mechanisms for ovariectomy-induced hyperalgesia and its relief by calcitonin：participation of $5-HT_{1A}$-like receptor on C-afferent terminals in substantia gelatinosa of the rat spinal cord. J Neurosci **20**：6302-6308, 2000

11) Abe K, et al：Responses to 5-HT in morphologically identified neurons in the rat substantia gelatinosa in vitro. Neuroscience **159**：316-324, 2009

12) Fukushima T, et al：Facilitatory actions of serotonin type 3 receptors on GABAergic inhibitory synaptic transmission in the spinal superficial dorsal horn. J Neurophysiol **102**：1459-1471, 2009

13) Suzuki R, et al：Bad news from the brain：descending 5-HT pathways that control spinal pain processing. Trends Pharmacol Sci **25**：613-617, 2004

14) Hori Y, et al：Long-lasting synaptic facilitation induced by serotonin in superficial dorsal horn neurones of the rat spinal cord. J Physiol **492**（Pt 3）：867-876, 1996

15) Heinricher MM, et al：Putative nociceptive modulating neurons in the rostral ventromedial medulla of the rat：firing of on-and off-cells is related to nociceptive responsiveness. Somatosens Mot Res **6**：427-439, 1989

16) Song Z, et al：Pain relief by spinal cord stimulation involves serotonergic mechanisms：an experimental study in a rat model of mononeuropathy. Pain **147**：241-248, 2009

17) Song Z, et al：Spinal 5-HT receptors that contribute to the pain-relieving effects of spinal cord stimulation in a rat model of neuropathy. Pain **152**：1666-1673, 2011

18) Paqueron X, et al：Plasticity in action of intrathecal clonidine to mechanical but not thermal nociception after peripheral nerve injury. Anesthesiology **99**：199-204, 2003

19) Obata H, et al：Interactions of $5-HT_2$ receptor agonists with acetylcholine in spinal analgesic mechanisms in rats with neuropathic pain. Brain Res **965**：114-120, 2003

20) Kommalage M, et al：Involvement of spinal serotonin receptors in the regulation of intraspinal acetylcholine release. Eur J Pharmacol **509**：127-134, 2005

21) Kimura M, et al：Relief of hypersensitivity after nerve injury from systemic donepezil involves spinal cholinergic and γ-aminobutyric acid mechanisms. Anesthesiology **118**：173-180, 2013

22) Schechtmann G, et al：Cholinergic mechanisms involved in the pain relieving effect of spinal cord stimulation in a model of neuropathy. Pain **139**：136-145, 2008

I. 総論

C. 鎮痛のメカニズム（痛みの内因性抑制機構）

3 中枢神経内における痛みの調節

柿木隆介

> 痛みの内因性抑制機構として，下行性疼痛抑制系と痛覚失認について紹介した．前者は，痛みが耐え難いものになると発動し，特に中脳中心灰白質（periaqueductal gray：PAG）が重要な役割を果たすと考えられている．後者は，侵害刺激の性状や部位を認識できるにもかかわらず，痛み特有の不快な情動体験やそれに伴う行動が欠如する状態を指し，島が障害されると出現すると考えられている．

　痛みは生存するためには非常に重要なものである．しかし，痛みがあるレベルを超える，つまり耐え難いものになると，身体だけではなく精神的にも大きな弊害を起こしてくる．それを防ぎ調節する機能が人間には備わっており，もちろん中枢神経系，特に大脳は重要な役割を果たしている．そのなかでも下行性疼痛抑制系と称されるシステムは重要である．また，中枢神経系の痛覚調節で非常に特異的な症状を示すものとして，痛覚失認（asymbolia for pain）があげられる．これは，侵害刺激の性状や部位を認識できるにもかかわらず，痛み特有の不快な情動体験やそれに伴う行動が欠如する状態を指す．本稿では，主として下行性疼痛抑制系と痛覚失認についてまとめる．

1 下行性疼痛抑制系

a 痛みの程度は状況によって異なる

　テレビの観光バラエティ番組などで，瞑想に入ったインドのヨガ行者が，喉や舌に針などを刺しているシーンをしばしば見かける．彼らがあまりにも簡単そうにするので，私たちはそれほど不思議には思わなくなっているが，よく考えてみれば大変なことである．日本では，「心頭滅却すれば火も亦た涼し」という言葉が知られている．これは，僧である快川紹喜が，織田信長軍に自分の寺を焼き討ちされたときの辞世とされているが（杜荀鶴の原典は「…火も自ずから涼し」），私たちのような凡人にはとても真似のできることではない．しかし，スポーツの試合，特にサッカーやバスケットボールのように試合中ずっと運動を続けて集中している場合には，試合中にけがをしてもほとんど痛みを感じず，試合後に急に激しく痛みを覚えるといった事例には事欠かない．痛みは結構調節できるのである．

　痛みの認知に関しては動物実験では困難なことが多いため，どうしても人間を対象とした実験をせざるをえず，まだまだ不明な点が数多く残されている．脳磁図[1]と機能的MRI[2]を用いた現在の最新の知見では，人間が痛みを認知するときには，両側半球の視床（視床は痛み刺激に対してVPL核やVPM核だけではなく，広範な部位に活動がみられる），一次体性感覚野（SI）および二次体性感覚野（SII），前部および中部の島，前部帯状回，そ

3. 中枢神経内における痛みの調節

れに補足運動野の前方（pre-SMA）に有意な活動がみられる（図1[2]，2[1]）．そのほかには，痛みの種類や条件によって，小脳や前頭葉にも活動がみられる．

b 心の痛み

被験者に実際の痛み刺激は与えず，注射や歯科治療などのような「痛そうな（痛みを連想させる）画像」を見せて，被検者が「心の痛み」を感じたときに機能的MRIを記録すると，実際に侵害刺激を末梢組織に与えた場合とほぼ同様の部位が活動した[3]．これらの結果は，痛みの感情は，末梢からの侵害刺激がなくても，痛みを想像することによって独特な痛み関連脳領域の活性化を認めるということを示している．「心の痛み」は非常に興味深いテーマである．

c 下行性疼痛抑制系とは

さて，本題に戻ろう．それでは，瞑想に入ると本当に痛みを感じなくなるのだろうか？あるいは，いわゆる「やせ我慢」であろうか？　筆者らは日本人のヨガの達人を対象として，脳磁図と機能的MRIを記録した．瞑想していないときには正常に痛みを感じられ，正常者と同様の部位に活動がみられた．しかし，瞑想中には痛みは感じられないそうであり，その状態では，脳磁図を用いた周波数分析においてα波の著明な増大がみられた．また，通常の痛覚刺激誘発反応は記録されなかった．機能的MRIでは視床，SII，島，帯状回の活動はみられず，前頭葉，頭頂葉，中脳に活動がみられた（図3）．これらの部位，特にPAGは下行性疼痛抑制系に重要な部位と考えられており，ヨガの達人では，瞑想中は何ら

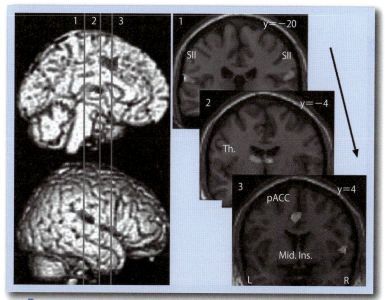

図1　Aδ線維刺激とC線維刺激に共通して有意差を示した部位
左写真中の3本の垂直線は各々の冠状断面を示す．Th.＝視床，SII＝二次体性感覚野，pACC＝前帯状回の後方部，Mid. Ins.＝島中央部．
（Qiu Y, et al：Brain processing of the signals ascending through unmyelinated C fibers in humans：an event-related fMRI study. Cereb Cortex **16**：1289-1295, 2006）．

I．総論　C．鎮痛のメカニズム（痛みの内因性抑制機構）

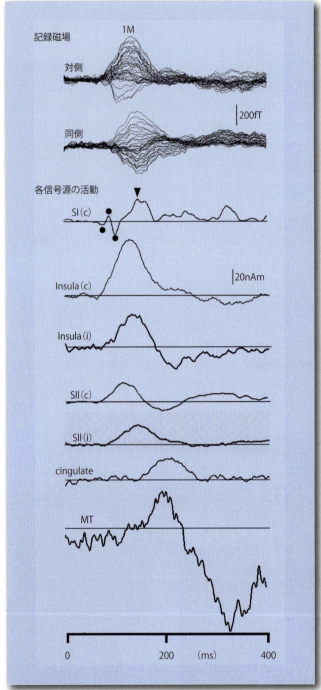

図2　Aδ線維を上行する信号による脳磁図反応（SI，SII，島，前部帯状回および内側側頭葉の活動）
上段2つのトレースが記録磁場波形，下段7つのトレースが各信号源の活動時間経過を示す．c：刺激対側半球，i：刺激同側半球，MT：内側側頭葉．
(Inui K, et al：A comparative magnetoencephalographic study of cortical activations evoked by noxious and innocuous somatosensory stimulations. Neuroscience **120**：235-248, 2003)

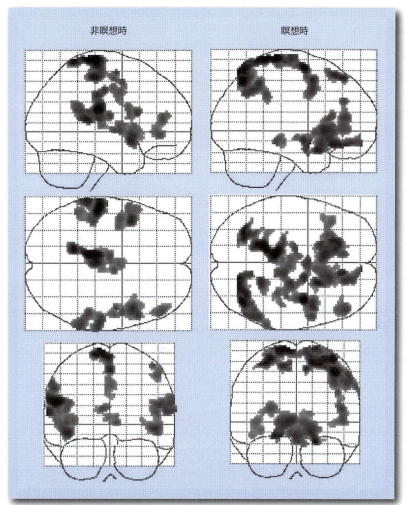

図3 非瞑想時（non-meditation）と瞑想時（meditation）に痛み刺激を与えたときの機能的 MRI 所見
瞑想時には視床，SII，島，帯状回の活動はみられず，前頭葉，頭頂葉，中脳に活動がみられた．

かの機序により下行性疼痛抑制系が最大限に活性化されるために痛みを感じないのだろうと推測した．この結果は，痛み認知が，心（情動）の状態によって軽減ないしは消失する場合さえあることを示唆する興味ある所見であった[4]．一応の解答はしたつもりだが，果たしてこの日本人のヨガの達人での結果が普遍的なものであるか，すべてのヨガの達人の瞑想時に共通した所見なのかは証明できない．何しろ，このような特殊な方はきわめてまれな存在だからだ．また，なぜヨガの訓練によりこのようなことが可能となったのかは，さらに大きな謎のままなのである[5]．

2 痛覚失認

a 痛覚失認とは

　痛覚失認とは，侵害刺激の性状や部位を認識できるにもかかわらず，痛み特有の不快な情動体験やそれに伴う行動が欠如する状態を指す[6]．侵害刺激の処理は古くから弁別面（部位，強度，性状）と情動面に分けられてきた．後者に関連する不快な痛み体験は，しばしばわれわれを悩ませる症状となりうるが，一方，生存の観点からすれば非常に重要な機能である．侵害刺激を認識しても，それから逃れたいという強い情動がなければ，侵害受容系は意味をなさなくなる．痛覚失認は，痛みの情動-動機づけ側面が選択的に失われた状態であるといえる．

　Berthierら[7]は，痛覚失認の患者6名の臨床症状とCT所見を詳細に検討し，侵害刺激（針および熱刺激）の認知は保たれているにもかかわらず，逃避反応あるいは適切な情動反応が欠如すること，言葉やジェスチャーによる威嚇に対しても無反応であること，病変が島を含むことなどが共通点であることを見出し，痛覚失認の責任部位が島であり，感覚野と辺縁系の連絡遮断によるものであろうと結論した．島近傍に位置するSIIの関連が問題になるが，CT検査ではSIIが保たれている症例にも痛覚失認を生じていること，視覚や聴覚による威嚇への無反応はSIIの病変では説明できないことなどから，SIIの関与は否定的であるとした．

b 痛覚失認の発生機序

　侵害情報処理の2つの経路は，侵害情報を上位中枢へ伝える脊髄後角の二次細胞のレベルで始まる．すなわち，侵害受容線維のみから入力を受ける特異的侵害受容（nociceptive specific：NS）ニューロンと，触覚刺激から侵害刺激に至る種々の強さの刺激に対して段階的に発火を増加させる広作動域（wide dynamic range：WDR）ニューロンの二種類がある．両者は脊髄視床路（spinothalamic tract：STT）を上行し視床に投射するが，異なる伝導路を介して投射しており，投射部位も異なる．それぞれの視床核は異なる皮質領野へ投射するのであり，侵害情報処理は明らかに異なる2つの処理経路をもつことになる．おおむねWDRニューロンは脊髄後角V層にあり，その信号は腹側STTを上行し，視床VP核を経てSIへ伝えられる．この経路の細胞は受容野が小さく，明瞭なsomatotopyを示し，刺激強度を反映して発火を増す．したがって，侵害情報の弁別的側面に関与すると考えられる．一方，NSニューロンは脊髄後角Ⅰ層にあり，外側STTを上行して視床のVMpoやMdvcに投射し，島へ連絡する．島の神経細胞は受容野が大きく，内臓，味覚あるいは圧受容器などから同時入力を受けることが多い．したがって，島は侵害情報を含む各種刺激に伴う内部環境の変化を統合する機能をもつと考えられる．解剖学的には，島は感覚野と辺縁系の中間に位置し，この経路は内部環境変化に伴う情動-動機づけ側面に関与していると考えられる．痛覚失認は後者の経路が遮断された状態であると思われる．島の障害による痛覚失認の患者が，脅威となるような視覚・聴覚刺激にも反応しない点は，島が幅広い警告信号統合の場であることを示唆する．理論的には前者の経路のみが遮断された場合には，侵害情報の弁別ができないにもかかわらず情動-逃避行動の側面は保たれる，という状態

が生じると考えられる．実際に，中心後回（SI）を障害された患者が，侵害刺激（レーザー）を認知できないにもかかわらず不快な情動や回避行動を示した，とする報告[8]がある．

　中枢内での痛みの調節にはさまざまな脳内物質が分泌され，セロトニン，ノルアドレナリン，内因性オピオイドが主要な役割を果たすと考えられている．ゲートコントロール理論に関しては他項で述べられているため省略したが，筆者らは，その責任部位は脊髄ではなく大脳皮質であることを示唆する所見を得ている[9]．

文献

1) Inui K, et al：A comparative magnetoencephalographic study of cortical activations evoked by noxious and innocuous somatosensory stimulations. Neuroscience **120**：235-248, 2003
2) Qiu Y, et al：Brain processing of the signals ascending through unmyelinated C fibers in humans：an event-related fMRI study. Cereb Cortex **16**：1289-1295, 2006
3) Ogino Y, et al：Inner experience of pain：imagination of pain while viewing images showing painful events forms subjective pain representation in human brain. Cereb Cortex **17**：1139-1146, 2007
4) Kakigi R, et al：Intracerebral pain processing in a Yoga Master who claims not to feel pain during meditation. Eur J Pain **9**：581-589, 2005
5) 柿木隆介：瞑想すると痛みを感じないのは何故か？ Clinical Neuroscience 別冊 **29**：237，2011
6) 乾　幸二，ほか：「痛覚失念」，「二点識別覚」などの体性感覚性高次脳機能障害について知りたいのですが．高次脳機能障害 Q & A, Modern Physician 創刊 30 年記念特大号 **30**：117-120, 2010
7) Berthier M, et al：Asymbolia for pain：a sensory-limbic disconnection syndrome. Ann Neurol **24**：41-49, 1988
8) Ploner M, et al：Pain affect without pain sensation in a patient with a postcentral lesion. Pain **81**：211-214, 1999
9) Inui K, et al：Temporal analysis of cortical mechanisms for pain relief by tactile stimuli in humans. Cereb Cortex **16**：355-365, 2006

Ⅰ．総論

D．痛みの慢性化のメカニズム

1 痛みの慢性化のメカニズム

半場道子

> 強い侵害性入力が神経系に繰り返し加わると，痛覚を受容する二次ニューロン（脊髄後角や三叉神経脊髄路核の細胞）では，海馬における記憶の機序にも似た長期増強や受容野の拡大が起きる．増強された興奮性は上位脳に影響を与え続け，発端となった侵襲から月日を経過する間に，意思決定，情動，意欲などに関わる神経回路網の興奮性や構造を変容させる．痛みの早期の遮断が切望される．

1 機序解明が急がれる慢性痛

　神経科学の進歩により，急性痛の機序は分子レベルで急速に明らかにされつつあるが，慢性痛の機序解明は遅れ，治療法もまだ十分には確立されていない．そのため，世界各国で慢性痛は焦眉の問題となっている．

　慢性痛の機序解明が遅れた理由の1つは，従来の研究法上の限界にあった．末梢神経損傷時の過剰な侵害性入力によって，痛覚受容の二次ニューロンに興奮性の長期増強や受容野の拡大が起きることは，動物を用いた in vivo/in vitro 実験で把握されていた[1]．しかし，増幅された侵害信号がさらに上位脳の神経核にどのように影響するか，またヒトの情動（悲しみ，恐怖，嫌悪，快/不快）や苛酷なストレス，社会での生きづらさや絶望感がいかにして疼痛を慢性化させるかは，動物実験では知ることができなかったのである．

　最近の機能的脳画像法によって，慢性腰痛（chronic low back pain：CBP）[2]，線維筋痛症（fibromyalgia：FM）[3]，複合性局所疼痛症候群（complex regional pain syndrome：CRPS）[4]などの脳内で何が起きているか，少し明らかになってきた．脳画像を通して見えてきたのは，発端となった侵襲から週・月・年を経過する間に，過剰な侵害性入力が広範な神経回路網を興奮に巻き込み，異常な神経分枝を形成して灰白質密度を低下させる，脳構造の変容であった[4]．脳本来の機能が低下もしくは破綻し，うつ状態，睡眠障害，意欲の低下を招いている実態[2,3]も，脳内物質の化学として把握されている．

　このような最近の知見をもとに，Harvard 大学の Woolf は，病的な痛みとして神経障害性疼痛（neuropathic pain）と中枢機能障害性疼痛（dysfunctional pain）の2つをアメリカ臨床学会に提示している[5]．本稿では最新の神経科学を視野に，急性痛が慢性痛に転化する機序を概観してみたい．

2　慢性化の要因

痛みの慢性化の要因としては，①peripheral sensitization（末梢神経系における興奮性の亢進），②末梢神経損傷に伴う電撃痛，アロディニア（allodynia），脱髄部位に形成されるNa⁺チャネルによる異所性興奮，③central sensitization（痛覚受容の中枢神経系における興奮性の長期亢進），④脳機能の低下もしくは破綻による痛覚過敏，下行性疼痛抑制系の不調，⑤求心路遮断による中枢神経系の異常興奮，⑥交感神経の後根神経節への発芽による興奮などがあげられる．しかし，いずれも記述に字数を要する事柄である．限られた誌面の本稿では②，③，④に焦点を絞って記述し，ほかは成書や本誌別章の解説をご参照願うことにした．

3　神経損傷に伴うimpulseの高頻度発射，脱髄，allodynia

神経障害性疼痛の痛みは，電撃が走るような激痛，allodynia, hyperalgesia（ささいな痛み刺激を強い痛みと感じる痛覚過敏），persistent pain（末梢組織が治癒したあとも，灼けつくような痛みが持続する），dysesthesia（異常感覚を伴う痛み）などである．これらは長期にわたって個人の生活の質を著しく低下させる．

神経系が圧迫/狭窄を受けたり，熱刺激や化学的刺激で傷害されると，損傷部位からimpulseが高頻度で発射される．この群発射は強い電撃痛として感じられるが，同時に，二次ニューロン（脊髄後角細胞や三叉神経脊髄路核尾側亜核細胞）にcentral sensitizationを惹起する（次節で詳述）．

傷害された神経線維の周りをmacrophageが取り囲み，脱髄が進行する．脱髄箇所にはNa⁺チャネルが多数形成されるが，これが異所性興奮源となるため，激痛や異常感覚が惹起される（図1）[6]．慢性腰痛では十数分間も自発痛が続くことがあるが，fMRI（functional magnetic resonance imaging：機能的磁気共鳴画像法）画像上には，痛みの訴えに一致して多神経核の活動がみられる[7]．脱髄による異所性興奮がtriggerとなって，自発痛が起きる実態が脳画像で明らかになっている[7]．

通常なら痛みを起こさない非侵害性の触刺激が，チクチクした痛みとして感じられる

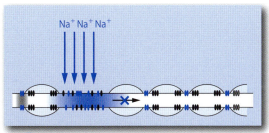

図1　脱髄箇所における異所性興奮
脱髄部位にNa⁺チャネルが多数生成され，激痛や伝導障害を引き起こす．
(杉浦嘉泰, 宇川義一：Hot bath effectの本質．Clin Neurosci 26：781-784, 2008 より改変)

allodynia も起きる．肌着が触れたり風が当たるだけで痛みが惹起される allodynia は，脳脊髄中の microglia が元凶であることが明らかにされている[8]．glia 細胞には microglia, astrocyte, oligodendrocyte の3種があり，通常は神経細胞の周りを取り囲んで栄養，酸素，老廃物の運搬を行うほか，neuron-glia interaction により脳機能を健常に保っている．

しかし神経や組織が傷ついて ATP が脳脊髄液中に検出されると，microglia は肥大・活性化し，過剰に発現誘導されたP2X4受容体と結びついて，脳由来神経栄養因子（brain-derived neurotrophic factor：BDNF）を放出するようになる．この BDNF は二次ニューロンの平衡電位を逆転させてしまう[8]．通常では，触感覚（Aβ線維）によって誘発される入力は，二次ニューロンに抑制性に作用して痛みを和らげる．しかし，ひとたび平衡電位逆転が起きたあとでは，逆方向，すなわち興奮性に作用する．そのため，皮膚に何かが触るたびに痛みとして感じられる．

4 二次ニューロンの可塑性（neuroplasticity）に潜む危険の芽

末梢神経が損傷されると impulse が高頻度で繰り返し発射されるが，これを受ける痛覚受容の二次ニューロンでは急速に興奮性が増大し（central sensitization），wind-up 現象[9]や，増大した興奮性が長期に続く長期増強（long-term potentiation：LTP）現象が起きる（図2）[1]．LTP は，海馬における記憶や学習のメカニズムとして研究されてきたが，同じ現象

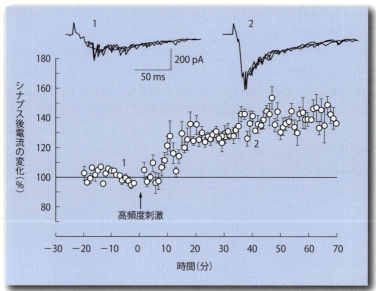

図2　三叉神経脊髄路核尾側亜核シナプスにみられる長期増強（long-term potentiation）
上1：ラット摘出脳幹標本を用いて，脊髄路核尾側亜核から記録したシナプス後電流（EPSC）．
上2：三叉神経枝に高頻度刺激を加えると，EPSC は急速に増強される．
下：EPSC 振幅の時間経過．ひとたび増強された興奮性は長期に保持される．
（Hamba M, et al：Long-term potentiation of primary afferent neurotransmission at trigeminal synapses of juvenile rats. Eur J Neurosci 12：1128-1134, 2000 より改変）

が痛覚ニューロンシナプスでも起きるのである．図2[1]は，三叉神経脊髄路核尾側亜核細胞から記録したLTPの例である．三叉神経枝が高頻度で刺激されると，二次ニューロンの興奮性は急速に増大し，この増強は長期に保たれる．シナプス伝達効率が大となり，受容野は拡大する．そして細胞内には最初期遺伝子（immediate early gene）の発現が起き，次の標的遺伝子に発現が受け継がれていく．

二次ニューロンは，末梢組織の侵害情報を脳へ伝える単なる中継点ではない．侵害情報はここで増幅され，興奮性は長期にわたり保有されるのである．この神経可塑性（neuroplasticity）ゆえに，増幅された侵襲信号はさらに上位脳の多神経核に興奮性入力を投射し続ける．そのため，persistent painやhyperalgesiaが起こり，時には全身の多領域に痛みが拡大することになる．慢性痛は3ヵ月以上続く痛みといわれるが，神経損傷から3ヵ月経ったある日から始まるのではなく，慢性化への危険な芽は，損傷直後の細胞応答やシナプス伝達機構に組み込まれている．痛みの慢性化を防ぐためには，痛み初期における迅速で十分な遮断が何より大切である．

ちなみに上述したLTPはC線維刺激によって誘発されるが，Aδ線維刺激では誘発されない．C線維は体深部の組織（歯髄，脊髄，靭帯や腱，骨組織など）に多く分布している．体深部の組織や神経系が損傷された場合に痛みが慢性化しやすいのは，そのためと考えられている．

5　機能的脳画像法が明らかにした痛覚受容時の脳活動

従来痛みのメカニズムは，末梢神経—脊髄後角—視床—大脳皮質感覚野という，感覚・弁別系の速い痛覚投射経路を主軸に構築され，説明されてきた．しかし脊髄後角で増幅された侵害信号は，感覚・弁別系だけに投射されるわけではなく，辺縁系，大脳基底核，中脳，脳幹など古い脳器官にも投射し，痛みの慢性化に影響を与えている．

最近の機能的脳画像法によって，ヒトの痛覚受容時には，全脳の多領域（sensory/discriminative/affective/cognitive/evaluative/motivationalなど）の神経核が一斉に賦活することが知られており[2]，pain matrixとよばれている．脳画像解析に用いられるのは，fMRIや，PET（positron emission tomography：陽電子断層撮影法）などである．

Melzackら[10]は1960年代に，「痛みにはどこがどのように痛むという感覚・弁別的要素だけでなく，強烈な否定的感情や忌避要因に駆り立てる情動・動機的要素，感覚性入力を経験に照合して評価する認知・評価的要素が含まれる」と概観している．このような過去の優れた研究者の観察眼を，現在の脳画像が立証している感がある．そして慢性痛の機序には辺縁系，大脳基底核，中脳が大きく関与し，「痛みは情動である」と極論されるほど，情動領域が研究焦点になっている．

6　mesolimbic dopamine systemの機能低下がもたらす痛み

慢性痛のなかには組織損傷がとうに治癒し，末梢組織に痛みの源が同定されないのに痛

みを訴える場合がある．侵害受容性疼痛や神経障害性疼痛の機序とは一致せず，消炎鎮痛薬や神経ブロックで軽減しないため，「気のせいではないか？」と疑われがちな痛みである．随伴症状として睡眠障害，慢性的疲労感，うつ状態，感情的混乱などがあり，治療は難渋する．線維筋痛症，慢性腰痛，顎関節症の一部にその例がみられる．

このような痛みは最近の神経科学によって，mesolimbic dopamine system（中脳辺縁dopamine系）の機能が低下し，下行性疼痛抑制系が機能しないことに起因することがわかってきた[11]（図3）[12]．mesolimbic dopamine system とは，中脳腹側被蓋野（VTA）のdopamineニューロンを起始とし，側坐核（NAcc），腹側淡蒼球（VP），前帯状皮質（ACC），扁桃体（Amy），海馬（HP）などに向けてdopamine性投射するA10神経である．「快の情動系」「報酬回路」として研究され，意欲，渇望などと密接に関わるこの系が，なんと痛みの制御も操ることが明らかになっている[10]．

VTAに侵害情報が伝えられると，VTAからNAcc，VP，ACC，Amy，HPに向けてdopamineが放出される．これによりNAccのdopamine受容体とμ-opioid受容体が活性化すると，この応答はほかの神経核にも波及し，下行性疼痛抑制系が機能して，侵害信号は脊髄後角レベルで抑制される．dopamineとopioidによる痛みの制御は，進化過程で捕食者に襲われ傷つきながらも，生命を維持する系として発達したと考えられる．日常的な痛みの際にもdopamineとopioidによる痛みの制御は働いているので，痛みはかなり軽減されている．このように中脳，辺縁系，大脳基底核などの神経核は，生命を守るために重要な感覚情報を網羅し，生存を維持するためにさまざまなpositive actionを起こしている．

慢性痛では，中枢性疼痛抑制機構が低下もしくは破綻していることがPETで検証されてきた[3]．VTAからのdopamine性投射が減少/消失すると，多くの神経核ではμ-opioid受容体の減少や消失が起き，下行性疼痛抑制系が機能低下してしまう．「全身が飛び上がるほど痛い」，「morphineも効かない痛み」という線維筋痛症の正体が，脳機能の低下という形で明らかになってきた[3,11]．末梢組織に痛みの源が認められなくても，疼痛抑制機構が機能し

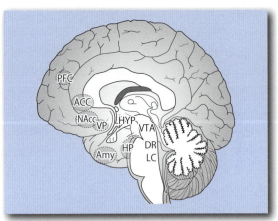

図3 脳の矢状断面
VTA：腹側被蓋野，NAcc：側坐核，VP：腹側淡蒼球，HYP：視床下部，ACC：前帯状皮質，PFC：前頭皮質，Amy：扁桃体，HP：海馬，DR：背側縫線核，LC：青斑核
（半場道子：痛みの新しい視点：Mesolimbic dopamine system. ペインクリニック **33**：229–238，2012）

なければ「痛い」のである.

　dopamine systemを機能低下させるのは，Amyや海馬支脚などの活動による負の情動である．痛みは原始的な不安や恐怖，忌避動因を惹起する．これがdopamine systemの機能を低下させてしまう．吻側前帯状皮質や海馬傍回は，本来は精神や感情を安定に保つ役割をしているが，dopamine性投射が減少すると，灰白質密度の低下やserotoninの枯渇が起きる．そのため，睡眠障害，疲労感，うつ状態，不安感情，自律神経失調などを伴うようになる．このような付随症状は線維筋痛症だけでなく，慢性腰痛や顎関節症にも共通してみられる．最近，この種の痛みに対し，中枢機能障害性疼痛（dysfunctional pain）の呼称が提唱されるようになった[5]．

　なお第6節の内容については，拙著総説「慢性疼痛と脳」[13]第1-5回をご参照いただければ幸甚である．

　アメリカ疼痛学会では，頸椎，胸椎，腰椎の痛み，いわゆるaxial skeletal painから全身の多領域に拡大するchronic widespread pain（CWP）について大規模調査を行い，発端時の痛みが激しかった場合に，CWPへ転化する例が多いとしている[14]．CRPSの場合も，発端時の痛みが激しかった例に，異常な神経回路網の形成や，灰白質萎縮がみられる[4]．上述したように慢性化への危険な芽は，二次ニューロンの初期の侵害応答のなかに潜み，上位脳に過剰入力を投射し続ける．痛み初期への，迅速で十分な遮断が切望される．

文献

1) Hamba M, et al：Long-term potentiation of primary afferent neurotransmission at trigeminal synapses of juvenile rats. Eur J Neurosci **12**：1128-1134, 2000
2) Baliki MN, et al：Predicting value of pain and analgesia：nucleus accumbens response to noxious stimuli changes in the presence of chronic pain. Neuron **66**：149-160, 2010
3) Wood PB, et al：Fibromyalgia patients show an abnormal dopamine response to pain. Eur J Neurosci **25**：3576-3582, 2007
4) Geha PY, et al：The brain in chronic CRPS pain：abnormal gray- white matter interactions in emotional and autonomic regions. Neuron **60**：570-581, 2008
5) Woolf CJ：What is this thing called pain? J Clin Invest **120**：3742-3744, 2010
6) 杉浦嘉泰，宇川義一：Hot bath effectの本質．Clin Neurosci **26**：781-784, 2008
7) Baliki MN, et al：A preliminary fMRI study of analgesic treatment in chronic back pain and knee osteo- arthritis. Mol Pain **4**：47, 2008
8) Tsuda M, et al：$P2X_4$ receptors induced in spinal microglia gate tactile allodynia after nerve injury. Nature **424**：778-783, 2003
9) Hamba M, et al：Wind-up of tooth pulp-evoked responses and its suppression in rat trigeminal caudal neurons. Brain Res Bull **29**：883-889, 1992
10) Melzack R, et al：Sensory, motivational, and central control determinants of pain：a new conceptual model. In：The skin Senses, Kenshalo DR（ed），Charles C Thomas, Springfield, pp423- 443, 1968
11) Leknes S, et al：A common neurobiology for pain and pleasure. Nat Rev Neurosci **9**：314-320, 2008
12) 半場道子：痛みの新しい視点：Mesolimbic dopamine system. ペインクリニック **33**：229-238, 2012
13) 半場道子：総説「慢性疼痛と脳」第5回．Practice of Pain Management **2**：246-256, 2011
14) Kindler LL, et al：Risk factors predicting the development of widespread pain from chronic back or neck pain. J Pain **11**：1320-1328, 2010

I. 総論

E. 痛みの診断・評価法

1 痛みの強さの評価

濱口眞輔

> 痛みの評価は主観的であるため，多面的に評価をして客観性を高める必要があり，臨床的に有用性，信頼性，妥当性があることが重要となる．VAS, NRS, FPS, PS, PRS は簡便かつ一般的であり，継続記録で痛みの推移を観察できる．痛みを軽度，中等度，高度と分類するためには WS, VRS を用いる．認知機能低下患者では，NRS や VRS が有用である．医療者チームが痛みを評価する場合には STAS が有用であり，特殊な環境下にある患者の痛みの強さは PHPS や BPS で評価する．

1 痛みの強さ（痛み強度）を評価する意義

　痛みの評価には，痛覚閾値および痛み刺激に対する生体反応を測定する方法と，視覚的スケールや言語，行動を評価する方法がある．痛覚閾値の測定，痛み刺激に対する生体反応の測定による評価は生物学的な評価法であるのに対して[1]，痛み強度の評価は，おもに視覚的スケール上での指示や該当する言語の選択によってなされる「心理社会学的な評価法」とされている（表1）[1]．なぜなら痛みは患者の内的経験であることから，その強さ（痛み強度）の評価法は必然的に心理社会的な影響を受けた主観的なものとならざるをえず，客観的な評価が困難なためである．しかし，主観的な痛みの評価のみでは評価結果に信憑性を欠く場合があるので，医療従事者は複数の項目を多面的に評価するなどの工夫を行い，可能な限り客観性を高めるよう努めている．

　痛みの強さの評価は，痛みの源となる疾患の診断や重症度，痛みの治療効果判定に欠かせないものであり，初診時における評価は，その後の治療効果判定のためにも重要である．

表1　痛みの測定ツール

測定項目	尺度の特性	測定法または用具の特徴		種類
痛覚閾値	間隔尺度	刺激の大きさの測定	輻射熱，電気，圧	生物学的
生体反応	比尺度 間隔尺度	痛み反応の測定	心電図，呼吸，筋電図 精神性発汗，脳波 ストレス物質濃度など	
視覚的スケール （VAS，NRS など）	比尺度	痛みの強さ	直線定規型のスケール face scale	心理社会的
言語による評価 行動による評価	名義尺度 順位尺度 間隔尺度	痛みの強さ 痛みの質	number scale，VRS など 種々の痛み行動評価尺度	

〔「疼痛ケアネットワーク・ワーキンググループ」ホームページ（http://www.totucare.com/senmon_content3-3.html）より改変〕

そのため，現在多くの痛みの評価法が考案され，痛みの評価に活用されている．

2　痛みを評価するための基本原則

　痛みの強さを評価するにあたり，言葉を使用するほか測定機器を使用することがある．その際測定に用いる機器は，汎用性が高いこと，使用効率がよく測定時間が短いこと，信頼性の高い情報を集められること，再現性があること，一貫性のある結果を示すものであることが求められる．また，測定精度が高く，感覚と感情を分離して測定することが可能であれば，その評価結果は非常に理想的であるといえる．簡易式の視覚的スケールを用いた痛みの評価は，機器の汎用性，使用効率，測定時間，信頼性，再現性，一貫性において優れた評価法である．しかし，Gracy ら[2]，Price[3]の文献や「疼痛ケアネットワーク」のHPを参考にした**表2**[1]の内容を熟考すると，測定結果に及ぼす痛みの感覚的側面と感情的側面の区別は個人差によるところが大きいため，評価することは困難と考えている．したがって，痛みを評価するための基本原則は，臨床的に「有用性」があること，「信頼性」があること，「妥当性」があることが重要となる[4]．

3　視覚的スケールと言葉による痛み強度の評価法

　上述のごとく，痛みの簡便かつ一般的な評価法は数字，絵などの視覚によるスケールや言葉のスケールを用いた方法であり，外来や病棟で幅広く使用されている．スケールを用いた方法は痛みの量的な評価に使用され，継続して記録することで痛みの推移を観察することも可能である．すなわち，痛みを評価する際に，一番強いときの痛み，一番弱いときの痛み，1日の平均の痛み，一番痛む時間，一番痛みが緩和する時間などに分けて評価し，痛みの推移を観察することで痛みの診断や治療効果判定に有益となる．

表2　種々の痛み測定ツールとその測定能力

測定力の基準	痛みの測定法		
	痛覚閾値	言語・質問票	視覚的スケール（VASなど）
汎用性	++	++	++
簡便性	++	++	++
測定結果の吟味	−	+	++
信頼性	++	+	++
再現性	++?	++	++
測定精度	+	+	++
感覚と感情の分離	?	?	?

〔「疼痛ケアネットワーク・ワーキンググループ」ホームページ（http://www.totucare.com/senmon_content3-3.html）より改変〕

I．総論　E．痛みの診断・評価法

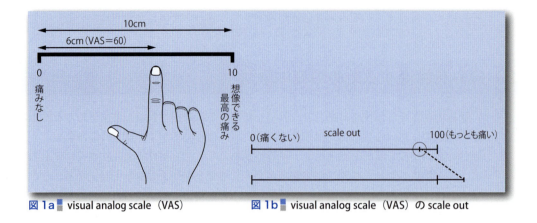

図1a　visual analog scale（VAS）　　　図1b　visual analog scale（VAS）の scale out

a　visual analog scale（VAS）

　臨床でもっともよく知られ頻用されている，「視覚的目盛」を用いた痛みの評価法である．その起源は1923年とされているが[5]，1948年に Keel によって報告された"simple descriptive pain scale"が現在の VAS の基本となっている[6]．

　痛みのない状態を 0 mm または 0 cm，想像できる最高の痛みを 100 mm または 10 cm として，痛みを伝えるのにもっとも適した目盛上の部位を選ばせ，その部位に対応した数値をもって痛みの強度を評価する（図1a）．直線上に痛みを投射させることで痛みの強度を直感的に表現できることが特徴であり，速やかに施行でき，感度が高く再現性もあり，しびれや治療効果の判定にも使用できるといった多くの利点を有する．スケールは10〜20 cmの線が好んで使用され，VASで 30 mm または 3 cm 以上痛みがある場合には「中等度の痛みがある」と評価する[7]．また，痛みが VAS で 20 mm または 2 cm 以上変化した場合に有意な変化と判断され，治療などによって痛みが VAS で 40 mm または 4 cm 以上変化した場合には著効したと判断される．

　VASによる評価は好みの数字を選択するという心理的影響が介入しないために計量心理学的にも有用とされているが，スケールの配色が評価に影響すること[8]，水平に記された VAS と垂直に記された VAS とで sensitivity が異なることがある[9,10]ので，スケールの作成には注意が必要となる．また，本法が理解できない患者，視力障害のある患者などには使用できないこと，患者によって「これまでに経験したことがある痛み」の程度が異なることから「想像できる最高の痛み」の決定があいまいとなってしまうことなどが問題となる．さらに，1回目に痛みが VAS で 100 mm または 10 cm であった場合，さらに疼痛が増強すると，2回目以降の VAS 値が 100 mm 以上と最高値を超えるために評価が困難となる．この現象は「scale out」と称され（図1b），VAS は計量心理学的に有用であると評価されている一方で，scale out があるために統計学的パラメトリック検定が困難であると考えられている．

b　numerical rating scale（NRS）

　VAS に類似した評価法で，直線上に0から10までの11段階の目盛と数値が記入されているスケールを用いた視覚的スケールであり，順序尺度の整数データが示される（図

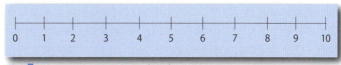

図2 numerical rating scale（NRS）
(Downie WW, et al：Studies with pain rating scales. Ann Rheum Dis **37**：378-381, 1978)

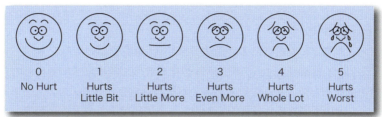

図3 Wong-Baker face scale
0：痛くない，1：ほんの少し痛い，2：少し痛い，3：痛い，4：かなり痛い，5：とても痛い
(Wong DL, et al：Pain in children：comparison of assessment scales. Pediatric Nurse **14**：9-17, 1988)

2)[11]．痛みのない状態を0，想像しうるもっとも強い痛みを10として表現し，痛みの強さを直感的に表現することが可能だが，数値に対する好みが結果に影響を及ぼす可能性があり，計量心理学的にNRSはVASよりも心理的な影響を受けやすいことが知られている．NRSは痛み日記などの記載に取り入れられていることが多い．

c face scale，faces pain scale（FPS）

VASと並んで頻用される評価法で，笑顔から泣き顔までの顔を書いたスケールを用い，患者の気分にもっとも合致する表情を1つ選ばせ，痛みの程度を量的に評価できる方法である（**図3**）．Wongらによる"Wong-Baker Face Scale"がもっともよく使用されている[12]．face scaleはVASやNRSと同様に有用な評価法であり，3歳以上の小児や高齢者の痛みの自己評価において有用性が報告されているほか，海外においては数字の概念をもたない民族でも使用できるという利点がある．

本法はVASによる評価との相関性は高いが，被験者の感情が含まれやすいという欠点があり，日本におけるWong-Baker Face Scaleの多文化的研究ではその再現性は確認されているが，face scaleの構成概念に関する妥当性に関しては，「過去に体験した痛みに伴う体験を思い出す」という調査方法に限界があったために支持されず，特に3～7歳児にface scaleのみで痛みを評価することは困難であった[13]．

d number scale（pain score：PS）

痛みを表す点数によって痛みの程度を数字化して口頭で伝える，言葉による評価法で，日常臨床で頻用されている．「今まで経験した最高の痛み」を10，「痛みがない状態」を0とし，痛みを伝えるのにもっとも適した数字を想像して患者に選択させる．10点法と20点法があり，20点法では10点法に比して小さな変動も評価できる．欠点として，本法を

理解できない患者には実施できず，また，数値に対する好みが結果に影響を及ぼす可能性がある．筆者の経験上，3，5，7，8 などの数字が好まれる傾向にある．

本法で患者が伝える点数は，いわゆる「ペインスコア」であり，日常臨床で一般的に頻用される「ペインスコアによる評価」とは本法による評価を指す．NRS が視覚的スケールであるのに対し，本法は言葉による評価だが，本法と NRS が混同して使用されていることが多い．

e pain relief score（PRS）[14]

治療効果の判定に使用される評価法であり，治療開始前の痛みを 10 点，痛みなしを 0 点として NRS や number scale に準じた 11 段階の評価で治療経過中の痛みの程度を評価することで治療効果を確認する手段である．本法の点数も「ペインスコア」であるため，NRS や number scale と同様に日常臨床で頻用される方法である．欠点として，本法もその内容を理解できない患者には実施困難であり，また，治療開始前の痛みが「今まで経験した最高の痛み」と患者が判断した場合には，本法は NRS，number scale と全く同一となってしまう．

4 痛み強度を軽度，中等度，高度と評価する方法

痛みの程度を軽度，中等度，高度に分類するという考え方に基づいて，NRS のカットオフ値に関する検討がなされている．Serlin ら[15]は 1〜4 を軽度，5〜6 を中等度，7〜10 を高度，Given ら[16]は 1 を軽度，2〜4 を中等度，5〜10 を高度としており，national comprehensive cancer network（NCCN）のガイドラインでは 1〜3 を軽度，4〜6 を中等度，7〜10 を高度と定めている．このように，現在では基準の統一した見解は得られていないが，本邦の緩和医療学会で用いられている，1〜3 を軽度，4〜6 を中等度，7〜10 を高度とする分類が理解しやすい．

a word scale

痛みを伝えるのに適した言葉を選択する方法で，意思疎通がとれる患者の診察に際して有用である．言葉は患者の疾患や状態に合わせて作成可能だが，通常は痛みの軽いものから強いものの 5 段階，たとえば，痛みなし，軽度の痛み，中等度の痛み，重度の痛み，考えられるもっとも強い痛みなどから，自身の感じる痛みを表現するのに最適な言葉を選ばせる．

b verbal rating scale（VRS），verbal description scale（VDS）

口頭式評価スケールであり，あらかじめ定めた痛みの強さのスコアを口頭で伝える方法をいう．一般に，0：痛みなし，1：少し痛い，2：かなり痛い，3：耐えられないほど痛い，の 4 段階で評価を行う．

5　痛み強度の評価法の信頼性，妥当性

　上述の評価法のうち，信頼性と妥当性が認められ臨床的に使用されているものは，NRS，VAS，VRS（VDS）である[17]．VAS はほかの評価法に比べてやや難しく，筆記用具が必要で VRS や NRS と比較して時間を要することがあり，VRS は患者が日本語を十分に理解できない場合や，認知機能の低下のために使用される言語を十分理解できないこと，段階が少なく痛みを詳細に評価できない可能性があるなどの理由から，一般的には NRS や number scale が推奨されている．

6　認知機能低下患者での痛みの強さの評価

　上述の痛み強度の評価には，患者が医療者に自らの痛みを可能な限り正確に伝えることが必要であり，認知機能が低下している患者では痛みを評価することが難しい．認知機能や記銘力を測定する 11 項目からなる検査である mini-mental state examination（MMSE）は，認知症の診断を目的に，アメリカで 1975 年に Folstein ら[18]が開発した質問セットである．見当識，記憶力，計算力，言語能力，図形的能力などを評価して，24 点以上で正常，20 点未満では中等度の認知機能低下，10 点未満では高度な認知機能低下と診断する．VAS，NRS，VRS（VDS）は MMSE が 18 点以上の軽度の認知機能低下患者においても使用可能であり，さらに NRS と VRS は，10〜17 点の中等度認知機能低下患者においても使用が可能であった．このことから，認知機能低下患者においては NRS または VRS を用いるのがよいといわれている．しかし，これらの評価法を施行できない精神神経疾患患者の痛みの評価に際しては，患者の表情，声，体の動き，行動，日常生活動作の変化などを観察する以外に有効な手段はない．

7　医療者チームによる痛みの評価（STAS）

　医療者チームが痛みの評価を行う場合には，イギリスで開発された評価尺度（support team assessment schedule：STAS）の日本語版である STAS-J[19]が信頼性・妥当性を有する尺度として用いられる．STAS は主要項目として「痛みのコントロール」，「症状が患者に及ぼす影響」，「患者の不安」，「家族の不安」，「患者の病状認識」，「家族の病状認識」，「患者と家族のコミュニケーション」，「医療専門職種間のコミュニケーション」，「患者・家族に対する医療専門職とのコミュニケーション」の 9 項目からなる評価尺度であり，「痛みのコントロール」，「患者の不安」などのみを評価する「STAS-J 症状版」もある．STAS は 0〜4 の 5 段階で症状の程度を医療者が評価する方法であるが，「痛みのコントロール」（痛みの強さの変化）に関する項目のみを示すことも可能であり（**表 3**）[19]，患者に負担をかけずに評価を行うことができる．

表3 STAS-J 症状版（痛みに関する項目）

0	なし
1	時折のまたは断続的な単一の痛み． 患者が今以上の治療を必要としない痛みである
2	中等度の痛み．時に調子の悪い日もある． 痛みのため，病状からみると可能なはずの日常生活動作に支障をきたす
3	しばしばひどい症状がある． 痛みによって日常生活動作や物事への集中力に著しく支障をきたす
4	持続的な耐えられない激しい痛み． ほかのことを考えることができない

〔Miyashita M, et al：Reliability and validity of the Japanese version of the Support Team Assessment Schedule（STAS-J）. Palliat Support Care **2**：379-385, 2004〕

8　特殊な環境化にある患者の痛みの強さの評価

a　prince Henry pain scale（PHPS）

術後の安静時痛と体動時痛などを総合的に評価する方法であり，0：咳をしても痛まない，1：咳をすると痛むが，深呼吸では痛まない，2：深呼吸をすると痛むが，安静にしていれば痛まない，3：多少安静時痛はあるが，鎮痛薬は必要でない，4：安静時痛があり，鎮痛薬が必要である，の5段階に分けて患者の術後痛に関して評価をする[20]．術後の安静時痛と体動時痛の各々を前述の VAS や VRS，VDS，number scale を用いて評価することで PHPS の代用は可能であり，術前から連続した痛みの変動を評価できるが，PHPS では胸部や上腹部術後の呼吸による痛みが評価項目となることに留意する必要がある．

b　behavior pain scale（BPS）（表4）[21]

表情，上肢の動き，人工呼吸器との同調性という3項目について，4点ずつスコアをつける評価法であり，集中治療室などで会話や意思疎通のできない患者の痛みの評価に用いられている．点数が高いほど鎮痛処置が必要になると考えられており，術前の BPS と比較して術後の BPS が高い場合には，手術による痛みの増強である可能性が高い．日本呼吸療法医学会のガイドラインでは，鎮痛評価ツールとして BPS が推奨されている．

文献

1) 「疼痛ケアネットワーク・ワーキンググループ」ホームページ（http://www.totucare.com/senmon_content3-3.html）
2) Gracy RH, et al：Pain assessment in humans-a reply to Hall. Pain **11**：109-120, 1981
3) Price DD：Psychological and Neural Mechanisms of Pain, Raven Press, New York, pp18-75, 1988
4) Strong J, et al：痛みのアセスメント．痛み学 臨床のためのテキスト，Strong J（編）, 熊澤孝朗（監訳），名古屋大学出版会，名古屋，pp143-173，2010
5) Freyd M：The graphic rating scale. J Educ Psychol **14**：83-102, 1923
6) Keel KD：The pain chart. Lancet **2**：6-8, 1948
7) Collins SL, et al：The visual analogue pain intensity scale：what is moderate pain in millimeters? Pain **72**：95-97, 1997

表4 behavior pain scale（BPS）

項　目	説　明	スコア
表　情	穏やか	1
	一部硬い	2
	全く硬い	3
	しかめ面	4
上肢	全く動かない	1
	一部曲げている	2
	指を曲げて完全に曲げている	3
	ずっと引っ込めている	4
呼吸器との同調性	同調している	1
	時に咳嗽	2
	呼吸器とファイティング	3
	呼吸器の調節がきかない	4

〔Hansen-Flaschen J, et al：Beyond the Ramsay scale：need for a validated measure of sedating drug efficacy in the intensive care unit. Crit Care Med **22**：732-733, 1994〕

8) 津田喬子，ほか：痛みの評価法 VAS に影響を及ぼす因子について．ペインクリニック **19**：507-513，1998
9) Ogon M, et al：Chronic low back pain measurement with visual analogue scales in different settings. Pain **64**：425-428, 1996
10) Aun C, et al：Evaluation of use of visual analogue scale in Chinese patients. Pain **25**：215-221, 1986
11) Downie WW, et al：Studies with pain rating scales. Ann Rheum Dis **37**：378-381, 1978
12) Wong DL, et al：Pain in children：comparison of assessment scales. Pediatric Nurse **14**：9-17, 1988
13) 飯村直子，ほか：Wong-Baker のフェイススケールの日本における妥当性と信頼性．日小児看護会誌 **11**：21-27，2002
14) Scott J, et al：Graphic representation of pain. Pain **2**：175-184, 1976
15) Serlin RC, et al：When is cancer pain mild, moderate or severe? Grading pain severity by its interference with function. Pain **61**：277-284, 1995
16) Given B, et al：Establishing mild, moderate, and severe scores for cancer-related symptoms：how consistent and clinically meaningful are interference-based severity cut-points? J Pain Symptom Manage **35**：126-135, 2008
17) Williamson A, et al：Pain：a review of three commonly used pain rating scales. J Clin Nurs **14**：798-804, 2005
18) Folstein MF, et al："Mini-mental state". A practical method for grading the cognitive state of patients for the clinician. J Psychiatr Res **12**: 189-198, 1975
19) Miyashita M, et al：Reliability and validity of the Japanese version of the Support Team Assessment Schedule（STAS-J）. Palliat Support Care **2**：379-385, 2004
20) Torda TA, et al：Comparison of extradural fentanyl, bupivacaine and two fentanyl-bupivacaine mixtures of pain relief after abdominal surgery. Br J Anaesth **74**：35-40, 1995
21) Hansen-Flaschen J, et al：Beyond the Ramsay scale：need for a validated measure of sedating drug efficacy in the intensive care unit. Crit Care Med **22**：732-733, 1994

Ⅰ. 総論

E. 痛みの診断・評価法

② 痛みの性質の評価

濱口眞輔

> 痛みの性質から評価することは治療方針の確立のためにも重要である．痛みは，発生部位によって体性痛，内臓痛，関連痛に分類され，病態生理学的な発症原因から，侵害受容性痛，神経障害性疼痛，その混合痛や心因痛に分類される．これらの痛みを性状，経過，パターン，増悪因子と軽快因子に基づいて評価し，評価ツールとして PDQ, LANSS, STAI, DN4, 神経障害性疼痛スクリーニングツール，NPS, PQAS, MPQ, SF-MPQ などを用いる．また，腰痛に関して疾患特異的に評価ができるツールとして RMDQ を用いる．

1 痛みの性質を評価する意義

痛みを評価し，原因を特定したあとに緩和するためには，その性質（または性状）から痛みを評価することが治療方針の確立のためにも重要である．本稿では痛みの性質の評価について解説する．

2 体性痛，内臓痛，関連痛の評価

痛みは，その発生部位によって体性痛と内臓痛に分類される．この両者の痛みの性状は異なっているため，その評価は痛みの原因の推定に有益である（表1）．

a 体性痛

皮膚，筋骨格系，結合織などへの刺激が原因で発生し，拍動性の痛みやうずく痛みを特徴とする．また，急性期には痛みは比較的損傷部位に限局し，かつ，圧痛を伴うことが多く，体動によって痛みが増強する．非ステロイド抗炎症薬や筋攣縮に対する中枢性筋弛緩薬で鎮痛効果がみられれば，その痛みは体性痛である可能性が高い．

b 内臓痛

腸管のような管腔臓器の平滑筋の伸展，拡張，痙攣，また実質臓器の虚血，壊死などによって生じる痛みであり，非拍動性かつ痛みの部位が明確でなく，締め付けられるような痛み，特有な不快感を伴う痛みが多い．嘔気，嘔吐，発汗などを随伴することが多く，病巣から離れた部位に痛みを生じる関連痛がみられることもある．さらに，疝痛発作のように激痛を生じることもある．痛む部位を擦るような触覚，圧覚の刺激（Aβ 線維の刺激），気を紛らわせるような心理的な刺激で軽快する修飾効果があれば内臓痛と考えられる．

表1 体性痛と内臓痛の鑑別

	体性痛	内臓痛
痛みの性質	鋭い	鈍い
	拍動性	非拍動性
痛みの局在性	限局が多い	不明瞭
伝達する神経経路	新脊髄視床路	旧脊髄視床路
修飾	なし	あり

c 関連痛

　深部痛や内臓痛を生じる疾患において，実際に障害されている部位と異なる部位が痛む現象である．関連痛の性状は内臓痛に近く，局在は明確でないことが多い．心筋梗塞，狭心症，胸部大動脈解離，胆嚢炎などでみられる肩部痛が関連痛のおもなものとしてあげられる．肩痛を主訴に受診した症例で，整形外科的に異常がないためペインクリニックに紹介されたが，肩痛を関連痛と考えて精査した結果，噴門部胃がんと診断された症例もある．

3　侵害受容性疼痛，神経障害性疼痛，心因痛の評価

　慢性痛は病態生理学的な発症原因から，侵害受容性疼痛，神経障害性疼痛，その混合痛および心因痛に分類される．

a 侵害受容性疼痛

　組織が傷害を受けた場合，または強い侵害刺激が加わった場合に生じる侵害受容器を介した痛みであり，上述の体性痛と内臓痛は侵害受容性疼痛に分類される．痛みの性状は体性痛や内臓痛と同様であるが，反復する痛み刺激が侵害受容器の感受性を変化させ（感作），知覚神経に影響した場合には長期間痛みが持続する慢性痛に移行する．

b 神経障害性疼痛

　神経障害性疼痛では，障害された神経の支配領域にさまざまな痛みや感覚異常が発生する．痛む部位の知覚は低下していることが多く，しばしば運動障害や自律神経異常（発汗，皮膚色調の変化）を伴う．「灼けるような」と表現される灼熱痛，「ビーンと走るような」，「槍で突き抜かれたような」，「ビリビリするような」と表現される電撃痛，通常では痛みを感じない程度の痛み刺激に対しても痛みを感じる痛覚過敏，通常では痛みを起こさないわずかな接触や温感などの刺激で痛みが生じるアロディニア（allodynia）が特徴的である．また，異常感覚に関しては不快を伴わない paresthesia と，不快を伴う dysesthesia であるかを評価する．

c 心因痛

　心因痛は中枢神経系の変化や心理的理由による「神経系の機能異常」として捉えられているが，生物学的，心理的，社会的要因が複雑に関与している可能性が指摘されている．

「痛みに見合うだけの病変が見出されない」という除外診断を行うが，アメリカ精神医学会の「精神障害のための診断と統計のマニュアル第5版」（DSM-V）と，WHOによる「国際疾病分類第10版」（ICD-10）によると，心因痛は「身体表現性障害」と「うつによる身体症状」に大別できる．また，心因痛以外に痛みを訴える疾患として，虚偽性障害，統合失調症，心身症，パーソナリティ障害，Parkinson病，機能性身体症候群などが考えられるため，その評価には精神科専門医の協力を必要とする．

4　痛みの性質の評価手順

痛みの性状，経過，痛みのパターンや増悪因子，軽快因子を知ることは，痛みの性質を評価するうえで重要な情報となる．

a　痛みの性状

痛みの性状は，体性痛または内臓痛，侵害受容性疼痛または神経障害性疼痛であるかを判断する際の参考となる．

b　痛みの経過

いつから痛みが感じられるようになったかを確認し，痛みが急性痛なのか，慢性痛なのか，慢性痛の増悪なのかを判断する．

c　痛みのパターン

痛みのパターンは，持続痛と一過性に増悪する痛みに分類される．24時間中，12時間以上持続する痛みは「持続痛」とされ，持続痛の有無や程度にかかわらず発生する一過性の痛みの増強は「突出痛」と定義されている．突出痛は痛みの発生からピークまでが短く，15～30分程度持続し，痛みの発生部位は約80％が持続痛と同じ場所であり，これらの痛みのパターンを知ることは治療方針の決定に役立つ．

d　痛みの増悪因子と軽快因子

痛みを増悪する，または緩和する因子を知ることは痛みの性質を知るうえで重要である．また，痛みが増悪する原因を避けて緩和することが可能である．多くみられる増悪因子は体動，寒冷，ストレス負荷などである．

5　痛みの性質の評価ツール

神経障害性疼痛か否かを評価するツールとしては，pain DETECT Questionnaire（PDQ），Leeds Assessment of Neuropathic Symptoms and Signs（LANSS），Douleur Neuropathique 4 Questions（DN4），神経障害性疼痛スクリーニングツール（簡易調査票）などがあり，神経障害性疼痛症例の痛みの性状を評価するツールとして Neuropathic Pain Scale（NPS），Pain Quality Assessment Scale（PQAS），McGill Pain Questionnaire（MPQ），short form-MPQ（SF-MPQ）などがある．また，腰痛に関して疾患特異的に評価ができるツールとして Roland-Morris Disability Questionnaire（RMDQ）がある．

a pain DETECT Questionnaire（PDQ）

痛みを神経障害性疼痛と侵害受容性疼痛とに鑑別することを目的として Freynhagen ら[1]が開発した，質問紙による鑑別用スクリーニング評価ツールである．痛みの段階付7項目，経過パターン1項目，広がり1項目の計9項目の合計で採点され，合計点は0点から38点満点で示される．本質問紙の日本語版である"The pain DETECT Questionnaire-Japanese version（PDQ-J）"[2]（p.19「Ⅰ．総論 A-2-b 神経障害性疼痛 図3」参照）が本邦での診療には有用である．0～12点は神経障害性疼痛の可能性がほとんどない侵害受容性疼痛であり，13～18点は神経障害性疼痛の要素が含まれ，19～38点は神経障害が主体である神経障害性疼痛といえる．神経障害性疼痛と侵害受容性疼痛の鑑別において，感度は85％，特異度は80％であり，鑑別診断の予測精度は83％と報告されている．本ツールは質問票によるスクリーニングであるため特に必要とする機材はなく簡便であり，汎用性，使用効率，測定時間，信頼性，再現性，一貫性において優れた評価法である．

b Leeds Assessment of Neuropathic Symptoms and Signs（LANSS）

痛みに関するアンケートに加えてアロディニアと痛覚閾値に関する検査を行い，最低0点，最高で24点に点数化する神経障害性疼痛と侵害受容性疼痛を判別するスクリーニングツールである（図1）[3]．本スケールで12点未満の場合には神経障害性疼痛の可能性が低いと判定し，12点以上の場合には神経障害性疼痛の可能性が高いと判定する[3]．ただし，神経障害性疼痛と推測された152例の頸部痛や上肢痛患者でLANSSとPDQを施行した結果，両者の感度と特異度はLANSSの感度が22％，特異度が88％，PDQの感度が64％，特異度が62％と，臨床的に有用性は高くなかったことも報告されている[4]．

c 神経障害性疼痛のスクリーニングツール（簡易調査票）

神経障害性疼痛スクリーニングツールは，本邦のペインクリニック専門認定施設14施設からなる神経障害性疼痛スクリーニング研究会によって開発された診断ツールであり，質問事項のなかで痛みの性状に関する項目がある（図2）[5]．本項目は，全くない：0点，少しある：1点，ある：2点，強くある：3点，非常に強くある：4点と患者に採点させ，計7問の合計点数が6～8点で「神経障害性疼痛の要素が含まれている可能性がある」，9～11点で「神経障害性疼痛の可能性が高い」，12点以上で「神経障害性疼痛の可能性がきわめて高い」と判定する[5]．

d Neuropathic Pain Symptom Inventory（NPSI）

神経障害性疼痛において，痛みの性質ごとに重症度を評価する（p.20「Ⅰ．総論 A-2-b 神経障害性疼痛 図4」参照）．

> **The Leeds Assessment of Neuropathic Symptoms and Signs (LANSS) Pain Scale**
>
> Explain：This pain scale can help to determine whether the nerves that are carrying your pain signals are working normally or not. It is important to find this out in case different treatments are needed to control your pain.
>
> A．PAIN QUESTIONNAIRE
>
> Think about how your pain has felt over the last week. Please say whether any of the descriptions match your pain exactly.
>
> 1．Does your pain feel like strange, unpleasant sensations in your skin? Words like pricking, tingling, pins and needles might describe these sensations.
>
> a）NO—My pain doesn't really feel like this........................(0)
> b）YES—I get these sensations quite often......................(5)
>
> 2．Does your pain make the skin in the painful area look different from normal? Words like mottled or looking more red or pink might describe the appearance.
>
> a）NO—My pain doesn't affect the colour of my skin............(0)
> b）YES—The pain does make my skin look different from normal ....(5)
>
> 3．Does your pain make the affected skin abnormally sensitive to touch? Getting unpleasant sensations when lightly stroking the skin, or getting pain when wearing tight clothes might describe the abnormal sensitivity.
>
> a）NO—My pain doesn't make my skin abnormally sensitive in that area..(0)
> b）YES—My skin seems abnormally sensitive to touch in that area ....(3)
>
> 4．Does your pain come on suddenly and in bursts for no apparent reason when you're still? Words like electric shocks, jumping and bursting describe these sensations.
>
> a）NO—My pain doesn't really feel like this........................(0)
> b）YES—I get these sensations quite often......................(2)
>
> 5．Does your pain feel as if the skin temperature in the painful area has changed abnormally? Words like hot and burning describe these sensations.
>
> a）NO—I don't really get these sensations.......................(0)
> b）YES—I get these sensations quite often......................(1)
>
> B．SENSORY TESTING
>
> Skin sensitivity can be examined by comparing the painful area with a contralateral or adjacent non-painful area for the presence of allodynia and an altered pinprick threshold (PPT).
>
> 1．Allodynia
> Examine the response to lightly stroking cotton wool across the non-painful area and then the painful area. If normal sensations are experienced in the non-painful site, but pain or unpleasant sensations (tingling, nausea) are experienced in the painful area when stroking, allodynia is present.
>
> a）NO—Normal sensations in both areas..........................(0)
> b）YES—Allodynia in painful area only...............................(5)
>
> 2．Altered pinprick threshold
> Determine the pinprick threshold by comparing the response to a 23-gauge (blue) needle mounted inside a 2 ml syringe barrel placed gently onto the skin in non-painful and then painful areas.
>
> If a sharp pinprick is felt in the non-painful area, but a different sensation is experienced in the painful area, eg. none/blunt only (raised PPT) or a very painful sensation (lowered PPT), an altered PPT is present.
>
> If a pinprick is not felt in either area, mount the syringe onto the needle to increase the weight and repeat.
>
> a）NO—Equal sensation in both areas.............................(0)
> b）YES—Altered PPT in painful area................................(3)
>
> SCORING：
> Add values in parentheses for sensory description and examination findings to obtain overall score.
>
> TOTAL SCORE：_____(maximum 24)
>
> *If score ＜12, neuropathic mechanisms are unlikely to be contributing to the patient's pain.*
> *If score ≧12, neuropathic mechanisms are likely to be contributing to the patient's pain.*
>
> Source：Bennett M, The LANSS Pain Scale：The Leeds assessment of neuropathic symptoms and sign. Pain 2001；92：147-157

図1 Leeds Assessment of Neuropathic Symptoms and Signs (LANSS)
（Bennett M：The LANSS Pain Scale：the Leeds assessment of neuropathic symptoms and signs. Pain **92**：147-157, 2001）

e Douleur Neuropathique 4 Questions (DN4)（図3）[6]

神経障害性疼痛のスクリーニングツールであり，痛みの性質，随伴する異常感覚，知覚障害や痛みの誘発因子について簡単な質問形式でまとめられている．LANSSと比較して簡便であり，複数の研究で感度が約80％，特異度が80〜90％と報告されている．

f Neuropathic Pain Scale (NPS)

痛みの強さと痛みによる不快感に関して評価するスケールで（図4）[7]，神経障害性疼痛に特異的な痛みの性質を"sharp"，"hot"，"dull"，"cold"，"sensitive"，"itchy"，"deep"，"surface"の各々の項目に関して，0〜10の該当整数に×をつける評価法である[7]．有痛性糖尿病神経障害に関するNPSの妥当性の検討で，実薬治療群は対照群に比して全般的な痛み強度，痛みによる不快感，鋭い痛み，鈍い痛み，深部の痛みの有意な改善を示し，灼熱

2. 痛みの性質の評価

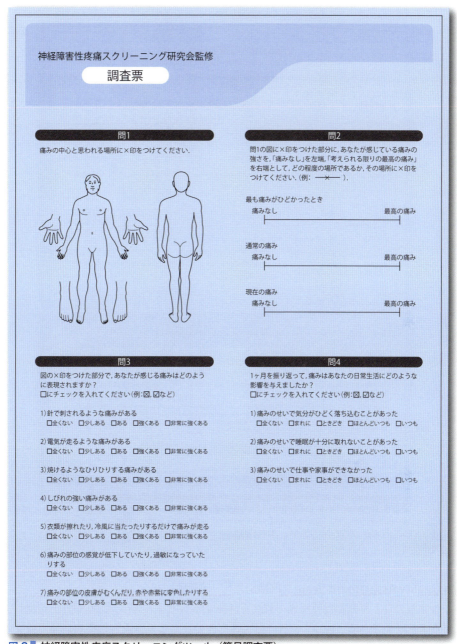

図2 神経障害性疼痛スクリーニングツール（簡易調査票）
〔小川節郎：痛みの診断．神経障害性疼痛診療ガイドブック，小川節郎（編），南山堂，東京，pp30-34, 2010〕

感，冷感，刺激感，かゆみの4項目については有意差がみられず，NPSは有痛性神経障害の治療による影響を評価する際に有用であることが示されている[8]．

Neuropathic Pain Screening Tool
Douleur Neuropathique 4 (DN4) Questionnaire

Please complete this questionnaire by ticking one answer for each item in the four questions below:

INTERVIEW OF THE PATIENT
Question 1: Dose the pain have one or more of the following characteristics?

	yes	no
1. Burning		
2. Painful cold		
3. Electric shocks		

Question 2: Is the pain associated with one or more of the following symptoms in the same area?

	yes	no
4. Tingling		
5. Pins and needles		
6. Numbness		
7. Itching		

EXAMINATION OF THE PATIENT
Question 3: Is the pain located in an area where physical examination may reveal one or more of the following characteristics?

	yes	no
8. Hypoesthesia to touch		
9. Hypoesthesia to prick		

Question 4: In the painful area, can the pain be coused or increased by:

	yes	no
10. Brushing		

Instructions: Count the number of "yes" answers. Four or more "yes" answers are diagnostic of neuropathic pain.

Bouhassira D. Attal N, Alchaar H, Boureau F, Brochet B, Bruxelle J, et al. Comparison of pain syndromes associated with nervous or somatic lesions and development of a new neuropathic pain diagnostic questionnaire (DN4). Pain 2005; 114:29-36. This questionnaire has been reproduced with permission of the International Association for the Study of Pain® (IASP®). The questionnaire may not be reproduced for any other purpose without permission.

Principles of Neuropathic Pain Assessment and Management
November 2011

wwwAAFPleaminglink.org

AMERICAN ACADEMY OF FAMILY PHYSICIANS

図 3　Douleur Neuropathique 4 Questions（DN4）
〔Bouhassira D, et al：Comparison of pain syndromes associated with nervous or somatic lesions and development of a new neuropathic pain diagnostic questionnaire（DN4）. Pain **114**：29-36, 2005〕

g　Pain Quality Assessment Scale（PQAS）[9)]

痛みの質と神経障害性疼痛の程度を評価する NPS に，新たな 20 項目を追加して作られたスケールである．PQAS は神経障害性疼痛の評価と侵害受容性疼痛の痛み強度の評価に有用となっており，治療薬の選択に際して有益である[10)]．

h　McGill Pain Questionnaire（MPQ）：マクギル（マギル）の疼痛質問表

「痛みを表現する言葉」のなかから適切なものを選択し，痛みを表現する感覚・情動などの 102 種類の言葉から患者の選択した言葉を総ランク数，選択した言葉の数，痛みの程度の 3 つについて分析する，質的・量的に多様性をもった総合的質問紙法である[11)]．痛みに関しては痛みの場所，性質，時間的変化，強さの 4 項目に分けて評価が可能であり，MPQ 日本語版は信頼性と妥当性があることが確認されている[12,13)]（図 5a）[12)]．MPQ 日本語版は

1. Please use the scale below to tell us how intense your pain is. Place an "X" through the number that best describes the intensity of your pain.

No pain | 0 1 2 3 4 5 6 7 8 9 10 | The most intense pain sensation imaginable

2. Please use the scale below to tell us how sharp your pain feels. Words used to describe "sharp" feelings include "like a knife," "like a spike," "jabbing," or "like jolts."

Not sharp | 0 1 2 3 4 5 6 7 8 9 10 | The most sharp sensation imaginable ("like a knife")

3. Please use the scale below to tell us how hot your pain feels. Words used to describe very hot pain include "burning" and "on fire."

Not hot | 0 1 2 3 4 5 6 7 8 9 10 | The most hot sensation imaginable ("on fire")

4. Please use the scale below to tell us how dull your pain feels. Words used to describe very dull pain include "like a dull toothache," "dull pain," "aching" and "like a bruise."

Not dull | 0 1 2 3 4 5 6 7 8 9 10 | The most dull sensation imaginable

5. Please use the scale below to tell us how cold your pain feels. Words used to describe very cold pain include "like ice," and "freezing."

Not cold | 0 1 2 3 4 5 6 7 8 9 10 | The most cold sensation imaginable ("freezing")

6. Please use the scale below to tell us how sensitive your skin is to light touch or clothing. Words used to describe sensitive skin include "like sunburned skin" and "raw skin."

Not sensitive | 0 1 2 3 4 5 6 7 8 9 10 | The most sensitive sensation imaginable ("raw skin")

7. Please use the scale below to tell us how itchy your pain feels. Words used to describe itchy pain include "like poison oak" and "like a mosquito bite."

Not itchy | 0 1 2 3 4 5 6 7 8 9 10 | The most itchy sensation imaginable ("like poison oak")

8. Which of the following best describes the time quality of your pain? Please check only one answer.

(   ) I feel a background pain all of the time and occasional flare-ups (break-through pain) some of the time.

　　　　Describe the background pain:_____

　　　　Describe the flare-up (break-through) pain:_____

(   ) I feel a single type of pain all the time. Describe this pain:_____

(   ) I feel a single type of pain only sometimes. Other times, I am pain free.

　　　　Describe this occasional pain:_____

9. Now that you have told us the different physical aspects of your pain, the different types of sensations, we want you to tell us overall how unpleasant your pain is to you. Words used to describe very unpleasant pain include "miserable" and "intolerable." Remember, pain can have a low intensity, but still feel extremely unpleasant, and some kinds of pain can have a high intensity but be very tolerable. With this scale, please tell us how unpleasant your pain feels.

Not unpleasant | 0 1 2 3 4 5 6 7 8 9 10 | The most unpleasant sensation imaginable ("intolerable")

10. Lastly, we want you to give us an estimate of the severity of your deep versus surface pain. We want you to rate each location of pain separately. We realize that it can be difficult to make these estimates, and most likely it will be a "best guess," but please give us your best estimate.

HOW INTENSE IS YOUR *DEEP* PAIN?

No deep pain | 0 1 2 3 4 5 6 7 8 9 10 | The most intense deep pain sensation imaginable

HOW INTENSE IS YOUR *SURFACE* PAIN?

No surface pain | 0 1 2 3 4 5 6 7 8 9 10 | The most intense surface pain sensation imaginable

図 4　Neuropathic Pain Scale（NPS）
（Galer BS, et al：Development and preliminary validation of a pain measure specific to neuropathic pain：the Neuropathic Pain Scale. Neurology **48**：332-338, 1997）

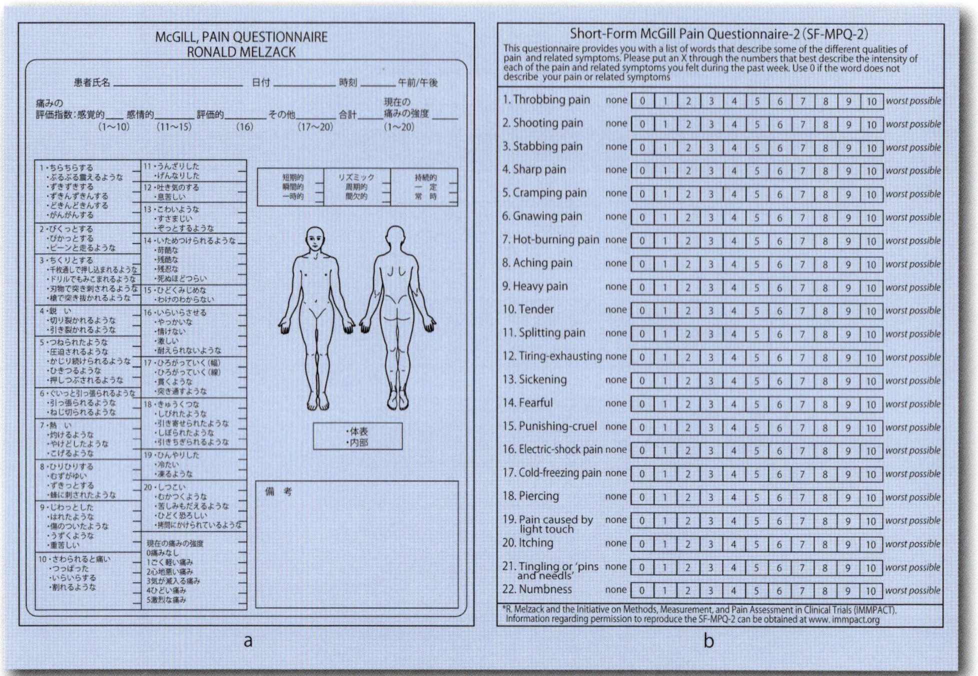
McGILL, PAIN QUESTIONNAIRE
RONALD MELZACK

患者氏名＿＿＿＿ 日付＿＿＿＿ 時刻＿＿＿＿ 午前/午後

痛みの評価指数：感覚的＿＿（1～10） 感情的＿＿（11～15） 評価的＿＿（16） その他＿＿（17～20） 合計＿＿ 現在の痛みの強度＿＿（1～20）

1・ちらちらする ・ぶるぶる震えるような ・ずきずきする ・ずきんずきんする ・どきんどきんする ・がんがんする
2・びくっとする ・びかっとする ・ビーンと走るような
3・ちくりとする ・千枚通しで押し込まれるような ・ドリルでもみこまれるような ・刃物で突き刺されるような ・槍で突き抜かれるような
4・鋭い ・切り裂かれるような ・引き裂かれるような
5・つねられたような ・圧迫されるような ・かじり続けられるような ・ひきつるような ・押しつぶされるような
6・ぐいっと引っ張られるような ・引っ張られるような ・ねじ切られるような
7・熱い ・灼けるような ・やけどしたような ・こげるような
8・ひりひりする ・むずがゆい ・ずきっとする ・蜂に刺されたような
9・じわっとした ・はれたような ・傷のついたような ・うずくような ・重苦しい
10・さわられると痛い ・つっぱった ・いらいらする ・割れるような
11・うんざりした ・げんなりした
12・吐き気のする ・息苦しい
13・こわいような ・すさまじい ・ぞっとするような
14・いためつけられるような ・苛酷な ・残酷な ・残忍な ・死ぬほどつらい
15・ひどくみじめな ・わけのわからない
16・いらいらさせる ・やっかいな ・情けない ・激しい ・耐えられないような
17・ひろがっていく（幅） ・ひろがっていく（線） ・貫くような ・突き通すような
18・きゅうくつな ・しびれたような ・引き寄せられたような ・しぼられたような ・引きちぎられるような
19・ひんやりした ・冷たい ・凍るような
20・しつこい ・むかつくような ・苦しみもだえるような ・ひどく恐ろしい ・拷問にかけられているような

現在の痛みの強度 0痛みなし 1ごく軽い痛み 2心地悪い痛み 3気が滅入る痛み 4ひどい痛み 5激烈な痛み

短期的 瞬間的 一時的 ／ リズミック 周期的 間欠的 ／ 持続的 一定 常時

・体表 ・内部

備考

a

Short-Form McGill Pain Questionnaire-2 (SF-MPQ-2)

This questionnaire provides you with a list of words that describe some of the different qualities of pain and related symptoms. Please put an X through the numbers that best describe the intensity of each of the pain and related symptoms you felt during the past week. Use 0 if the word does not describe your pain or related symptoms

1. Throbbing pain	none	0	1	2	3	4	5	6	7	8	9	10	worst possible
2. Shooting pain	none	0	1	2	3	4	5	6	7	8	9	10	worst possible
3. Stabbing pain	none	0	1	2	3	4	5	6	7	8	9	10	worst possible
4. Sharp pain	none	0	1	2	3	4	5	6	7	8	9	10	worst possible
5. Cramping pain	none	0	1	2	3	4	5	6	7	8	9	10	worst possible
6. Gnawing pain	none	0	1	2	3	4	5	6	7	8	9	10	worst possible
7. Hot-burning pain	none	0	1	2	3	4	5	6	7	8	9	10	worst possible
8. Aching pain	none	0	1	2	3	4	5	6	7	8	9	10	worst possible
9. Heavy pain	none	0	1	2	3	4	5	6	7	8	9	10	worst possible
10. Tender	none	0	1	2	3	4	5	6	7	8	9	10	worst possible
11. Splitting pain	none	0	1	2	3	4	5	6	7	8	9	10	worst possible
12. Tiring-exhausting	none	0	1	2	3	4	5	6	7	8	9	10	worst possible
13. Sickening	none	0	1	2	3	4	5	6	7	8	9	10	worst possible
14. Fearful	none	0	1	2	3	4	5	6	7	8	9	10	worst possible
15. Punishing-cruel	none	0	1	2	3	4	5	6	7	8	9	10	worst possible
16. Electric-shock pain	none	0	1	2	3	4	5	6	7	8	9	10	worst possible
17. Cold-freezing pain	none	0	1	2	3	4	5	6	7	8	9	10	worst possible
18. Piercing	none	0	1	2	3	4	5	6	7	8	9	10	worst possible
19. Pain caused by light touch	none	0	1	2	3	4	5	6	7	8	9	10	worst possible
20. Itching	none	0	1	2	3	4	5	6	7	8	9	10	worst possible
21. Tingling or 'pins and needls'	none	0	1	2	3	4	5	6	7	8	9	10	worst possible
22. Numbness	none	0	1	2	3	4	5	6	7	8	9	10	worst possible

*R. Melzack and the Initiative on Methods, Measurement, and Pain Assessment in Clinical Trials (IMMPACT). Information regarding permission to reproduce the SF-MPQ-2 can be obtained at www. immpact.org

b

図 5 McGill Pain Questionnaire（MPQ）日本語版（a）と SF-MPQ-2（b）
〔長谷川守，ほか：日本語版 McGill Pain Questionnaire の信頼性と妥当性の検討．Pain Res **10**：172, 1995, Dworkin RH, et al：Development and initial validation of an expanded and revised version of the Short-form McGill Pain Questionnaire（SF-MPQ-2）. Pain **144**：35-42, 2009〕

感覚，情動，評価の 3 側面について合計 16 項目からなり，それぞれ 5 段階の痛みの強度を示す言葉が含まれている．

MPQ の「疼痛の程度」は VAS と相関する点で有用であるが，記入時間の平均は 20 分程度と時間がかかる欠点もみられるため，簡易な short form-MPQ（SF-MPQ）や short form-MPQ-2（SF-MPQ-2）（**図 5b**）[14] を使用することが多い[14,15]．SF-MPQ-2 は痛みの質的評価に重点をおいて作成されており，組み合わされている VAS と併せて，迅速かつ簡便な総合評価ができる．

i Roland-Morris Disability Questionnaire（RMDQ）

近年，平均寿命の延伸に伴い慢性疾患の罹患者数が増加し，治療の目標が生存期間よりも生活の質（QOL）の向上になったこと，また医療が医師中心から患者中心となったことから，治癒よりも QOL の向上のほうが重要であるという健康観の変化が生じている．これを受け，患者の立場に立って作成された疾患特異的な Roland-Morris Disability Questionnaire（RMDQ）が作成された[16]．RMDQ は腰痛患者の疾患特異的な評価法であり，計量心理学的にも有用性が認められている．本法の日本語版は日本人の腰痛患者の疾患特異的評価方法として十分な信頼性があり[17]，整形外科医との情報交換に有用な手段である．

文献

1) Freynhagen R, et al：painDETECT：a new screening questionnaire to identify neuropathic components in patients with back pain. Curr Med Res Opin **22**：1911-1920, 2006
2) Matsubayashi Y, et al：Validity and reliability of the Japanese version of the painDETECT questionnaire：a Multicenter observational study. PLoS ONE **8**：e68013, 2013
3) Bennett M：the LANSS Pain Scale：The Leeds assessment of neuropathic symptoms and signs. Pain **92**：147-157, 2001
4) Tampin B, et al：Identification of neuropathic pain in patients with neck/upper limb pain：application of a grading system and screening tools. Pain **154**：2813-2822, 2013
5) 小川節郎：痛みの診断．神経障害性疼痛診療ガイドブック，小川節郎（編），南山堂，東京，pp30-34，2010
6) Bouhassira D, et al：Comparison of pain syndromes associated with nervous or somatic lesions and development of a new neuropathic pain diagnostic questionnaire（DN4）. Pain **114**：29-36, 2005
7) Galer BS, et al：Development and preliminary validation of a pain measure specific to neuropathic pain：the Neuropathic Pain Scale. Neurology **48**：332-338, 1997
8) Jensen MP, et al：The validity of the neuropathic pain scale for assessing diabetic neuropathic pain in a clinical trial. Clin J Pain **22**：97-103, 2006
9) Bennett MI, et al：Can pain be more or less neuropathic? Comparison of symptom assessment tools with ratings of certainty by clinicians. Pain **122**：289-294, 2006
10) Jensen MP, et al：The pain quality assessment scale：assessment of pain quality in carpal tunnel syndrome. J Pain **11**：823-832, 2006
11) Melzack R：The McGill Pain Questionnaire：major properties and scoring methods. Pain **1**：277-299, 1975
12) 長谷川守，ほか：日本語版 McGill Pain Questionnaire の信頼性と妥当性の検討．Pain Res **10**：172，1995
13) 熊沢孝朗，ほか：付録 痛みの表現語．標準 痛みの用語集，日本疼痛学会，ほか（編），南江堂，東京，pp250-260，1999
14) Dworkin RH, et al：Development and initial validation of an expanded and revised version of the Short-form McGill Pain Questionnaire（SF-MPQ-2）. Pain **144**：35-42, 2009
15) Melzack R：The short-form Mcgill pain questionnaire. Pain **30**：191-197, 1987
16) Roland M, et al：A study of the natural history of back pain. Part I：development of a reliable and sensitive measure of disability in low-back pain. Spine **8**：141-144, 1983
17) Fujiwara A, et al：Association of the Japanese Orthopaedic Association score with the Oswestry Disability Index, Roland-Morris Disability Questionnaire, and short-form 36. Spine **28**：1601-1607, 2003

I. 総論

E. 痛みの診断・評価法

3 知覚・痛覚定量分析装置を用いた痛みの強さの評価法

有田英子

> 知覚・痛覚定量分析装置（Pain Vision™ PS-2100，ニプロ株式会社，大阪）を用いて，患者の皮膚に電気刺激による痛みを伴わない異種感覚を与え，患者がもつ痛みと比較させることにより，痛みの強さを定量的に測定・評価する方法を示す[1,2]．これにより，患者の痛みの強さを測定する手段が増え，患者がもつ痛みをより詳細に評価できるようになった．Pain Vision™ を用いた痛みの強さの定量的測定について，測定原理，測定機器，測定法を中心に述べる．

1 Pain Vision™ による痛み定量の原理

　患者がもつ痛みの強さを，痛みを伴わない電気刺激による感覚の大きさと比較し，痛みに対応する感覚の大きさを刺激電流値として定量化する．すなわち，皮膚に痛みを発生させないパルス状電流波を与え，刺激量を漸増させながら痛みと刺激感覚の大きさを比較する．

　痛みの大きさに相当する感覚を与えた電流値を，痛み対応電流値と定義する．一方，患者の電気刺激に対する閾値（増大する電気刺激を最初に感じた値）を電流知覚閾値（最小感知電流値）と定義する．電流知覚閾値を設定する理由は，電極と皮下の神経系との相対的位置や，それを感覚として脳内で認知する際の個人差によるばらつきを消去するためである．このようにして得られた痛み対応電流値と電流知覚閾値より，痛みの大きさを表す指標を定義する．

> 痛み度＝100×（痛み対応電流値－電流知覚閾値）/電流知覚閾値

　すなわち痛み度は，患者がもつ痛みに相当する電流感覚が，電流閾値に対してどれだけ増加したかを規格化して表現したものである．

2 Pain Vision™ による痛みの強さの測定法

a 刺激電流

　患者に与える刺激電流は，パルス状電流（50 Hz，0〜150 μArms，パルス幅 0.3 ms）で，単なる矩形波ではなく先端の尖った微分波状となっている．知覚神経線維には Aβ 線維，Aδ 線維，C 線維があり，不応期の違いから最適刺激周波数が異なる[3]．本装置に使用されている周波数では，主として Aβ 線維，一部 Aδ 線維が刺激される．さらに，矩形波を先

端の尖った波形にしてあることで効率よくAβ線維を刺激することができる．Aβ線維は触覚・圧覚を司る知覚神経線維であるので，患者に痛みを与えず異種感覚を与えることに成功している．

b 装着する電極と装着部位

前腕内側の，肘窩中央と手首中央を結んだ線の中点で内側1 cmのところに遠位側の電極が位置するように，ディスポ電極 EL–BAND™（ニプロ株式会社，大阪）を装着する（図1）．前腕内側を選択する理由は，①体毛が比較的少ない，②平坦である，③刺激による筋収縮が起こらない，④汗腺が少ない，である．ただし，前腕内側に疼痛がある，あるいは皮膚に異常がある場合などはほかの部位に装着する．1人の患者において経時的に測定する際には，装着部位を変えない．

c 実際の測定法

ソフトウェア内蔵のパーソナルコンピュータ，Pain Vision™本体，プリンタ，ディスポ電極およびハンドスイッチを接続する（図2）．コンピュータの画面（図3）を立ち上げる．通常，最小感知電流（電流知覚閾値）上昇時間は60秒，痛み対応電流上昇時間は30秒，上昇電流リミット設定は256 μAとする．患者のデータを登録し，ディスポ電極を患者の皮膚に装着する．

図4に示すように，スタートボタンにより刺激電流を0から徐々に増大させ，患者が電気刺激の存在を初めて感知したとき，ハンドスイッチを押させる．これを3回繰り返し，電流知覚閾値（最小感知電流値）の平均値を得る．次いで，刺激電流を0から次第に増大させ，患者がもつ痛みと電気刺激の平衡を感知したとき，あるいは患者の注意が自分のもつ痛みから電極部に移動したときにハンドスイッチを押させる．3回繰り返し，平均値を得て痛み対応電流値とする．いずれの測定値も安定するまで練習を繰り返させる．既存の測定値をキャンセルして，測定をやり直すことができるようになっている．

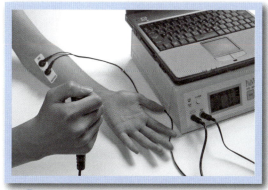

図1 電極の装着部位
前腕内側の，肘窩中央と手首中央を結んだ線の中点で内側1 cmのところに遠位側の電極が位置するように，ディスポ電極 EL–BAND™を装着する．刺激を感じた時点，あるいは痛みと同じ刺激になった時点で，被験者にハンドスイッチを押させる．

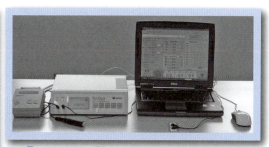

図2 Pain Vision™本体（中央），プリンタ（左）とコンピュータ（右）
ディスポ電極とハンドスイッチが本体に接続されている．

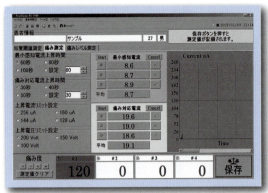

図3 痛み度測定時に使用するコンピュータ画面
最小感知電流値（電流知覚閾値），痛み対応電流値，痛み度が表示される．

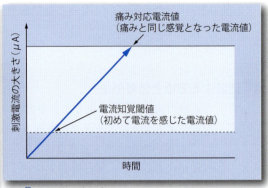

図4 電流値の読み方
刺激電流の大きさを増加させていき，初めて電流を感じた電流値が電流知覚閾値（最小感知電流値），痛みと同じ感覚となった電流値が痛み対応電流値である．

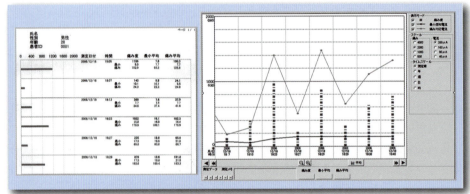

図5 コンピュータに記録された測定結果
グラフ表示ができる．

　これらの値がp.110の式に当てはめられ，コンピュータが痛み度を算出する．図3には，ある被験者における電流知覚閾値（最小感知電流値）と痛み対応電流値の測定結果，および算出された痛み度が表示されている．この場合の痛み度は120である．痛み度は，数が多いほど痛みが強く，0に近いほど痛みが弱い．これらの測定結果は，プリンタに出力，あるいはコンピュータ内に保存（図5）する．コンピュータでは，グラフ表示も可能である．

3　痛み度の活用法

　日本全国29施設による共同研究[4]で1,052症例の慢性痛患者に治療を行い，その前後でvisual analogue scale（VAS）と痛み度を測定した．その結果を中央値で示すと，VASは治療前50，治療後26，痛み度は治療前141，治療後60.7であった．これらの結果と患者のデータを比較することにより，患者の痛みの強さに対する評価が容易になる．また，VASと痛み度の乖離があれば，痛みにおける心理的影響などを推測することが可能となる．

文献

1) 嶋津秀昭,ほか:電気刺激を利用した痛み定量計測法の開発と実験的痛みによる評価.生体医工学 **43**:117-123,2005
2) 有田英子,ほか:痛みの客観的測定法:Pain Vision.ペインクリニック **29**:115-122,2008
3) Katims JJ:Electrodiagnostic functional sensory evaluation of the patient with pain:A review of the neuroselective current perception threshold and pain tolerance threshold. Pain Digest **8**:219-230,1998
4) Arita H, et al:A study of changes in pain using a new pain intensity measurement method for pain treatment. 13th World Congress on Pain 2010, pp83, 2010

Ⅰ. 総論

E. 痛みの診断・評価法

4 ドラッグチャレンジテスト

加藤　実

> プレガバリン，トラマドールの登場を契機に，「痛みの機序に基づいた痛み治療」という考え方は急速に定着しつつある．ドラッグチャレンジテストは，バルビツレートであるチアミラール，NMDA 受容体拮抗薬であるケタミン，Na チャネル遮断薬であるリドカイン，オピオイドであるモルヒネ，$α_2$受容体拮抗薬であるフェントラミンなどの薬物を用いて，それぞれの薬理学的機序から推定し，機序に基づいた治療法を選択するための補助検査である．

1 背景

「難治性慢性痛患者に対する適切な痛みの治療法を見出すためには，痛みの機序に基づいた痛み治療が必要である」との考えに基づいて開始されたドラッグチャレンジテスト（drug challenge test：DCT）がわが国に紹介されて，約 20 年が過ぎた．

今日，プレガバリン，トラマドールの登場を契機に，「痛みの機序に基づいた痛み治療」という考え方が定着し，日常臨床の痛み治療においてもこの考えに基づいてこれらの薬を選択する時代が到来した．

2 用いられる代表的な薬物

a ▎バルビツレート

1）概要

中枢性あるいは心因性機序の関与の有無を調べるバルビツレートは，$GABA_A$ 受容体に結合し，クロールイオン依存性のシナプス後抑制系を増強する．

バルビツレートは心因痛の補助診断の 1 つとして紹介され，さらに慢性痛患者を対象に器質性と心因性の疼痛機序の判別に有用であるとの報告がなされた[1]．その後，バルビツレート静脈内投与後に問診と行動変化の観察を行う方法（バルビツレートインタビュー）は，難治性痛の痛みの機序の推定と治療の方向性の決定に，判定が早く，安全，簡便，安価な方法として紹介された．

2）鎮痛に関する薬理作用

バルビツレートの神経障害性疼痛に対する鎮痛作用の主たる作用機序は，$GABA_A$ 受容体に結合し，クロールイオン依存性のシナプス後抑制系を増強すると考えられている．加えて，カイニン酸や NMDA（*N*-methyl-D-aspartic acid）受容体を介した細胞内 Ca 濃度の上昇を遮断する作用，Ca チャネルの抑制作用，脊髄後角における神経伝達物質の放出抑制

作用などが報告されている[2]．

b ケタミン

1）概要
麻酔薬として開発された．強い鎮痛補助薬として，NMDA受容体へのグルタミン酸の結合を強く抑制する作用を有する．麻酔作用を発揮する濃度よりも少ない用量で，正常の神経機能には影響を与えずに神経障害性疼痛を軽減する．2007年1月から麻薬及び向精神薬取締法に基づく麻薬に指定されている．

2）鎮痛に関する薬理作用
ケタミンは，興奮性神経伝達物質の1つであるグルタミン酸が作用する受容体の1つであるNMDA受容体を拮抗させる．その結果，Caイオンの細胞内への流入を阻止することで中枢性感作（central sensitization）を改善させると考えられている．これまで持続静脈内注入，単回静注などの方法で投与され，その鎮痛効果が報告されている[3〜5]．

c リドカイン

1）概要
1950年代から，局所麻酔薬リドカインの全身投与ががん性疼痛や術後痛を軽減するとの報告がなされた．その後，神経障害性疼痛に対するリドカインの全身投与の効果がRCTの形態で検討され，神経障害性疼痛に有用であることが明らかにされた[6]．Naチャネルは末梢神経損傷によって生じた神経腫に発現し，異所性放電を引き起こす．神経障害性疼痛の一部の機序に，テトロドキシン抵抗性で膜電位依存性のNaチャネルが関与している．末梢神経障害後に，過剰興奮と自発放電が神経損傷部位と後根神経節細胞体で生じる．リドカインの全身投与やNaチャネル遮断薬は，この放電を鎮静化させる作用を有する．

2）鎮痛に関する薬理作用
基本的には，Naチャネルに作用し，Naイオンの細胞内への流入を減少または阻止することにより脱分極を防ぎ，活動電位の発生・伝達を抑制する．しかし，神経障害性疼痛に対して鎮痛効果を発揮するリドカイン濃度では，正常な末梢神経の軸索伝導に影響を及ぼさず，知覚および運動障害は生じない．

d モルヒネ
中脳や延髄のμ，κ，δオピオイド受容体を介して下行性疼痛抑制系を賦活することにより鎮痛作用を示す．主として侵害性痛に有効であるが，神経障害性疼痛や難治性痛にも効果があるとされる．

e 交感神経遮断薬
脊髄レベルで交感神経からのカテコラミン放出を抑制させ，交感神経の活動を遮断する．DCTではフェントラミンが使用される．

3　説明と同意

テストを実施する前に，本テストはシングルブラインドであり，薬物投与後に痛みの強さが変化するか否か，また痛みが低下した場合はその程度から痛みの機序の推定と治療法を選択するうえでの情報を得るのが目的であることを説明する．加えて副作用などについて説明し，文書同意を得る．

4　方法

経時的なバイタルサインの測定と患者の様子観察が大切である．なお，テストの際は緊急薬（エフェドリンなど）や気道確保に必要な器具（アンビューバッグなど）を準備する．ベッド上安静臥床とし，静脈路確保する．薬物投与前に現在の痛みの強さを10とすることを説明し，各テスト薬物と同量の生理食塩水を5分間隔各2回投与する．生理食塩水の投与1分後，5分後の痛みの強さを尋ね，副作用の有無を評価する．その後，予定した薬物を5分間隔で計3回投与し同様に評価する．モルヒネの場合，3回目の投与の効果判定後，ナロキソン0.2 mgを投与する．1日1薬物とし，プラセボ効果を除外するため偽薬（各テスト薬物と同量の生理食塩水）を5分間隔で2回投与後，5分間隔で3回テスト薬物を投与する．リドカインのみ単回投与後30分かけて点滴静注する．フェントラミンは1回5 mg（計15 mg），モルヒネは1回3 mg（計9 mg），チアミラール（またはチオペンタール）は1回50 mg（計150 mg），ケタミンは1回5 mg（計15 mg）とする．リドカインは1 mg/kgを投与後，1 mg/kgの量を30分かけて点滴静注（計2 mg/kg）する（図1）[7]．

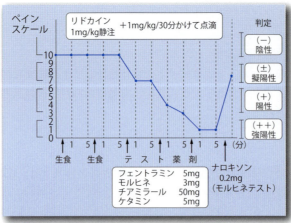

図1　ドラッグチャレンジテストの方法と判定法
(小川節郎：ドラッグチャレンジテストの意義と方法．ペインクリニック 17：587-595, 1996 より改変)

表1 ドラッグチャレンジテスト陽性と対応した治療法一覧

試験薬剤	痛みの発生機序						試験が陽性の場合に行う治療法
	交感神経の関与	中枢性	心因性	神経の異所性異常活動	NMDA受容体の関与	侵害受容性疼痛	
チアミラール		●	●				ペントバルビタールCa内服 脊髄，脳電気刺激療法
フェントラミン	●						交感神経節ブロック 局所静脈内交感神経ブロック
リドカイン				●			リドカイン点滴静注 メキシレチンの内服
ケタミン		●			●		デキストロメトルファンの内服 ケタミン持続点滴療法 脊髄，脳電気刺激療法
モルヒネ						●	リン酸コデイン，モルヒネの内服 知覚神経ブロック 消炎鎮痛薬の内服

〔日本ペインクリニック学会ホームページ（http://www.jspc.gr.jp/gakusei/gakusei_cure_03_04.html）〕

5 判定法

　個々の薬物を投与する前の痛みの強さを10とし，薬物投与後の痛みの強さが軽減した割合で評価する．痛みの強さが0～2となったものを強陽性，3～6となったものを陽性，7～9となったものを偽陽性，10あるいは10を超えたものを陰性とする[7]．

6 判定結果と治療への応用

　チアミラール陽性の場合はペントバルビタールCaの内服，脊髄脳電気刺激療法，心理療法が，フェントラミン陽性の場合は交感神経節ブロック，局所静脈内交感神経ブロックが，リドカイン陽性の場合はリドカイン点滴，メキシレチンの内服が，ケタミン陽性の場合はデキストロメトルファンの内服，ケタミン持続点滴療法，脊髄脳電気刺激療法が，モルヒネ陽性の場合はオピオイドの内服が治療法の選択肢として考えられる（表1）[8]．

7 DCTの限界と問題点

a プロトコール

　DCTの問題点として，第一に被験者はテスト薬物と偽薬の投与される順番について知らされていないが，実施者は初めの2回の投与薬が偽薬であることを知っていること，加え

てテスト薬剤が何であるかを知っているシングルブラインドで実施している点がある．このため，今後，偽薬およびテスト薬剤の投与の順番を一定にせずに無作為にし，かつ実施者にはテスト薬剤の種類を知らせないダブルブラインドの方法で実施することが必要と考えられる[2,3]．第二に，痛みの強さの評価方法についてである．テスト前の痛みの強さの程度を10点とし，「投薬によりどのように変化するかを教えて下さい」との質問形式では，暗黙のうちに痛みが下がることを患者に示唆している可能性が指摘されている[2,4]．このため，偽薬効果を出にくくさせるためには，投薬により痛みの強さは増強する場合と軽減する場合の両方の可能性があることを被験者に説明する必要がある．

b テスト薬物の鎮痛作用以外の作用

個々の各テスト薬物に特有な薬理作用による身体症状が出現することから，患者自身による偽薬とテスト薬物の区別は容易であると思われる．たとえば，フェントラミンでは鼻詰まり，チアミラールでは眠気，モルヒネとケタミンでは気分の変調や眠気，眩暈などが認められる．これらの事実から，テスト薬物は鎮痛作用以外の作用も有しているため，本テストの限界を反映しているものと考えられる．

文献

1) Shoichet RP：Sodium amytal in the diagnosis of chronic pain. Can Psychiatr Assoc J **23**：219-228, 1978
2) Cleland CL, et al：Pentobarbital prevents the development of C-fiber-induced hyperalgesia in the rat. Pain **57**：31-43, 1994
3) Hocking G, et al：Ketamine in chronic pain management：an evidence-based review. Anesth Analg **97**：1730-1739, 2003
4) Kato J, et al：The Effect of Ketamine Infusion on Neuropathic Pain（2nd Report）. Pain Research **10**：105-110, 1995
5) Kato J, et al：Pharmacological tests in 100 patients with intractable pain. Pain Research **14**：89-95, 1999
6) Mao J, et al：Systemic lidocaine for neuropathic pain relief. Pain **87**：7-17, 2000
7) 小川節郎：ドラッグチャレンジテストの意義と方法．ペインクリニック **17**：587-595, 1996
8) 日本ペインクリニック学会ホームページ（http://www.jspc.gr.jp/gakusei/gakusei_cure_03_04.html）

Ⅰ．総論

E．痛みの診断・評価法

5 痛みの電気生理学的検査

井関雅子

> おもな電気生理学的検査には，知覚神経・運動神経伝導検査，筋電図検査，体性感覚誘発電位（末梢刺激，脊髄刺激）検査がある．
> 痛みそのものを評価する検査ではなく，有痛疾患における神経障害の有無や程度，部位診断，さらに筋原性，神経原性の鑑別に使用される．

1　検査を依頼する前に

　神経障害が疑われる有痛疾患に関して検査を依頼する場合には，神経伝導検査と筋電図検査の組み合わせが有用である．また，急性発症の場合には，回復の見込みも含めて，神経機能の評価のために経時的な測定が必要な場合もある．
　したがって，何を目的として検査を依頼しているかをしっかりと伝えることで，検査のポイントが明らかになり，得られる情報も的確となる．さらに，筋電図検査において，末梢神経機能の診断には針筋電図が適応であるため，検査に痛みを伴うことを患者に伝えておく必要がある．なお，通常の神経伝導検査や体性感覚誘発電位検査でも，電極装着や微少電流刺激により痛みやしびれを訴える患者もいるため，有痛患者に対してこのような検査を施行する際には，十分なインフォームドコンセントも必要である．

2　末梢神経の構造と神経損傷の種類

　末梢神経は，脊髄前角細胞から活動電位を発生する運動神経線維と，感覚受容器から活動電位を発生する感覚神経線維に分類されるが，皮膚表在性の末梢神経のほとんどは，混合線維として両者が走行している．
　神経上膜は末梢神経の結合織最外部にあり，脊髄神経根硬膜に連なる．神経周膜は各神経束を囲み，神経内膜は個々の軸索を覆う．有髄線維は，個々の軸索が固有のSchwann細胞に囲まれ，Schwann細胞間には，Ranvier絞輪という髄鞘のない部分がある．無髄線維では，何本かの軸索が1個のSchwann細胞を共有している（**図1**）[1]．
　末梢神経損傷の程度によって**表1**のように分類され，予想される予後も異なる[2]．

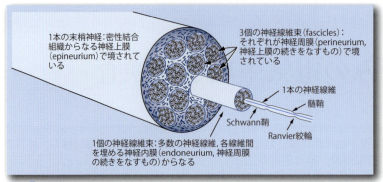

図1 末梢神経の構造
〔リープマン神経解剖学,第2版,山内昭雄(訳),メディカル・サイエンス・インターナショナル,東京,pp2,1996〕

表1 神経損傷の程度と病態

	病態	予後
神経遮断	軸索の器質性変化なし.伝導遮断(脱髄を伴う伝導遮断では再有髄化とともに回復)	Saturday night palsyなど数週間で回復
軸索切断	末梢軸索にWaller変性,軸索は神経上膜に沿い1〜3mm/日で再生.発症直後は障害部位に限局した神経遮断のみで伝導異常なし.数日〜10日で末梢部の興奮性低下	回復は神経の長短に左右.通常はほぼ回復
神経切断I型	神経周膜と上膜の構造は正常.軸索と周囲組織の破壊.再生は軸索切断より不完全.病的共同運動が認められることあり	神経再生は不完全
神経切断II型	神経周膜の損傷,神経は肉眼的につながっている.神経再生の方向がまちまち	神経再生は不完全 神経腫発生
神経切断III型	神経が完全に切断	神経縫合や移植の検討 神経腫発生

注:本来外傷による神経病変を対象としているが,圧迫や絞扼性神経障害の重症度診断にも用いられている.

3 神経伝導検査[3〜5]

a 目的と特徴

　　　　　末梢神経の障害を調べる検査であり,神経の損傷状態をある程度定量的に測定できる.本検査で測定可能な神経は,有髄神経のなかでも径が太く伝導速度の速い線維に限定されており,伝導速度が50〜70m/秒の運動神経と筋紡錘または腱紡錘由来の感覚神経が該当する.20m/秒の有髄Aδ線維(温痛覚)や,1〜2m/秒の無髄C線維(温痛覚および節後自律神経)の異常は検出できない.

　　　臨床的には,正中神経障害(手根管症候群,円回内筋症候群,前骨間神経症候群,腕神経叢炎),尺骨神経障害(肘部管症候群,Guyon管症候群),橈骨神経障害〔Saturday night palsy(土曜日の夜の麻痺),松葉杖麻痺,後骨間神経症候群,手錠麻痺〕,腕神経障害(腕神経損傷,分娩麻痺,リュックサック麻痺,胸郭出口症候群),下肢麻痺(下垂足の鑑別,ダッシュボード損傷,後足根症候群,腰神経損傷や大腿神経障害,脊柱管狭窄症),そのほかに末梢神経に脱髄や変性が発生する疾患,筋疾患の鑑別などに用いられる.

5. 痛みの電気生理学的検査

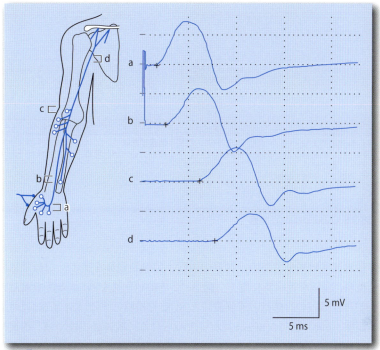

図2　正中神経の運動神経伝導検査
刺激部位は手掌（a），手関節（b），肘関節（c），腋窩（d）とし，複合筋活動電位
を母指球に配置した表面電極より記録する．
（木村　淳, ほか：神経伝導検査と筋電図を学ぶ人のために，第2版，医学書院，東京，2010）

b ▌運動神経伝導速度（motor nerve conduction velocity：MCV）

　末梢神経の一部に電気刺激を加え，支配筋の誘発電位反応である複合筋活動電位〔M波あるいはcompound muscle action potential（CMAP）〕を導出し，運動神経から筋肉に至るまでの異常の有無を検査する．方法としては，末梢神経幹上に刺激電極を当て，陰極を神経の遠位側に，陽極が近位端になるようにして刺激する．記録電極は，筋肉の筋腹中央と腱の2ヵ所に置く（図2）[4]．

　M波が立ち上がるまでの時間を潜時（神経伝導，神経接合部伝導，筋興奮時間の3成分から構成）という．MCV（m/秒）は，同一神経幹上の近位部と遠位部を刺激して，「刺激電極と記録電極間の距離（mm）/近位潜時と遠位潜時との差（msec）」から求められる．M波における，振幅，持続時間，潜時，時間的分散（M波の多相性），伝導ブロックから，神経障害を評価する．軸索変性では，振幅の低下，脱髄により潜時の遅延と伝導速度の低下が生じる．時間的分散は，一部の神経線維の脱髄による．脱髄が重度になると伝導ブロックが生じる．病態別変化を図3に示す．

c ▌感覚神経伝導速度（sensory nerve conduction velocity：SCV）

　感覚神経の一部を電気刺激して，同一神経上の他部位から感覚神経活動電位（sensory nerve action potential：SNAP）を記録する検査である．方法として，末梢側で刺激して中枢側で記録する順行性伝導検査と，中枢側で刺激して末梢側で記録する逆行性伝導検査があ

I．総論　E．痛みの診断・評価法

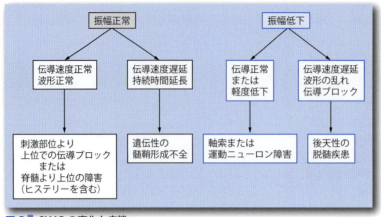

図3　CMAPの変化と病態

るが，伝導速度は同じである．神経の走行上に刺激電極を当て，記録電極の陰極は刺激電極の近位側，陽極を遠位側に置く（**図4**）[4]．MCVと異なり，2ヵ所で刺激を行う必要はない．末梢神経障害の有無は，遠位潜時とSCVを指標とする．SCVは，「刺激電極と記録電極間の距離（mm）/潜時（msec）」から求められる．腕神経損傷では，後根神経節より中枢側での引き抜き（節前）では，重度の感覚障害と運動麻痺があるにもかかわらず，支配領域のSNAPは正常である．節後損傷では，軸索変性のためSNAPは導出されない．

d インチング法

絞扼の部位を同定するために，CMAPとSNAPに関して，病変部を挟み複数の部位で刺激と測定を行う方法である．

4 筋電図検査[3〜5]

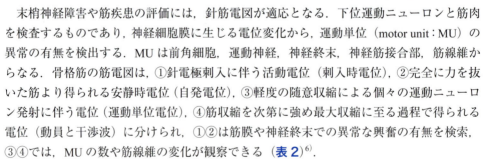

末梢神経障害や筋疾患の評価には，針筋電図が適応となる．下位運動ニューロンと筋肉を検査するものであり，神経細胞膜に生じる電位変化から，運動単位（motor unit：MU）の異常の有無を検出する．MUは前角細胞，運動神経，神経終末，神経筋接合部，筋線維からなる．骨格筋の筋電図は，①針電極刺入に伴う活動電位（刺入時電位），②完全に力を抜いた筋より得られる安静時電位（自発電位），③軽度の随意収縮による個々の運動ニューロン発射に伴う電位（運動単位電位），④筋収縮を次第に強め最大収縮に至る過程で得られる電位（動員と干渉波）に分けられ，①②は筋膜や神経終末での異常な興奮の有無を検索，③④では，MUの数や筋線維の変化が観察できる（**表2**）[6]．

軸索変性や脱髄により，変性・再生初期は，伝導不能または不安定となりMU電位は多相性で小さく，軽度のミオパチーとの鑑別は困難であり，1ヵ月後に軸索からの再支配が始まると著しい多相性となる．数ヵ月すると振幅が高くなり，巨大なMU電位の発生を経て，その後ばらつきも改善される．

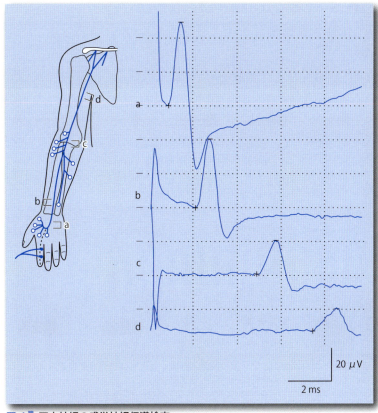

図4 正中神経の感覚神経伝導検査
刺激部位は手掌（a），手関節（b），肘関節（c），腋窩（d）で，第Ⅱ指に巻き付けた一対の環状電極より逆行性感覚電位を記録する．
(木村 淳，ほか：神経伝導検査と筋電図を学ぶ人のために，第2版，医学書院，東京，2010)

5 その他

a 体性感覚誘発電位

末梢神経から脊髄後索，内側毛帯から視床を経て，大脳皮質感覚野までの電気現象を反映しており，その経路における神経障害の部位診が可能である．

b 知覚電流閾値測定装置（ニューロメーター™*）

Aβ線維，Aδ線維，C線維の神経刺激に該当するとされている2000 Hz，250 Hz，5 Hzの3周波数の電気刺激により得られた知覚電流閾値（current perception threshold：CPT）から，3つの知覚神経の機能を定量評価する機器であり，知覚伝導速度では評価ができない無髄線維であるAδ線維，C線維の神経機能を知覚低下，正常，過敏に3分類することができる．

*：2014年12月で本邦での販売は中止．

I．総論　E．痛みの診断・評価法

表2　下位，上位運動ニューロン疾患および筋原性疾患の筋電図所見

	疾患　筋電図	正常	神経原性疾患		筋原性疾患		
			下位運動ニューロン疾患	上位運動ニューロン疾患	ミオパチー	ミオトニー疾患	多発性筋炎
1	刺入時電位	正常	増大	正常	正常	ミオトニー放電	増大
2	安静時電位	—	線維自発電位　陽性波	—	（疾患によっては）線維自発電位　陽性波		線維自発電位　陽性波
3	運動単位電位	0.5〜1.0 mV　5〜10 ms	運動単位電位の増大　不十分な漸増	正常	運動単位電位の縮小　早期漸増	ミオトニー放電	運動単位電位の縮小　早期漸増
4	干渉波	十分	高頻度発射	低頻度発射	十分　低振幅	十分　低振幅	十分　低振幅

刺入時電位は下位運動ニューロン疾患および一部の筋原性疾患，たとえば多発性筋炎で増大し，ミオトニーではミオトニー放電が認められる．それぞれ各範疇の代表的な所見を示す．
(Kimura J：Electrodiagnosis in diseases of nerve and muscle. principles and practice. 3rd ed, Oxford University Press, New York, 2001 より改変)

文献

1) リープマン神経解剖学，第2版，山内昭雄（訳），メディカル・サイエンス・インターナショナル，東京，pp2，1996
2) Seddon HJ：Surgical disorders of the peripheral nerves, 2nd ed, Churchill Livingstone, Edinburgh, 1975
3) 栢森良二：神経伝導検査テキスト，医歯薬出版株式会社，東京，2012
4) 木村　淳，ほか：神経伝導検査と筋電図を学ぶ人のために，第2版，医学書院，東京，2010
5) 木村彰男：神経系の電気生理学的検査―体性感覚誘発電位（SEP）を中心に―．日臨麻会誌 **8**：11-21，1988
6) Kimura J：Electrodiagnosis in disease of nerve and muscle. principles and practice. 3rd ed, Oxford University Press, New York, 2001

Ⅰ．総論

E．痛みの診断・評価法

6 痛みの心理学的検査

濵口孝幸・北原雅樹

> 慢性痛の発症や維持には心理学的・社会学的因子がしばしば重要な役割を有し，より包括的な生物心理社会モデルで考える必要があるため，心理社会的な評価をすることは重要である．質問表を用いた検査法は簡便で，時間的制約の多い日常診療では有用だが，あくまで補助的な道具でしかない．
> 専門的な知識・技術に基づき十分に時間をかけた精緻な診察が最終的には不可欠であり，場合によっては専門家の介入を検討しながら日々の診療を行うことが必須である．

1 生物心理社会モデル

　国際疼痛学会（International Association for the Study of Pain：IASP）では，痛みを「実際に何らかの組織損傷が起こったとき，または組織損傷を起こす可能性があるとき，あるいはそのような損傷の際に表現される不快な感覚・情動体験」[1]と定義している．つまり，痛みというのは各個人の主観的な感覚・体験であり，他者からは"痛み行動"（痛みにより誘発されている行動．たとえば，痛いと言う，仕事を休むなど）として認識されることしかできない[2]．

　一般に整形外科，内科，外科などの身体科では，痛みには生物医学的原因（たとえば転倒による骨折やイレウスなど）が必ず存在し，それを排除できれば痛みも治療でき，機能不全の改善につながるという生物医学モデルに当てはめて診療を進めることが可能である．しかし，慢性痛（特に難治例）においては痛みに組織損傷が関与していないことがしばしばみられ，生物学的因子に加え，心理学的因子，社会学的因子が複雑に絡み合い痛みとなって表出している場合が多く，生物心理社会モデル（図1）で考える必要がある．

　慢性痛患者に特徴的な心理学的要因として，破局化思考（catastrophizing）や恐怖−回避モデルといった認知異常が関与している．破局化思考とは「現実的に予想される痛みに対して否定的な認識を過剰にもつこと」と定義され，痛みへの過剰な心配や恐怖などをもつことで，痛みの感覚に集中し，痛みに関する考えに没頭してしまい，それが自分のなかでどうしようもなく大きくなる．破局化思考はそれ単独で痛み強度や痛みによる障害，精神的苦痛に関与している[3]．恐怖−回避モデルとは，「痛み体験が深刻な問題ではないかと悲観的な解釈をし，痛みを増強させるような行動を回避するようになること」である．それにより活動度が低下し，不動化につながり，痛みの悪循環に陥ってしまう[4]．

　社会的因子としては，労災認定を受けるためや家事労働を減らすためなど疾病利得がある場合，家族や地域，人種などの問題が存在する場合がある．痛みがあることが社会的に重要な意味をもち，慢性痛を難治化させる一因となっていることもある．

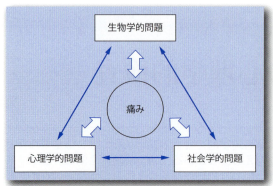

図1 痛みの生物心理社会モデル

　このように慢性痛患者を痛みそのものだけで評価するのは不可能であり，生物心理社会モデルで考えていく必要がある．そのため，痛みそのものではなく，"痛み行動"を評価・治療の対象にしていかなければならない．器質的疾患や痛みの評価以外に，身体的機能，心理的問題，社会的問題なども同時に評価していく必要がある．また，医療者の関心は患者にとって強い刺激となり，治療効果に影響を及ぼす可能性があるので，そういった意味でも痛みそのもの以外の評価は重要である．

2　心理学的質問表

　当院では痛みそのもの以外に，生い立ち，家族関係，学歴，仕事，趣味・嗜好，睡眠状況，一番困っていること，痛みがなくなったら何がしたいかなどを問診表とともに記入してもらう．さらに痛みセンター連絡協議会*の共通質問表として使用されているPCS（Pain Catastrophizing Scale），HADS（the Hospital Anxiety and Depression Scale），PDAS（Pain Disability Assessment Scale），PSEQ（Pain Self-Efficacy Questionnaire），EQ-5 D（EuroQol 5 Dimension）に加え，BPI（Brief Pain Inventory），MMSE（Mini Mental State Examination）（65歳以上）を診察前に記入してもらう．慢性痛患者に生物心理社会モデルで対応するには，医師のみでなく臨床心理士，ソーシャルワーカー，看護師，理学療法士，鍼灸師などとのチーム医療が必要であるが，日本ではまだコメディカルと連携をとり診療を進めていくことは難しい．そのような環境で，質問表は簡便で誰でも使用可能であり，点数化され，時系列で追うことができるため，診療を進めていくうえでの助けとなる．ここでは，痛みセンターで用いられている質問表，一般的によく知られている質問表を紹介する．

a　BPI

　世界中で疼痛コントロール不良ながん患者が多くみられるなか，その原因の1つとして，

＊：厚生労働省と協力して，学際的痛みセンター・ネットワークを設立しようとしている医療機関からなる団体．
　2014年4月現在，11大学が参加している．

痛みの評価を適切に行うツールがなく，医療者の痛みに対する認識が乏しいことが考えられたため，WHO Pain Research Group が Center for Symptom Evaluation in Cancer Care と合同で考案した質問表[5]．痛みの強度・部位，日常生活への障害度，痛みの性質，治療状況・効果，推測される原因などについて 23 項目の設問からなる質問表である．

b PCS

破局化思考を評価するため，痛みに関連したさまざまな考え方や感情について，13 項目の質問に 5 段階（考え方や感情が，0：全く当てはまらない～4：非常にあてはまる）で回答してもらう．合計点が高値になると破局化思考が高い傾向にある[6]．またサブスケールが存在し，"反芻"，"無力感"，"拡大視"の 3 つがある．

反芻とは痛みに関連した考えに過剰に注意を向けることであり，日常生活のさまざまなことが入り込めないほど，頭のなかが痛みのことでいっぱいになる．思い浮かぶことも，ほとんどはネガティブな内容であり，自分自身で不安を煽るようになる[7]．設問 8～11 の合計点で評価する．

無力感とは痛みに対して自分では何もできないと信じている状態である．自分が無力である根拠が明確でなく，それを支持する考えに執着してしまい，有利な情報を無意識に拒む傾向がある．設問 1～5，12 の合計点で評価する．

拡大視とは痛みの脅威を過大評価することである．痛みの強さや将来起こりうる障害を現実的な予想よりも過剰に捉え，痛みが増強するのではないか，動けなくなるのではないか，といった恐怖心を抱く．この恐怖により恐怖-回避モデルが構築され，痛みを難治化させる原因になる．設問 6，7，13 の合計点で評価する．

当院では痛みセンター連絡協議会の共通問診票として以下の質問表に記入してもらっているが，時間に制約のあるような臨床の場では，BPI と PCS によって多くを把握することが可能である．その上で追加検査が必要と考えられる場合にはその他の質問表を適宜併用する．

c HADS

慢性痛患者は痛みそのものやそれによる日常生活の障害によりストレスに直面し，精神的苦悩（特に不安，抑うつ）を抱えている．このような身体症状をもつ患者の不安と抑うつ状態を評価するために考案された[8]．14 項目の質問内容に対して，最近，どのように感じているのかを 4 つの選択肢のなかから回答してもらう．サブスケールとして"不安"と"抑うつ"があり，不安に関しては奇数番号の設問，抑うつに関しては偶数番号の設問の合計点で評価し，高値であれば不安，抑うつ傾向がそれぞれ強いことを意味する．

d PDAS

WHO は，慢性痛患者などで生じる日常生活の障害を"disability"とよぶことを提唱し，「人間として正常とみなされる態度や範囲で活動していく能力のいろいろな制限や欠如」と定義している．慢性痛患者がどの程度日常生活に支障をきたしているかを簡便に評価するために考案された[9]．20 項目の日常生活動作（ADL）の障害度を 4 段階（0：痛みによる障害はない～3：痛みが強くて動作ができない）で評価してもらう．慢性痛患者の治療ゴールは痛みを取り除くことではなく，「痛みとは無関係に ADL/QOL の向上を目指すこと」で

あり，ADL への影響を評価していくことは，治療効果を評価するうえでも重要である．

e PSEQ

"Self-Efficacy" とは，「何か障害に直面したときの自己に対する信頼感や有能感」である[10]．ある状況において自分は適切な行動が可能であるという予測および自信のことであり，この思いが強い人はその後の実際の行動につながる傾向にある．慢性痛患者が痛み存在下で ADL を行う自信の程度を評価する[11]．10 項目の設問に 7 段階（0：全く自信なし～6：完璧な自信あり）で回答してもらう．高値であればストレッチングや運動療法に対する反応が良好な傾向にある．

f EQ-5D

健康関連 QOL を評価するための 5 項目からなる質問表．健康関連 QOL とは，「身体的，心理的，感情的，社会的機能を含む，健康に直接関係する部分の QOL」[12]であり，疾病や治療が患者の主観的健康感や仕事，家事，社会活動にどのような影響を与えているかを定量化したものである．

g MMSE

認知機能低下の存在をスクリーニングする検査で，被験者に対し口頭による質問形式で実施する．11 項目 30 点満点で，見当識，記銘力，注意・計算，言語機能，口頭命令動作，図形模写などの認知機能を簡便に評価する．27 点以上で正常，22～26 点で軽度認知機能低下の疑いあり，21 点以下で認知機能低下ありという判定になる．上記のような質問表に自己記入形式で回答してもらうには，患者自身の認知機能が正常であることが絶対条件である．さらには，慢性痛患者（特に難治例）では認知行動療法が必要なことも多くあり，認知機能の評価は最低条件といえる．

そのほかに，非特異的腰痛患者に対する精神心理的問題の有無評価に BS-POP（Brief Scale for Psychiatric Problems in Orthopedic Patients），パーソナリティー検査である MMPI（Minnesota Multiphasic Personality Inventory）などがある．MMPI は諸外国で頻用されているが，質問が 550 項目と膨大であり，日本においては臨床上実用的な検査とは言い難い．

最後に，このような質問表を用いる欠点としてもっとも重要なのは，質問に回答するのが患者自身であるため，嘘やでたらめな回答が可能なことである．MMPI のようにサブスケールのなかに妥当性尺度が含まれ，受検態度の歪みを検出できるものもあるが，一般的に用いられている簡便な質問表では検出できないため，診察態度・所見などとともに評価する必要がある．また，質問を正確に理解し回答する能力が欠けていても質問表の妥当性がないため，高齢者など認知機能低下の疑いがある患者には MMSE などにより認知機能に異常がないかを確認する必要がある．そして，患者の認知機能に問題がなく，受検態度に歪みがない場合でも，質問表による評価はあくまで補助的な診断であり，最終的にはやはり患者と対面し，問診，診察などを通して日々の診療をしていくことが大切である．さらに，複雑な心理・社会的な評価には専門家の介入が不可欠なことを忘れてはならない．

文献

1) Merskey H, et al：Pain terms：a list with definitions and notes on usage. Recommended by the IASP Subcommittee on Taxonomy. Pain **6**：249-252, 1979
2) Loeser JD, et al：Concept of pain. In：Chronic low back pain, Stanton-Hicks J, et al（ed）, Raven Press, New York, pp109-142, 1989
3) Turner JA, et al：Catastrophizing is associated with pain intensity, psychological distress, and pain-related disability among individuals with chronic pain after spinal cord injury. Pain **98**：127-134, 2002
4) Vlaeyen JW, et al：Fear-avoidance and its consequences in chronic musculoskeletal pain：a state of the art. Pain **85**：317-332, 2000
5) Cleeland CS, et al：Pain assessment：global use of the Brief Pain Inventory. Ann Acad Med Singapore **23**：129-138, 1994
6) Sullivan MJL, et al：The Pain catastrophizing scale：Development and validation. Psychol Assess **7**：524-532, 1995
7) 水野泰行：慢性疼痛と破局化. 心身医学 **50**：1133-1137, 2000
8) Zigmond AS, et al：The Hospital and Depression Scale. Acta Psychiatr Scand **67**：361-370, 1983
9) 有村達之, ほか：疼痛生活障害評価尺度の開発. 行動療法研究 **23**：7-15, 1997
10) Bandura A：Self-efficacy：toward a unifying theory of behavioral change. Psychol Rev **84**：191-215, 1977
11) Nicholas MK：Self-efficacy and chronic pain. Paper presented at：Annual Conference of the British Psychological Society, St Andrews, Scotland, 1989
12) 福原俊一：臨床のための QOL 評価と疫学. 日本腰痛会誌 **8**：31-37, 2002

Ⅰ．総論

E．痛みの診断・評価法

 痛みの脳画像診断

福井弥己郎（聖）・新田一仁

> 慢性痛患者では，痛みの認知面，情動面，ドパミン鎮痛系に関与する部位の解剖学的変化，機能的変化，血流変化が深く関与している．多くの研究から，慢性痛とは実際の局所の痛み刺激とは別に，脳内で情動的な痛み経験が繰り返されている状態，中枢性鎮痛機構がうまく働いていない状態であると推察される．
> 治療前後の脳画像診断法によるモニター結果については報告も少なく，慢性痛治療の今後の課題の1つであるといえる．

1 痛みのメカニズム

　慢性痛の患者では，痛みに対する過剰な集中がみられ，病態の成立や維持に影響している[1]．機能的磁気共鳴画像法（fMRI），ポジトロン放出断層撮影（PET），voxel-based morphometry（VBM），核磁気共鳴スペクトロスコピー（^{1}H-MRS）を用いた研究で，慢性痛の病態下では，痛みに関連する領域の機能的変化，化学的変化，解剖学的変化が生じていることがわかっている．

a｜fMRIによる研究から

　扁桃体（amygdala）は慢性痛の不快情動処理，不快情動生成において中心的役割を果たしており[1]，島や前帯状回に投射する経路が大きな役割を占める（図1）．
　慢性腰痛患者では，痛みを負荷したとき，膝関節痛患者では賦活されない前帯状回や前頭前野（prefrontal cortex）が賦活され，心理社会的背景の影響がより強いことがわかっている[2]．慢性腰痛患者では健常者と比較して，中脳辺縁系ドパミンシステムの側坐核（nucleus accumbens：NAcc）の局所的脳活動が低下していることから，中枢性鎮痛機能が低下している場合が多いことがわかっている[2,3]．
　このように慢性痛患者では，ドパミン鎮痛系の中枢であるNAccの機能が低下し，中枢性鎮痛機構の活動が低下している患者が多いと考えられる．安静時の機能的結合を評価するresting-state fMRIを用いた研究では，慢性腰痛患者では自発痛の強度が大きいほどNAccと内側前頭前野との機能的結合が高くなることがわかっている[3]．
　前頭前野は，中脳や大脳辺縁系と密接なネットワークを形成し，いわゆるTop Downシステムによって痛みの制御を行う重要な部位である[1]．背外側前頭前野（dorsolateral prefrontal cortex：DLPFC）の活性化はプラセボによる鎮痛効果に関連し，プラセボ鎮痛による中脳中心灰白質（periaqueductal gray：PAG）の活性化は，DLPFCの活性化と相関することがわかっている[1]．痛みの捉え方や感じ方の違いは，内因性オピオイドによる疼痛抑制機

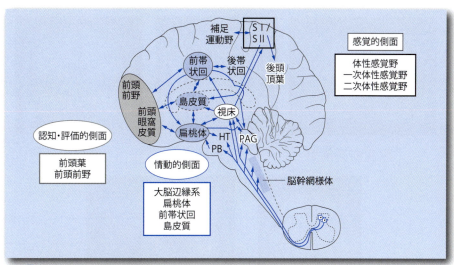

図1　痛みに関連する脳内領域
HT：視床下部，PB：結合腕傍核（傍小脳脚核），PAG：中脳中心灰白質

能が反映されていると考えられる．

　下行性疼痛抑制系のカギを握る領域である PAG は，慢性炎症・神経損傷，ストレスがかかることにより機能変化を起こし，疼痛の抑制から疼痛の促進へとその働きが変化し，下行性疼痛促進系となることが近年明らかにされ，上位中枢によってその調整が行われていると考えられる[1]．

　アロディニアを呈する病態では，対側の眼窩前頭前野に活性化がみられ，正常な皮膚に刺激を与えた際に活性化される一次体性感覚野や前帯状回で活性化が起きず，脳内レベルでの疼痛処理機能に変化が起こっている[1]．アロディニアを呈する病態が改善すると，これらの脳内の痛覚認知機構の変化が正常化することもわかっている[1,2]．

b　PETによる研究から

　PET を用いた研究では，複合性局所疼痛症候群（complex regional pain syndrome：CRPS）や線維筋痛症などの慢性痛の病態で，前頭前野と NAcc，扁桃体，前帯状回などの辺縁系で形成される神経回路においてオピオイド伝達機能の変調が生じることが報告され，内因性の疼痛抑制機能が破綻していることがわかっている[1]．

c　VBMによる研究から

　脳局所領域の体積や灰白質密度を測定する VBM では，慢性痛患者では健常者と比較し，しばしば不快情動処理に関与する扁桃体，前帯状回，島，海馬，海馬傍回（parahippocampal gyrus）などの部位の灰白質体積の低下，疼痛抑制系に関与する眼窩前頭前野，前部帯状回膝周囲（perigenual cortex），NAcc，DLPFC，PAG などの部位の灰白質体積の低下が認められる[2,4]（図2〜4）．

　線維筋痛症患者では，健常者と比較し，前頭前野，不快情動処理に関与する扁桃体，前帯状回の灰白質体積の低下，前部帯状回膝周囲と海馬傍回で灰白質体積が低下している[2]．

I．総論　E．痛みの診断・評価法

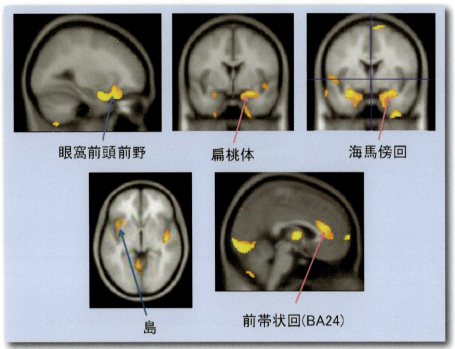

図2　慢性痛患者のVBMでよく認められる灰白質体積の低下領域
慢性腰痛患者で認められた灰白質体積の低下領域（自験例）．眼窩前頭前野，扁桃体，海馬傍回，島，前帯状回．黄色の部分が灰白質が低下している領域を示す．

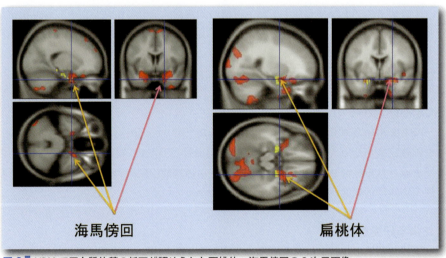

図3　VBMで灰白質体積の低下が認められた扁桃体，海馬傍回の3次元画像

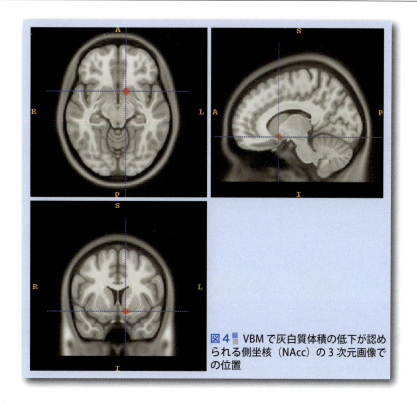

図4 VBMで灰白質体積の低下が認められる側坐核（NAcc）の3次元画像での位置

前部帯状回膝周囲はNAccから投射を受けて，ドパミン作動性疼痛抑制機構を担う部位である．CRPS患者ではNAcc，側前頭前野，島前部で，慢性腰痛患者ではDLPFCなどで灰白質体積の低下が認められる[2]．

d ^{1}H-MRSによる研究から

CRPS患者や難治性の慢性痛患者では，健常者と比較して前帯状回のγ-アミノ酪酸（GABA）濃度および局所脳神経機能の指標であるNAA濃度が有意に低下していることが報告されている[2]（図5）．これらの研究から，CRPS患者や難治性の慢性痛患者では，痛みの認知面，情動面に関与する部位の神経化学的変化，抑制系の神経機能低下が病態の成立や遷延化に関与する可能性が示唆されている[2]．基礎実験でも，前帯状回の機能低下は痛みに伴う不安やうつといった情動障害，GABA濃度の低下は不安，睡眠障害などの慢性痛特有の症状に大きく関与していることが明らかになっている．

これらの研究から，慢性痛とは，脳内の可塑的変化により中枢性鎮痛機構がうまく働いていない状態，さらに痛みに伴う不快情動の処理に破綻をきたした結果，自発的疼痛を引き起こしている病態であると推察される．

I．総論　E．痛みの診断・評価法

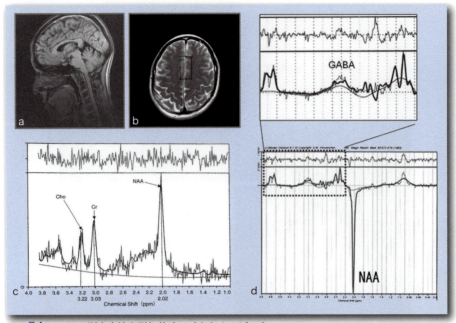

図5 ¹H-MRS の測定方法と磁気共鳴スペクトルのピーク
前帯状回（BA24）の ROI，Coronal Image（a）と Axial Image（b）．
3 テスラの MRI 装置を用いて，T2 強調画像上で前帯状回の領域を決定し，磁気共鳴スペクトルを LC model，Mega-Press 法を用いて解析する．LC model を用いて解析した従来のスペクトル（c）と Mega-Press 法を用いて解析した GABA のスペクトル（d）．

2　脳画像を用いた評価と治療

a　fMRI

　慢性痛全体においては，不快情動生成，不快情動処理における中心的役割を果たしている扁桃体，前帯状回の活性化，痛みの捉え方・感じ方に関係する DLPFC の活性化をモニターしていく．

　アロディニアを呈する病態や CRPS では，低下していた一次体性感覚野や二次体性感覚野の領域が活性化すること，変調していた脳内の痛覚認知機能が生理的な状態へと回復することが治療戦略の重要なカギを握るため[1]，脳内レベルでの疼痛処理機能の変化が生理的な状態へと回復していくかどうかモニターしつつ，治療を行っていく．

　慢性腰痛患者では，NAcc 領域，DLPFC において低下した神経活動が生理的な状態へと回復していくかどうかをモニターしつつ，治療を行っていく．

b　PET

　線維筋痛症では，疼痛関連領域において低下したドパミン疼痛抑制機能が生理的な状態へと回復していくかどうかモニターしつつ，治療を行っていく．

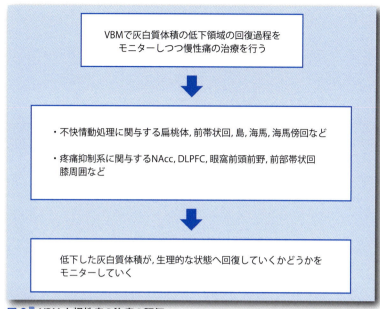

図6 VBMと慢性痛の治療の評価

c ▎VBM

　慢性痛患者の経時的変化を調べた研究では，症状の改善とともに低下した灰白質体積が増えることがわかっており，疼痛関連領域の生理的な状態への回復が治療のカギとなる可能性が示唆されている[2]．

　慢性腰痛患者の治療前後における脳の変化の検討では，慢性腰痛患者で症状が改善した群では，治療後にDLPFCの体積が有意に増加し，それは治療による痛みやADLの改善と相関することがわかっている[1]．慢性腰痛患者では，DLPFCは症状改善のカギを握る領域であり，ほかの低下領域とともに生理的な状態へと回復していくかどうかモニターしつつ，治療していく（図6）．

　慢性頭痛患者でも，前帯状回とDLPFCの灰白質体積が低下し，痛みが改善すると灰白質体積の低下が回復することがわかっている[1]．

d ▎¹H-MRS

　前帯状回など認知，情動に関連する領域で神経機能の低下を認める難治性の慢性痛患者では，神経ブロック療法，薬物療法を中心とした身体的アプローチによる症状の改善は困難であり，破局化思考の改善，対処能力を上げていくことなど認知行動療法をはじめとする心理的なアプローチが重要になる[2]（図7）．

　線維筋痛症では，海馬のNAA濃度が低下し，症状の寛解に伴いNAA濃度が回復することがわかっている[5]．

　慢性腰痛患者では，前帯状回，海馬などの低下したNAA濃度が生理的な状態へと回復していくかどうかモニターしつつ，治療していく（図7）．

　上記の脳画像診断法によるモニター結果については報告も少なく，慢性疼痛治療の今後の課題の1つである．

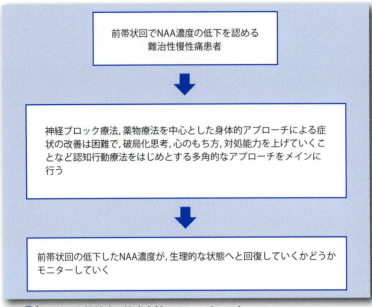

図7 ¹H-MRS と慢性痛の治療方針のフローチャート

文献

1) 岩下成人,ほか:脳機能画像法でみる痛み.脳21 **17**:94-99,2014
2) 福井弥己郎(聖):機能的脳画像診断法　Functional brain imaging technique,ペインクリニシャンのための新キーワード135,小川節郎(編),真興交易(株)医書出版部,東京,pp188-193,2014
3) Baliki MN, et al:Predicting value of pain and analgesia:nucleus accumbens response to noxious stimuli changes in the presence of chronic pain. Neuron **66**:149-160, 2010
4) Apkarian AV, et al:Pain and the brain:specificity and plasticity of the brain in clinical chronic pain. Pain **152**:S49-S64, 2011
5) Aoki Y, et al:Reduced N-acetylaspartate in the hippocampus in patients with fibromyalgia:a meta-analysis. Psychiatry Res **213**:242-248, 2013

II 各 論

A 体性深部痛
B 口腔顔面痛
C 頭痛
D 内臓痛
E 神経系の異常による痛み
F 線維筋痛症
G がん性疼痛

II. 各論

A. 体性深部痛

1 筋肉痛

水村和枝

> 筋硬結とトリガーポイントの存在が特徴である筋筋膜性疼痛症候群の形成メカニズムは不詳である．そのモデルとされている「遅発性筋痛」は，ブラジキニン様物質が引き金となって産生される神経成長因子と，COX-2が引き金となって産生されるグリア細胞由来神経栄養因子が，筋痛み受容器を機械的刺激に対して感作することがその機構である．弱い伸張性収縮を前もって負荷しておくことが，遅発性筋痛のよい予防になる．

1 痛みのメカニズム

　筋に痛みを生じる疾患にはさまざまなものがあるが，本稿では筋筋膜性疼痛症候群（myofascial pain syndrome：MPS）と，そのモデルにもなっている運動後に遅れて現れる遅発性筋痛（delayed onset muscle soreness：DOMS）について述べる．

　MPSの特徴は，筋の中に索状の硬い部分（筋硬結），その中に過敏な点（トリガーポイント）が存在し，その部の圧迫により遠隔部に痛みが放散し，もともとの痛みが再現できることである（図1)[1]．この点を圧迫すると，急に激しく体を引くような症状（jump sign）や局所的な筋収縮（local twitch response)[1]などもみられる．一方，DOMSを生じた筋には筋硬結様の硬い部位があり，その中にトリガーポイント様の敏感で放散痛を生じる部位が存在するため[2]，DOMSはMPSのモデルとして使われている．

　DOMSは，不慣れな強い運動をしたあとに1，2日おいてから圧痛，運動時痛（筋機械痛覚過敏）として現れる．自発痛はないのが普通である．また，筋の腫脹，筋力低下，関節可動域の低下を伴う．そのため，新たなシーズンが始まるときや，新しい技を習得するときなどには大きな問題となる．また，運動に親しんだ経験のない人に継続的運動を勧めるとき，DOMSの存在はその妨げになる．DOMSは特に治療しなくても自然に治るが，上記の理由からその対策は重要である．

　DOMSを引き起こしやすい運動は，筋が引き伸ばされつつ収縮する伸張性収縮である．DOMSの発生原因としてもっとも広く流布している説は，筋線維微細損傷-炎症説である[3]．しかし，筋痛の発生～消失と損傷～炎症発生の時間経過とが一致しないこと，また損傷の程度と筋痛の程度とが相関しないことなどから，筆者らは疑問をもっていた．

　筆者らのグループでは，ラット下腿前面の伸筋群に伸張性収縮を負荷し，筋圧痛の変化をRandall-Selitto鎮痛計を用いて測定したところ，圧痛閾値は運動負荷の翌日から低下し（筋機械痛覚過敏），3日間低下を続け，その後元に戻った[4]．このモデルで筋に明らかな損傷像や炎症細胞の浸潤はみられていない[5]．ヒトにおける実験で，表面電極を用いた電気刺激によって収縮させた場合には筋損傷像がみられるものの，随意的に収縮させた場合に

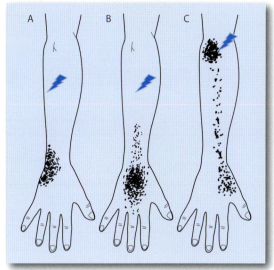

図1 トリガーポイント（⚡）とその圧迫による放散痛の広がり（黒い点で示す，前腕の例）
A：尺側手根伸筋中のトリガーポイント，B：短橈側手根伸筋中のトリガーポイント，C 長橈側手根伸筋中のトリガーポイント．
（Travell JG, et al：chapter 34 Hand extensor and brachioradialis muscles. Myofascial pain and dysfunction. The trigger point manual, Williams & Wilkins, Baltimore, pp480-487, 1983 より改変）

は筋損傷が出ないが，ともに DOMS は出るとの報告がある[6]．このモデルで DOMS 発生機構を調べたところ，筋収縮中に筋から遊離されるアデノシンが血管内皮細胞に作用してブラジキニン様物質（ラットでは Arg-ブラジキニン）を遊離させ[7]，これが筋形質膜にある B_2 ブラジキニン受容体を活性化し，筋細胞/筋衛星細胞に神経成長因子（nerve growth factor：NGF）の産生を増大させる[8]．NGF はヒトで筋注すると，1 時間ぐらいあとから長く続く筋機械痛覚過敏を引き起こすことが知られている[9]．また，NGF は筋細径線維受容器の機械感受性を 10〜20 分後から増強させる[8]．

この経路に加え，もう 1 つの経路もあることがわかった．筋収縮後にシクロオキシゲナーゼ（COX）-2 が発現増大し，それによりプロスタグランジン E_2 の産生が増大し，筋線維に発現する EP2 受容体を活性化し，それが筋細胞/筋衛星細胞のグリア細胞由来神経栄養因子（GDNF）の発現を増大させる[10]．この GDNF も筋細径線維受容器の機械感受性を増大させる[11]．筋細径線維受容器の機械感作が運動後の機械痛覚過敏の元となっていると考えられる．NGF や GDNF に対する抗体を投与すると，すでに出現している DOMS を減弱することから，これら栄養因子の DOMS への関与が証明された[8,10]．以上を図2 にまとめて示した．

ある間隔をおいて運動を負荷した場合，2 回目の運動による DOMS は減弱する（繰り返し効果）．2 回目の運動負荷後には，1 回目にみられた筋における NGF 発現増大はみられず，また 1 回目の運動前に B_2 ブラジキニン受容体の拮抗薬を投与しておくと，1 回目の運動後の DOMS が出ないばかりでなく，2 回目の運動のあとにも DOMS が出ない．また NGF 発現増大もみられない[12]．したがって，繰り返し効果は B_2 ブラジキニン受容体以前の段階

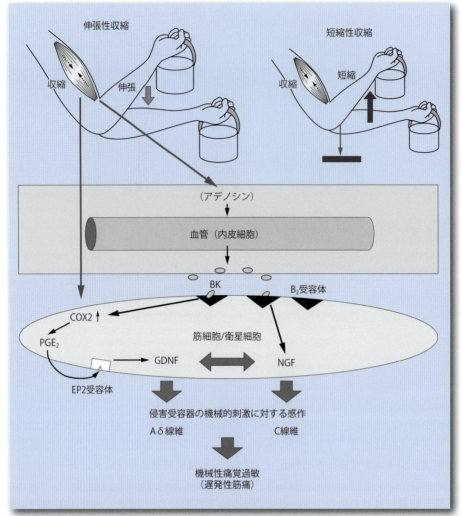

図2 伸張性収縮による遅発性筋痛（DOMS）発生機構の模式図
BK：ブラジキニン様物質（Arg-ブラジキニン），COX-2：シクロオキシゲナーゼ 2，NGF：神経成長因子，GDNF：グリア細胞由来神経栄養因子，PGE_2：プロスタグランジン E_2，EP2：プロスタグランジン受容体 EP2 サブタイプ

で起こっていると推定される．

　MPSのトリガーポイントの形成メカニズムについてもいくつかの仮説があるが，なかでも現在もっとも広く流布しているのが運動終板機能亢進−筋拘縮・エネルギー危機説（統合仮説）である[13]．筋の運動終板からのアセチルコリンの過剰分泌により，限局した筋線維が過度に収縮し（これが筋電図活動として記録され，硬結として触知されるとする），その結果血管が圧迫されるため相対的に酸素不足になり，エネルギー危機が生じ，組織損傷が生じる．その結果種々の感作物質が生じ，筋痛み受容器が感作されて疼痛が生じる，とする．しかし，この仮説を支持する実験的根拠は乏しい．これに対し川喜田ら[14]は，筋ポリモーダル受容器の感作とそれに伴う深部組織の浮腫（これが硬結になっているとする）の可能性を提唱している（ポリモーダル受容器感作説）．硬結の実体，トリガーポイントの感

受性亢進のメカニズムなど，今後さらに研究が必要である．

2　痛みの評価と治療方針

筋の痛みの評価には圧痛閾値と Likert scale[15]や visual analog scale（VAS）が使われる．ヒトで圧痛閾値を測定する装置としては，簡便な push-pull gauge（アイコーエンジニアリング株式会社，日本）や，手持ちで一定速度で刺激できるアルゴメータ（Algometer type 2, Somedic 社, Sweden）がある．一定速度で，また繰り返し刺激して中枢性感作の有無を検討するためにコンピュータコントロールできる大掛かりな装置もある（Aalborg University 製, Aalborg, Denmark）[9]．プローブの先端面積が広いと，皮膚ではなく深部組織の圧痛閾値を測定することができる[16]．

上記の発生メカニズムから考えられる治療法としては，①COX-2 の阻害薬，②B_2ブラジキニン受容体拮抗薬，③抗 NGF 抗体，④抗 GDNF 抗体などがあげられるが，②から④は現在ヒトに使えるものがない．抗 NGF モノクローナル抗体は，腰痛や変形性関節症を対象として臨床試験のⅢ相まで行って中断されている．しかし，腰痛に有効であると報告されており[17]，筆者らが見出した筋における発痛メカニズムが腰痛の場合にも働いている可能性を示唆している．①は運動前に投与した場合だけ DOMS 発生を抑制できるはずである[18]．

DOMS には繰り返し効果があるので，これを利用するのがその予防に有効である．軽度の運動（最大筋力の 10％の伸張性収縮．これ自体では DOMS を生じない）を前もって行っておくと，つぎのときに（2週間後まで）ずっと激しい運動をしても筋肉痛の発生をかなり抑えることができる[19]．DOMS の発生を予防する手段はあるが，いったん生じてしまった DOMS を抑える有効な手段は今のところ見当たらない．

MPS の治療としては，トリガーポイントへのリドカインや蒸留水などの筋注，冷スプレーなどが行われている[1]．また指圧，マッサージなども有効である．

文献

1) Travell JG, et al：chapter 34 Hand extensor and brachioradialis muscles. Myofascial pain and dysfunction. The trigger point manual, Williams & Wilkins, Baltimore, pp480-487, 1983
2) Itoh K, et al：A proposed experimental model of myofascial trigger points in human muscle after slow eccentric exercise. Acupunct Med **22**：2-12, 2004
3) Armstrong RB：Mechanisms of exercise-induced delayed onset muscular soreness：a brief review. Med Sci Sports Exerc **16**：529-538, 1984
4) Taguchi T, et al：Muscular mechanical hyperalgesia revealed by behavioural pain test and c-Fos expression in the spinal dorsal horn after eccentric contraction in rats. J Physiol **564**：259-268, 2005
5) Fujii Y, et al：TRP channels and ASICs mediate mechanical hyperalgesia in models of inflammatory muscle pain and delayed onset muscle soreness. Pain **140**：292-304, 2008
6) Crameri RM, et al：Myofibre damage in human skeletal muscle：effects of electrical stimulation versus voluntary contraction. J Physiol **583**：365-380, 2007
7) Boix F, et al：Contraction-related factors affect the concentration of a kallidin-like peptide in rat muscle tissue. J Physiol **544**：127-136, 2002
8) Murase S, et al：Bradykinin and nerve growth factor play pivotal roles in muscular mechanical hyperalgesia after exercise（delayed-onset muscle soreness）. J Neurosci **30**：3752-3761, 2010
9) Andersen H, et al：Spatial and temporal aspects of muscle hyperalgesia induced by nerve growth factor

in humans. Exp Brain Res **191**:371-382, 2008

10) Murase S, et al:Upregulated glial cell line-derived neurotrophic factor through cyclooxygenase-2 activation in the muscle is required for mechanical hyperalgesia after exercise in rats. J Physiol **591**:3035-3048, 2013

11) Murase S, et al:Glial cell line-derived neurotrophic factor sensitized the mechanical response of muscular thin-fibre afferents in rats. Eur J Pain **18**:629-638, 2014

12) Urai H, et al:Decreased nerve growth factor upregulation is a mechanism for reduced mechanical hyperalgesia after the second bout of exercise in rats. Scand J Med Sci Sports **23**:e96-101, 2012

13) Mense S:Neurobiological basis for the use of botulinum toxin in pain therapy. J Neurol 251 Suppl **1**:I1-I7, 2004

14) 川喜田健司, ほか:トリガーポイントに関する研究の現状と諸問題. 日本歯科東洋医学会誌 **21**:24-31, 2002

15) Slater H, et al:Experimental deep tissue pain in wrist extensors--a model of lateral epicondylalgia. Eur J Pain **7**:277-288, 2003

16) Takahashet K, et al:Influence of surface anesthesia on the pressure pain threshold measured with different-sized probes. Somatosens Mot Res **22**:299-305, 2005

17) Kivitz AJ, et al:Efficacy and safety of tanezumab versus naproxen in the treatment of chronic low back pain. Pain **154**:1009-1021, 2013

18) Cheung K, et al:Delayed onset muscle soreness:treatment strategies and performance factors. Sports Med **33**:145-164, 2003

19) Chen HL, et al:Muscle damage protection by low-intensity eccentric contractions remains for 2 weeks but not 3 weeks. Eur J Appl Physiol **112**:555-565, 2011

II. 各論

A. 体性深部痛

② 関節痛

泉　仁・池内昌彦

> 関節痛は基本的には侵害受容性疼痛であり，侵害刺激は関節内または関節周囲組織から入力される．関節痛を生じるおもな原因としては，物理的因子と種々の炎症による生化学的因子が考えられ，疾患は多岐にわたる．治療においては正確な診断が重要で，局所の炎症をターゲットにしたものが主になるが，中枢性感作や下行性疼痛抑制系の機能低下などの神経系の変化や，心理社会的因子の混在についても一考すべきである．

1 痛みのメカニズム

a 関節構成体の機能と神経支配（図1）

　　　関節は骨と骨との滑膜性連結であり，骨同士の接触面である関節面は関節軟骨で覆われている．関節軟骨は成人で数 mm の厚さを有する，水分含有量が豊富で表面が滑らかな組織であり，関節のスムーズな運動を可能にするとともに，骨への衝撃を吸収する働きがある．関節包は外層の線維膜と内層の滑膜からなり，関節面と関節腔を覆う．滑膜は血管が豊富な組織で，滑液を分泌する．滑液は潤滑油の役目と同時に関節軟骨に栄養を供給する．特殊装置として関節靱帯（関節包外靱帯，関節包内靱帯），膝半月板，股関節や肩関節の関節唇などがあり，関節安定性や適合性の向上，荷重分散などに寄与している．関節の周囲

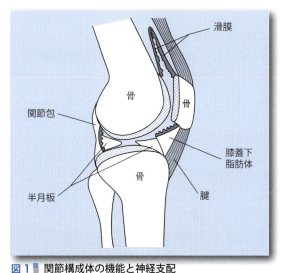

図1　関節構成体の機能と神経支配
神経終末は関節軟骨（斜線部）以外のすべての関節内，外組織に存在する．滑膜には特に密に分布している．

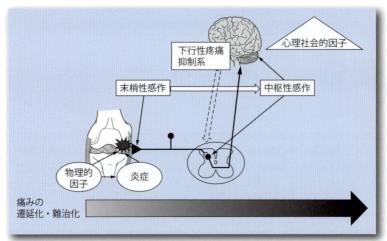

図2　関節痛の発生と増悪のメカニズム
関節局所の異常（○），神経系の変化（□），心理社会的因子（△）に分けて考えると理解しやすい．局所の異常がメインである痛みは可逆的であることが多いが，これに神経系の変化や心理社会的因子が加わることによって関節痛は遷延化，難治化する．

には筋が存在し，対になった主動筋と拮抗筋が協調することによって関節の支持や運動を担当している．筋の骨への付着部が腱であり，筋の収縮力を付着部へ集中させることによって，効率的で繊細な関節運動を可能にする．

　神経終末は関節軟骨以外のすべての関節内，関節周囲組織に存在する．滑膜には特に密に神経終末が分布しており，関節包や半月板外周部，靱帯付着部，軟骨下骨，骨髄などにも多くみられる．関節軟骨は神経支配の観点からすると直接的には痛みに関与しないことになるが，種々の関節疾患の中心的病態である軟骨の損傷や摩耗は炎症性メディエータの発生を惹起し，二次性に滑膜炎が生じることで関節痛を引き起こす．

b　関節痛の発生と増悪の機序（図2）

　関節痛は基本的には侵害受容性疼痛である．侵害受容器の多くはポリモーダル受容器であり，TRPチャネル，酸感受性イオンチャネル（ASIC），ATP受容体などの複数のイオンチャネルや受容体の活性化による脱分極が引き金となって，電位依存性Naチャネルが開口して活動電位を生じる[1]．創薬の分野では，これらの関節痛関連分子をターゲットにした治療法の開発が進められている．

　関節痛を生じる原因としては，物理的因子と種々の炎症による生化学的因子が考えられる．前者には外傷による組織損傷や遊離体などのインピンジメントのほか，関節不安定性やアライメント異常などの生体力学的要因が含まれる．後者にはいわゆる関節炎のほか，物理的（生体力学的）異常に基づく二次性滑膜炎も含まれる．なお，侵害受容器はカルシトニン遺伝子関連ペプチド（CGRP）やP物質などの神経ペプチドを末梢に放出する効果器としての役目も果たしており，これらが周囲の血管や白血球，肥満細胞などに働いて生じる神経性炎症も，関節痛の発症および増悪に関与している[2]．炎症に伴って放出されるプロスタグランジン，ブラジキニン，サイトカインなどの種々のメディエータはイオン

チャネルや受容体の興奮性を亢進させ，侵害受容器は関節への侵害刺激に対する閾値の低下と反応の増大を示す（末梢性感作）[1]．正常時には痛みを生じない程度の自他動運動や歩行に対して痛みを感じ，安静によって軽快することが多いという関節痛の重要な臨床的特徴は，末梢性感作の関与を反映している．持続的な末梢性感作はやがて脊髄や脳内の侵害受容ニューロンの感受性亢進（中枢性感作）および下行性疼痛抑制系の機能低下を引き起こし，関節痛の難治化，遷延化の原因となる[3]．特に変形性関節症（OA）に代表される慢性関節痛疾患において，中枢性感作や下行性疼痛抑制系の機能低下が生じやすいことが報告されている[4]．また近年，OA患者の一部に神経障害性疼痛のコンポーネントが存在することが報告されており，中枢性感作との関係性が示唆されている[5]．筆者らのスクリーニングツールによる横断的調査でも，人工関節手術前の膝OA患者の12%，股OA患者の3%に神経障害性疼痛の要素を有する患者が存在していた[6]．

心理社会的因子も関節痛を修飾する．fMRIを用いた研究によると，膝OAの自発痛では情動と関連する部位に脳活動がみられ，圧痛とはその活動部位が異なることが報告されている[7]．これは慢性腰痛における脳活動部位と似ており，関節痛においても情動，心理状態と密接に関連した痛みがあることを示唆している．

2　痛みの評価と治療方針（図3）

痛みの評価に先立って，関節痛を生じる疾患を正確に診断することが重要である．なぜなら関節痛においては，関節リウマチ（RA）におけるDMARDsや生物学的製剤，痛風性関節炎における尿酸生成抑制薬または排泄促進薬，感染性関節炎における抗菌薬など，基礎疾患に対する修飾性をもった治療がそのまま痛みの治療となって問題を解決できることが少なくないからである．関節痛を呈する疾患は外傷，OAなどの変性疾患，骨壊死症，RAやその他の膠原病，痛風，偽痛風などの結晶誘発性関節炎，感染症，乾癬性関節炎や反応性関節炎などの血清反応陰性関節炎，その他腫瘍性疾患，代謝性疾患，内分泌疾患など多岐にわたるが，これらを広く想定し，理学所見およびスクリーニング検査によって正確に診断することが出発点である．高齢者の関節痛の原因を十把一絡げにOAにしてはいけない．診断の際にもっとも重要なのは問診である．誘因の有無，発症様式と経過，遺伝的素因，全身症状や皮膚・臓器などの随伴症状，関節痛の性状，単関節か多関節か，自発痛か運動時痛か，などの情報を整理することによって，おおむね診断を絞り込むことが可能である．

OAはもっとも高頻度に遭遇する関節痛疾患であるが，疾患修飾性を有する治療がないため，各々の患者の痛みに対応した治療を行っているのが現状である．OAの疼痛源とその特徴を知っておくことは治療において重要である．筆者らはリドカインテストを用いた膝OAの痛み研究において，①関節由来の痛みの広がり方が多様であること，②関節の部位によって痛みの原因となる病態（歩行時痛，屈伸時痛，圧痛）が異なること，③関節周囲組織がおもな疼痛源と思われる患者が3割存在し，高齢で罹病期間が長く，広範囲疼痛を有する症例にその傾向が強いことを報告しており[8]，各々の患者の痛みメカニズムの把握に役立てている．

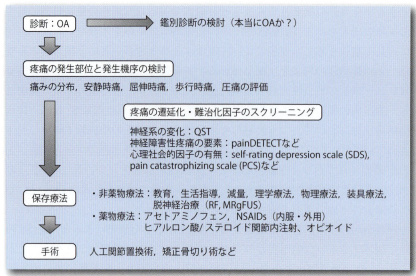

図3 当科におけるOAの治療方針のフローチャート

　OAの最適な管理には非薬物療法と薬物療法の併用が必要である．非薬物療法には，教育，生活指導，減量，理学療法，物理療法，装具療法などが含まれる．軽症の場合にはこれだけでよくなるケースもあるが，中等症以上の場合には薬物療法が必要となることが多い．薬物療法において重要なのは前述した炎症であり，その程度によって，アセトアミノフェン，NSAIDs，ヒアルロン酸/ステロイド関節内注射を使い分ける．ほかの薬物治療が併発症のために困難，あるいは効果不十分な場合にはオピオイドの導入も検討する．OAは慢性疾患であるが，その病勢や痛みのメカニズムは経過中に変わりうることを念頭におき，治療の効果，副作用と併せて定期的に確認することが重要である．以上の包括的な保存療法によっても適切な除痛や機能改善が得られない場合には，手術療法（人工関節置換術，矯正骨切り術など）を考慮する．なお，併発症などの理由で手術を受けられないような症例に対するオプションとして，当科ではラジオ波（RF）[9]やMRガイド下集束超音波（MRgFUS）[10]を応用した局所の脱神経治療を行っており，その鎮痛効果と臨床的有用性を報告している．

　OAの治療に際して，神経系の変化と心理社会的因子の関与の有無は一考すべきポイントである．末梢性感作の程度，中枢性感作の程度と広がり，および下行性疼痛抑制系の働きは定量的感覚検査（quantitative sensory testing：QST）によって評価できる．これまでのQSTを用いた研究では，OA患者における末梢性・中枢性感作および下行性疼痛抑制系の機能低下が痛みの遷延化，難治化に関与していること[11]，末梢性・中枢性感作の程度は画像診断による病期分類とは相関せず，痛みの強さと相関すること[11]，人工関節置換術によって末梢からの侵害刺激入力を減じると末梢性・中枢性感作および下行性疼痛抑制系の機能低下が改善すること[12]などが報告されている．中枢性感作や下行性疼痛抑制系の機能低下に対する薬物治療としては，ガバペンチノイド[13]，三環系抗うつ薬（TCA）[14]やセロトニン・ノルアドレナリン再取込み阻害薬（SNRI）[15]の効果が期待されている．

　心理社会的要因に関しては，抑うつ傾向や破局化思考がOAの痛みを増悪させることが

報告されている[16]．特に人工関節置換術の適応になるような重症例にこの傾向がみられるため，注意が必要である．これらの混在した痛みはもっとも「こじれた関節痛」であり，その対処は容易でないことが多いが，少なくともこういった病態が存在することを認識することが重要である．筆者らは各種スクリーニングツールを用いて評価を行い，安易に手術単独の治療に走らないように注意している．

文献

1) Schaible HG, et al：Update on peripheral mechanisms of pain：beyond prostaglandins and cytokines. Arthritis Res Ther **13**：210, 2011
2) McDougall JJ：Arthritis and pain. Neurogenic origin of joint pain. Arthritis Res Ther **8**：220, 2006
3) Schaible HG, et al：Pathophysiology and treatment of pain in joint disease. Adv Drug Deliv Rev **58**：323-342, 2006
4) Woolf CJ：Central sensitization：implications for the diagnosis and treatment of pain. Pain **152**（3 Suppl）：S2-S15, 2011
5) Hochman JR, et al：The nerve of osteoarthritis pain. Arthritis Care Res（Hoboken）**62**：1019-1023, 2010
6) 泉　仁，ほか：整形外科入院患者における神経障害性疼痛の頻度：スクリーニングツールを用いた横断的調査．整形外科 **63**：931-933, 2012
7) Parks EL, et al：Brain activity for chronic knee osteoarthritis：dissociating evoked pain from spontaneous pain. Eur J Pain **15**：843, e1-14, 2011
8) Ikeuchi M, et al：Clinical characteristics of pain originating from intra-articular structures of the knee joint in patients with medial knee osteoarthritis. Springerplus **2**：628, 2013
9) Ikeuchi M, et al：Percutaneous radiofrequency treatment for refractory anteromedial pain of osteoarthritic knees. Pain Med **12**：546-551, 2011
10) Izumi M, et al：MR-guided focused ultrasound for the novel and innovative management of osteoarthritic knee pain. BMC Musculoskelet Disord **14**：267, 2013
11) Arendt-Nielsen L, et al：Sensitization in patients with painful knee osteoarthritis. Pain **149**：573-581, 2010
12) Graven-Nielsen T, et al：Normalization of widespread hyperesthesia and facilitated spatial summation of deep-tissue pain in knee osteoarthritis patients after knee replacement. Arthritis Rheum **64**：2907-2916, 2012
13) Rahman W, et al：Descending serotonergic facilitation and the antinociceptive effects of pregabalin in a rat model of osteoarthritic pain. Mol Pain **5**：45, 2009
14) Glick EN：A clinical Trial of Tofranil in osteo-arthritis. J Int Med Res **4**：20-22, 1976
15) Chappell AS, et al：A double-blind, randomized, placebo-controlled study of the efficacy and safety of duloxetine for the treatment of chronic pain due to osteoarthritis of the knee. Pain Pract **11**：33-41, 2011
16) Edwards RR, et al：Pain, catastrophizing, and depression in the rheumatic diseases. Nat Rev Rheumatol **7**：216-224, 2011

Ⅱ．各論

A．体性深部痛

3 鞭打ち損傷など

田邉　豊

> "鞭打ち損傷"は，自動車事故により急激に頸椎が損傷されることで頸・後頸部痛が生じる病態とされていたが，近年，外傷性頸部症候群として扱われている．何らかの外傷により頸部に急激な外力が加わることで発症し，頸椎周囲の支持組織や神経系が障害され，精神神経学的異常も伴いうる多彩な症状を呈する症候群である．病態は十分に解明されていない．多くが自然軽快することを患者に教育し，安心感を与えることや，早期から頸部運動を推奨し慢性化させない，社会復帰を目指す治療計画が重要である．

1　痛みのメカニズム

　交通事故など外傷後に生じた頸部痛は "鞭打ち損傷（whiplash injury）"，あるいは "頸椎捻挫" と呼称され浸透していたが，近年では外傷性頸部症候群として扱われている．外傷性頸部症候群は，何らかの外傷により頸部に急激な外力が加わることで発症し，頸椎周囲の支持組織（靱帯，椎間板，関節包や筋・筋膜）のみならず神経系（脳，脊髄，神経根，自律神経系）や内耳機能などが障害され，精神神経学的異常も伴いうる多彩な症状を呈する症候群である．

a　外傷性頸部症候群の発生機序

　後方追突事故などでは，頸椎に生理的可動範囲を超えて急激に過伸展，過屈曲が引き起こされ生じると考えられている（図1）．その無理かつ急激な動きで頸椎周囲の靱帯，椎間板，関節包や筋・筋膜などの支持組織や神経系（脳，脊髄，神経根，自律神経系）などが障害されて発症するが，症状は多彩であり（表1），また画像診断などの検査所見で特異的な所見はなく病態に不明な点は多い．

　追突事故では，低速（時速5 km）でも約40％の人に頸部損傷が生じるとされ，堤ら[1]は生体類似頸部モデルを用いて後方追突による頸部の生体力学的解析を行い，低速では第2および第3頸椎周辺がもっとも損傷を受けやすく，また衝撃が大きくなればなるほど瞬間的に頸椎間のずれが生じ，神経など軟部組織に損傷が生じることを報告している．

　後方追突では，まず体幹が前方に移動し，頭部は後方に取り残され，頸部は伸展する．第3頸椎周辺を中心に頭部は後方に回転していき，頸部は体幹に向けて圧縮していく．同時に下位頸椎が前方へ移動して第3頸椎周辺とともに移動方向の変化が生じ，頸椎はS字を描くようにしなりながら，次に頭部は前方に振られていく．したがって頭・頸部は，前後だけでなく上下にも力が加わることになる．頭・頸部が振られることで，中枢神経（脳や脊髄）の障害も起こりうる．

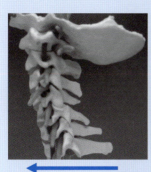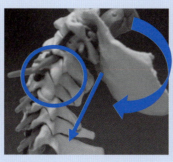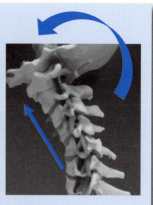

①体幹が前方に移動し,頭は取り残され,頸部は伸展する.　②第3頸椎を中心に頭部は後方に回転し,頸部は体幹に向け圧縮する.　③頭は前方にしなりながら振られていく.頸椎間でずれが生じ,脳・脊髄も振られる.

図1　外傷性頸部症候群(後方追突の場合)の発生機序
重い頭が前後・上下に振られることで,頸椎の過伸展,過屈曲が引き起こされる.途中,S字カーブも作り出され,前後・上下にずれも生じる.

表1　外傷性頸部症候群の症状

頸・後頸部,後頭部,背部や上肢の痛み,こり,しびれ
頭痛
頭部・顔面のしびれ
眼痛
めまい,耳鳴り,聴力障害
四肢症状:上下肢の知覚障害,筋力低下
認知障害:記憶消失,注意力障害,イライラ感,全身倦怠感,睡眠障害,性格変化など
視覚障害:眼球運動障害,視力障害,眼瞼下垂,瞳孔異常,眼精疲労など
その他:悪心や嘔吐,嚥下障害,顎関節症など

b　頸部痛・頭痛の発生機序

　頸部痛は,過伸展時に頸椎椎間関節が衝突し滑膜ヒダが刺激され生じると考えられている[2](図2).そのことが周囲組織の血流障害を招き,筋収縮が引き起こされ,血流障害はさらに悪化し発痛物質の発現・蓄積が起こる.これにより知覚神経が刺激され,交感神経が緊張し,血流障害を起こすという悪循環となっていく.

　この痛みの悪循環による病態は,後頸部の筋緊張から緊張型頭痛や頸肩腕痛の併発を起こしうる.また頭痛は,上位頸椎椎間関節の障害により第2,3頸神経根が刺激されることや,その刺激が三叉神経に影響することでも生じる.

　第2,3頸神経根は大・小後頭神経となり後頭部に分布し,三叉神経第1,2枝は前頭部,小脳テントから大脳鎌や中硬膜動脈に沿って分布している.三叉神経の感覚線維は,橋から入り三叉神経脊髄路となり上位頸髄(第2～3頸髄)まで下行している.第1,2,3頸神経の刺激は,この三叉神経脊髄路に投射され三叉神経に影響を及ぼす(図3).この機序は,三叉神経の支配領域である眼痛や眼精疲労などの眼症状を起こしうる.

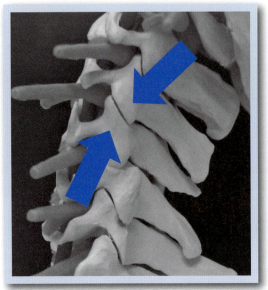

図2 頸部痛・頭痛の発生機序
①頸部の過伸展時に頸椎椎間関節が衝突する．
　その外力が，滑膜ヒダや関節周囲の炎症を起こし，血流障害を招き悪化していく．
②椎間孔から出る頸神経根が刺激を受ける．
　第2頸神経根の障害は，三叉神経にも障害を及ぼす．

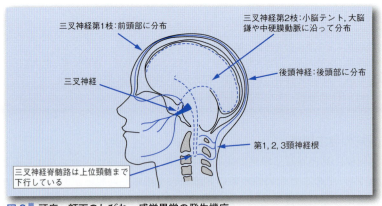

図3 頭痛，顔面のしびれ・感覚異常の発生機序
第1, 2, 3頸神経への刺激は，三叉神経脊髄路に投射し三叉神経に影響を及ぼす．

c 顔面のしびれや異常感覚の発生機序

　顔面を囲むようなしびれや異常感覚が出現することがある．上位頸髄（第1, 2, 3頸髄）レベルにある三叉神経脊髄路が障害されることで発現する（図3）．また三叉神経中脳路核は，咀嚼筋などの固有感覚に関係し，このレベルの障害によって顎関節の痛み，疲労感や可動域低下が生じる可能性がある．

2 痛みの評価と治療指針

a 診断と検査

外傷後に頸部痛や頭痛などの多彩な症状（**表1**）が生じた場合に診断される．病型分類にケベック分類[3)]と土屋分類[4)]が多用されている．

1) ケベック分類（**表2**)[3)]

症状，理学神経学的所見と脊椎の骨折や脱臼の有無の重症度から，Grade 0〜Ⅳの5段階（Grade 0〜Ⅱが外傷性頸部症候群，Grade Ⅲ，Ⅳは外傷性頸髄損傷）に分類されている．

2) 土屋分類（**表3**)[4)]

Barré-Liéou症状とは，頭・頸部痛，頭重感，めまい，耳鳴り，目のかすみや疲れ，息苦しさ，不整脈，嗄声，のどの違和感，上肢のだるさやしびれ感，全身倦怠感，記憶障害，不安感やうつ症状などの精神症状，さらにHorner徴候や上肢浮腫など多彩な不定愁訴的症状である．

椎骨動脈周囲を取り巻く交感神経性の椎骨神経叢が刺激され，自律神経機能異常が生じ出現すると考えられているが，病態は不明なことが多く，脳脊髄液減少症を病態とする意見[5)]もある．

b 治療方針

保存的治療が基本となる．十分なエビデンスに基づいた治療法はなく，いろいろな治療

表2 ケベック分類

重症度分類

Grade 0	頸部に訴えなし．理学的所見なし
Grade Ⅰ	頸部の痛み，こりや圧痛がある．理学的所見なし
Grade Ⅱ	頸部の愁訴あり．筋・骨格徴候（可動域制限，圧痛点）がある
Grade Ⅲ	頸部の愁訴あり．神経学的徴候（深部腱反射の減弱や消失，脱力，感覚障害）がある
Grade Ⅳ	頸部の愁訴あり．骨折や脱臼がある

※症状・障害は，難聴，めまい，耳鳴り，頭痛，記憶障害，嚥下障害，顎関節痛などを含み，どのようなGradeに発現してもよい．
Grade 0〜Ⅱ：外傷性頸部症候群，Grade Ⅲ，Ⅳ：外傷性頸髄損傷
(Spitzer WO, et al：Scientific monograph of the Quebec task force on Whiplash-Associated Disorders：redefining "whiplash" and its management. Spine **20**：1S-73S, 1995 より改変)

表3 土屋分類

1．頸椎捻挫型：後頭・頸部・背部の痛み，圧痛やこり，頸椎運動制限や運動時痛がおもな症状
2．神経根症型：頸椎捻挫型に加えて上肢の痛みやしびれ，筋力低下など
3．Barré-Liéou症状型
4．神経根・Barré-Liéou症状混合型
5．脊髄症状型：外傷性頸部症候群からは除外

(土屋弘吉，ほか：いわゆる鞭打ち損傷の症状．臨整外 **3**：278-287, 1968 より改変)

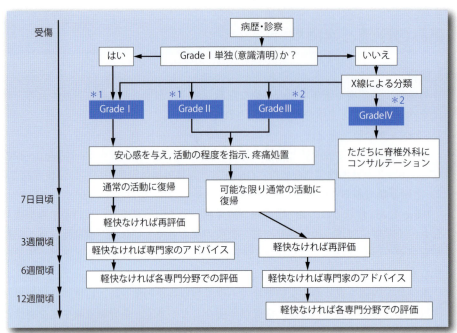

図4 ケベック分類による治療ガイドライン
＊1：外傷性頸部症候群（Grade Ⅰ, Ⅱ）　＊2：外傷性頸髄損傷（Grade Ⅲ, Ⅳ）
(Spitzer WO, et al：Scientific monograph of the Quebec task force on Whiplash-Associated Disorders：redefining "whiplash" and its management. Spine **20**：1S-73S, 1995 より改変)

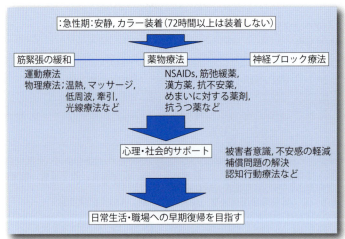

図5 治療方針フローチャート

法を症状に応じて併用しているのが現状である．ケベック分類による治療ガイドライン[3]（**図4**）と治療方針フローチャート（**図5**）を示す．

多くが自然軽快することを患者に教育し，安心感を与えること，早期から頸部運動を推奨し慢性化させない，社会復帰を目指す治療計画が重要である．神経ブロック療法[6]は，急性期からでも適応となり有用となることが多い（**表4**）．

多くの患者は被害者意識が強く，不安感が強い．事故の場合には，補償問題も強く症状

表4 外傷性頸部症候群で用いられる神経ブロック

・頸部硬膜外ブロック	・肩甲上神経ブロック
・星状神経節ブロック（SGB）	・浅・深神経叢ブロック
・腕神経叢ブロック	・胸部交感神経節ブロック
・後頭神経ブロック	
・椎間関節ブロック	
・トリガーポイントブロック	
・神経根ブロック（C2も含む）	など

星状神経節ブロック（stellate ganglion block：SGB）が多く用いられる．症状に合わせて選択する．□内は多用されている神経ブロック．

に影響する．心理・社会的因子などが複雑に絡み合い治療に難渋することも多く，慢性になればなるほど心理・社会的アプローチが大切となる．症状と影響している因子の関係を整理し，治療計画を立てていく．

文献

1) 堤　定美，ほか：鞭打ち損傷に関する生体力学的研究．日本ゴム協会誌 **74**：352-356，2001
2) Barnsley L, et al：The prevalence of chonic cervical zygapophysial joint pain after whiplash. Spine **20**：20-25, 1995
3) Spitzer WO, et al：Scientific monograph of the Quebec task force on Whiplash-Associated Disorders：redefining "whiplash" and its management. Spine **20**：1S-73S, 1995
4) 土屋弘吉，ほか：いわゆる鞭打ち損傷の症状．臨整外 **3**：278-287，1968
5) 石川慎一，ほか：硬膜外自己血注入が著効したバレー・リュー症候群の2症例．麻酔 **52**：1305-1311，2003
6) 田邉　豊：ペインクリニックにおける外傷性頸部症候群の臨床．ペインクリニック **32**：1156-1164，2011

Ⅱ．各論

B. 口腔顔面痛

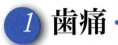

歯痛

清水康平・今村佳樹

> 歯科医師にとって，「歯痛」は患者の主訴となるケースが非常に多く，疾病を確定診断するうえで重要な情報の1つとなる．口腔内には歯，歯周組織，頰粘膜および舌をはじめ多数の組織が存在するため，現在患者が訴えている「歯痛」がどの疾患に，およびどの組織に起因しているかを確定することが重要である．また近年，疼痛研究の大幅な進歩により，歯から離れた遠隔組織の疾患が原因となって，歯自体には問題がないにもかかわらず歯痛を誘導する疾患が多数存在することも明らかとなってきた．本稿では，医師にとって普段あまり馴染みのない「歯痛」を，歯科医学の一症状として限局せず，医学全般のなかの症状として解説する．

1　痛みのメカニズム

a　象牙質による歯痛の発生機序

象牙質知覚過敏症は，露出象牙質への刺激に対し一過性の鋭痛が生じる疾患であり，日常の臨床できわめて多く遭遇する疾患である．生活歯の露出象牙質にある刺激が加わると，その刺激に反応して象牙細管内の組織液が急速に移動して疼痛が生じることが報告されている．その後の研究で，この仮説が実験的に証明され，現在「動水力学説（hydrodynamic theory）」として，象牙質知覚過敏症における疼痛発症メカニズムを証明する説としてもっとも広く受け入れられている（図1）.

b　歯髄に由来する歯痛（歯髄痛）の発生機序

何らかの要因により歯髄に炎症が発現すると，さまざまな臨床症状が認められるようになる（図2）．これが歯髄炎であり，歯髄痛を誘導する代表的な疾患と考えられる．歯髄炎には，臨床的および病理組織学的にさまざまな分類がある．

c　歯周組織の炎症に由来する歯痛の発生機序

1）根尖性歯周炎による歯痛

歯髄炎を放置し壊死に至った歯髄組織や根管治療を施した歯に，その後何らかの原因により根管への細菌感染が生じると，根尖部にまで細菌感染は波及する．これは根尖性歯周炎といわれ，疼痛はおもに根尖部の炎症によるものである（図3）.

2）辺縁性歯周炎による歯痛

根尖性歯周炎に由来する歯痛とは異なり，歯の周囲に存在する辺縁歯肉の炎症に由来する歯痛である（図4）．口腔内のブラッシング不良は歯および辺縁歯肉にプラークの停滞を引き起こし，初期の段階では辺縁歯肉に「歯肉炎」という炎症状態を誘導する．また歯肉炎が持続すると，形成された歯肉ポケットにプラークが停滞し，歯周組織の破壊を伴った

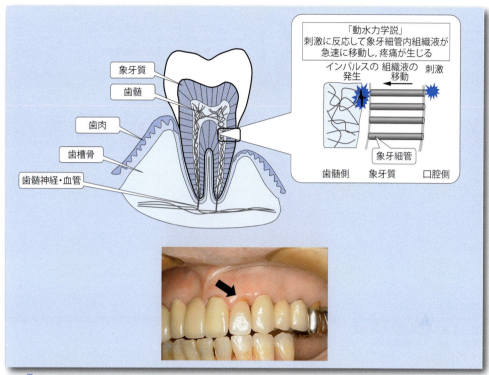

図1 象牙質知覚過敏症の概略図
写真：歯肉退縮が認められ（矢印），象牙質知覚過敏を発症している．

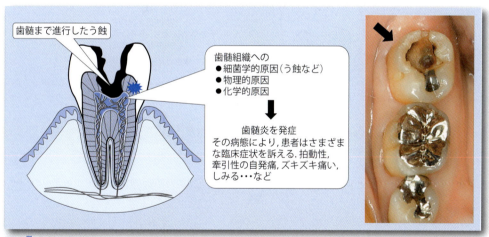

図2 う蝕の概略図
写真：う蝕の例

「歯周炎」を発症する．

3) 外傷性咬合による歯痛

　歯列不正あるいは咬合時の悪習癖などにより，咬合関係に過度な異常が生じている場合，歯牙組織は障害を受ける．歯髄あるいは歯周組織が原因と考えられない咬合接触時の疼痛は，外傷性咬合が一因となっていることが考えられる．

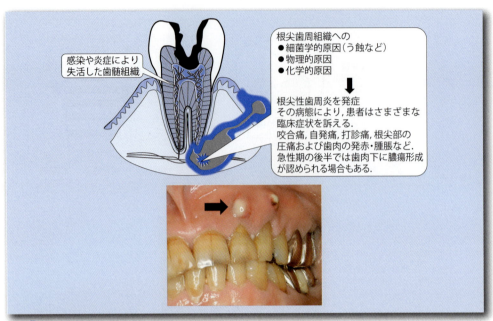

図3 根尖性歯周炎の概略図
写真：歯肉下の膿瘍形成（矢印）

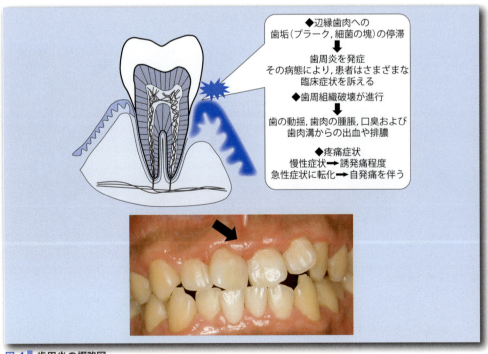

図4 歯周炎の概略図
写真：慢性歯周炎（矢印）

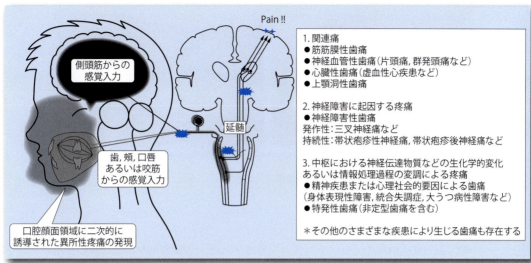

図5 口腔周囲組織や遠隔組織に由来した歯痛

4) 上記の原因が混在する歯痛

根尖性歯周炎, 辺縁性歯周炎あるいは外傷性咬合のうち, いくつかが同時発症する症例も数多く存在する. 診療医は各種診査を十分に行い, いずれの病因で歯痛が発症しているか正確に診断する必要がある.

d 口腔周囲組織や遠隔組織に由来した歯痛の発生機序

近年までの疼痛研究の進歩により, 口腔顔面痛学はめざましい発展を遂げ, 従来歯科では説明不可能であった歯痛および顔面痛の発生機序も明らかになりつつある. 先述した歯および歯周組織に由来する歯痛は歯原性歯痛と総称される一方で, 非歯原性歯痛は頭頸部・顎部などといった, 歯より遠隔に位置する組織が原因で発症する. いずれの疼痛も最終的には脳が分別するが, 非歯原性歯痛は, 脳が歯由来の痛みと歯に由来しない痛みを区別できないために, 患者が問題のない歯に痛みを訴えることとなる. 口腔顔面痛学会で紹介されている非歯原性歯痛診療ガイドライン[1]は, その発生機序を関連痛, 神経障害に起因する疼痛, および中枢における神経伝達物質などの生化学的変化, 情報処理過程の変調による疼痛として説明している (図5).

2 痛みの評価と治療方針

a 象牙質知覚過敏症による歯痛

1) 診断基準 (図6)

以下の3種類の検査にて患歯を同定し, 象牙質知覚過敏症の診断を行う.
①象牙質知覚過敏症と思われる部位にエアーシリンジで空気を吹きかける.
②象牙質知覚過敏症と思われる部位に20〜22℃の水を滴下する.
③象牙質知覚過敏症と思われる部位を探針などで擦過する.

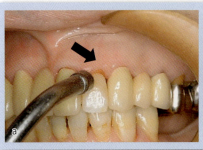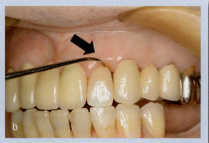

図6 象牙質知覚過敏症の診断
a：3wayシリンジによるエアー診査で鋭痛を訴える．
b：探針による擦過にて鋭痛を訴える．

2）治療方針
　象牙質知覚過敏症の発症メカニズムを考慮すると，各種薬剤や治療用機器を用いて以下の処置を行えば，理論上，物理化学的刺激は遮断され，象牙質知覚過敏症は治癒する．
　①発症部位の象牙細管を封鎖する．
　②発症部位の象牙細管を石灰化させる．
　③発症部位の象牙細管を変性させる．
　④発症部位の神経を鈍麻させる．

b　歯髄，歯周組織あるいは口腔周囲組織や遠隔組織に由来した歯痛

1）診断基準（表1・図7）
　歯痛の原因が歯原性か，あるいは非歯原性か確定が困難な場合は，図7のフローチャートに従い診断，処置あるいは対処法を決定することが望まれる．

2）治療方針
　表2にそれぞれの疾患に対する処置法を示す．実際はこれらの疾患が単独で存在することは少なく，他の疾患を併発していることが多い．初診時に患者が訴えている疼痛症状の由来を歯原性歯痛あるいは非歯原性歯痛として正確に把握し，症状が強く緊急性が高い疾患からの治療を優先することで効果的に疾病の治癒がはかれるものと考えられる．

1. 歯痛

表1 歯髄炎の診断基準

可逆性歯髄炎
- 短時間の誘発痛あるいは軽度な自発痛を特徴とする
- 温度あるいは電気診→一過性の疼痛反応を誘導
- 打診反応には無反応

不可逆性歯髄炎
- 長時間続く誘発痛あるいは自発痛が特徴
- 侵害刺激に対し，持続的な疼痛反応を誘導
- 根尖部歯髄の炎症が歯根膜に波及→打診反応が発現

歯髄壊死・壊疽
- 不可逆性歯髄炎が進行し発症
- 何らかの要因で歯髄が壊死し発症
- 細菌感染を伴うと歯髄壊疽を発症
- 根尖部歯周組織に炎症が波及→打診反応が発現
- 温度あるいは電気刺激→歯髄組織は壊死しているため無反応

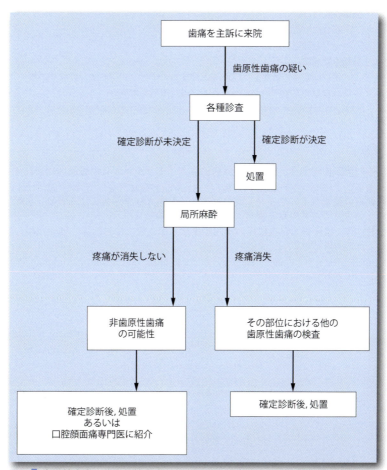

図7 歯原性歯痛・非歯原性歯痛ともに疑われる症例についての治療方針のフローチャート

表2 歯痛の治療方針

可逆性歯髄炎
- 初期う蝕病変や，あるいは歯髄炎を誘導する他の原因除去
- 歯髄の鎮静
- 歯髄鎮静が奏効すれば歯髄は保存可能
- 病因除去および欠損歯質修復により，歯髄炎症状は消失

不可逆性歯髄炎
- 炎症部の拡大により基本的に歯髄は保存不可
- 炎症歯髄を根管治療にて除去

歯髄壊死・壊疽
- 感染根管治療にて感染源を除去
- ＊根管治療にて疼痛除去が不十分な場合は，時に抜歯も選択肢となる

根尖性歯周炎
- 細菌感染がおもに根管内に存在
   →感染根管治療

辺縁性歯周炎
- 辺縁歯肉周囲に停滞するプラークに存在する
   →適正なプラークコントロールの実施

外傷性咬合
- 咬合接触時の異常咬合部位
   →咬合調整が適応

非歯原性歯痛
- 鑑別は容易ではなく，口腔顔面痛全般の十分な知識および経験が必要
   →自身で診療不可と判断した歯痛は，専門医に紹介

文献

1) 日本口腔顔面痛学会：非歯原性歯痛診療ガイドライン．日口腔顔面痛会誌 **4**：0-88，2011
2) 池田英治，ほか（訳）：口腔内疼痛症．Reny de Leeuw（編），杉崎正志，ほか（監訳），口腔顎顔面痛の最新ガイドライン 改訂第4版―米国AAOP学会による評価，診断，管理の指針―，クインテッセンス出版，東京，pp115-141，2009
3) 中村 洋：象牙質知覚過敏症．歯内治療学，第4版，中村 洋，ほか（編），医歯薬出版，東京，pp23-30，2012
4) Kenneth MH, et al：Cohen's Pathways of the Pulp Expert Consult, 10th edition, MOSBY ELSEVIER, pp31-70, 2010

Ⅱ. 各論

B. 口腔顔面痛

 顎関節機能異常症候群

野間　昇・今村佳樹

> 顎関節症は咀嚼筋や顎関節の疼痛，顎運動障害，関節雑音を伴う疾患である．顎関節症の国際的な新しい診断基準として，Diagnostic Criteria for Temporomandibular Disorders (DC/TMD) が 2014 年に発表された[1]．DC/TMD の特徴としては，顎関節症の病態を細分化し病態ごとに診断基準が併記されており，心理・社会的要因についても評価が行われていることである．本稿では顎関節症を咀嚼筋痛・顎関節障害に分け，それぞれの病態メカニズムに触れ，診断基準，治療法について解説していく．

1　痛みのメカニズム

a　咀嚼筋痛の発生機序

　　咀嚼筋痛は，強い噛み締めを行わなくても，長時間の上下歯列の接触が咀嚼筋の筋疲労を容易に生じさせ，関節や筋肉への血液が供給されなくなることで発症するといわれている．

1) 末梢性感作

　　長時間の軽い噛み締めは持続的な筋活動を誘発し，筋の運動終板からのアセチルコリンの過剰分泌により，限局した筋線維が過度に収縮する．その結果，血管が圧迫されるため末梢循環障害，組織酸素欠乏を引き起こし，エネルギー危機が生じる．その後，さまざまな発痛物質が産生され，最終的に末梢侵害受容器が感作されて痛みや知覚の興奮が生じると考えられている[2]．また，この知覚の興奮が交感神経興奮・血管収縮・筋緊張を亢進し，痛みの悪循環を引き起こす．治療については後述するが，咀嚼筋痛治療には悪循環の経路を遮断するためにマッサージ，開口ストレッチ，温罨法，トリガーポイント注射などが行われる（図 1）．

2) 中枢性感作

　局所性筋痛が持続すると，二次ニューロンである中枢神経が過敏化し中枢性感作を生じる．中枢性感作の特徴は，DC/TMD 分類の「関連痛を伴う筋筋膜痛」の病態であり，触診した部位とは離れた部位に関連痛を伴う．これは咀嚼筋からの末梢性侵害入力が二次ニューロンに伝達され，全く異なる神経支配の伝達情報が同一ニューロンに収束することにより関連痛という現象が生じるためである．また，二次ニューロンに対する下行性疼痛抑制系の機能不全が咀嚼筋痛の慢性化に関与しているという報告もある．

b　顎関節障害の発生機序

　　顎関節障害の患者は「耳が痛い」，「耳前部が痛い」という主訴で耳鼻咽喉科を受診する

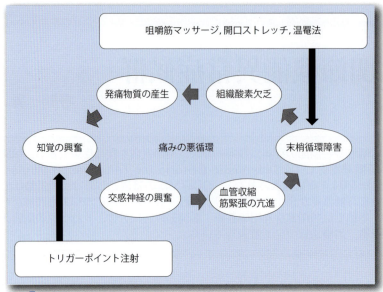
図1 咀嚼筋痛の発症機序と治療法

こともある．しかしながら外耳，内耳には器質的問題はなく，最終的に歯科を受診することも事実である．それではどのように顎関節障害が発生するのであろうか．現時点では，明らかな病因は解明されていないが，日中の上下歯列の接触癖（行動学因子），解剖学的因子，咬合因子，外傷因子，心理・社会的因子などの複数の因子が絡み合う多因子説が支持されている．

2 痛みの評価と治療方針

a DC/TMD の分類

　　DC/TMD の分類を**表1**に示す．本稿では歯科臨床の現場で多くみられる咀嚼筋痛と顎関節障害（復位性円板転位，非復位性円板転位，変形性顎関節症）に絞り，診断基準と治療法について述べたい．

　1） 咀嚼筋痛の評価

　　咀嚼筋痛は食事，顎運動，パラファンクションによって生じる筋痛で，側頭筋，咬筋の誘発テストによって再現される．DC/TMD の分類では咀嚼筋痛は①局所性筋痛，②疼痛の拡散を伴う筋筋膜痛，③関連痛を伴う筋筋膜痛の3つに分類される．これまで咀嚼筋の圧痛検査にあたっては，2 kg/cm^2 の触診圧で圧して疼痛の有無を調べていたが，DC/TMD の分類では 1 kg/cm^2 とすることから，世界標準として 1 kg を用いる．触診方法としては側頭筋，咬筋に 1 kg/cm^2 の圧力でそれぞれ2秒間加圧し，痛みがあればさらに3秒間維持（計5秒間の加圧）し，関連痛の有無を確認して局所性筋痛，疼痛の拡散を伴う筋筋膜痛，関連痛を伴う筋筋膜痛の診断を行う（）．

表1 DC/TMDの分類

咀嚼筋障害
1．筋痛
　A．筋痛
　　1）局所性筋痛
　　2）疼痛の拡散を伴う筋筋膜痛
　　3）関連痛を伴う筋筋膜痛
　B．腱炎
　C．筋炎
　D．攣縮
2．拘縮
3．肥大
4．新生物
5．運動障害
　A．口腔顔面ジスキネジア
　B．口腔下顎ジストニア
6．全身性・中枢性障害に起因する咀嚼筋痛
　A．線維筋痛症

頭痛障害
1．顎関節症に起因する頭痛

関連諸組織
1．筋突起過形成

顎関節障害
1．関節痛
　A．関節痛
　B．関節炎
2．関節障害
　A．関節疾患
　　1）復位性円板転位
　　2）間欠ロックを伴う復位性円板転位
　　3）開口制限を伴う非復位性円板転位
　　4）開口制限を伴わない非復位性円板転位
　B．その他の可動性低下障害
　　1）癒着
　　2）強直症状（a．線維性，b．骨性）
　C．過可動性障害
　　1）脱臼（a．亜脱臼，b．脱臼）
3．関節疾患
　A．退行性関節疾患
　　1）骨関節症
　　2）骨関節炎
　B．全身性関節炎
　C．下顎頭吸収
　D．離断性骨軟骨炎
　E．骨壊死
　F．新生物
　G．滑膜軟骨腫症
4．骨折
5．先天性・発育障害
　A．形成不全
　B．減形成
　C．過形成

2）顎関節障害の評価

a）復位性円板転位

　閉口時に円板は下顎頭の前方に位置し，開口すれば円板は復位する状態のことをいう．DC/TMDの診断基準では，現病歴聴取で過去30日以内に顎運動時に関節雑音の既往があること，口腔外所見でクリック，ポッピングなどの関節雑音が，3回の連続した開閉口時／左右側方運動時／前方運動時のなかで少なくとも1回触知できること，MRI検査にて咬合位（咬合した位置）では円板後方肥厚部が下顎頭の前方に，開口位（口を大きく開けた状態）では円板中央部が下顎頭と関節結節の間に位置することなどの条件を満たしているかを確認する．

b）非復位性円板転位

　非復位性円板転位は，閉口時に下顎頭の前方に位置している円板が，開口しても復位しない状態のことをいい，開口障害を呈する．DC/TMDの診断基準では，現病歴聴取で顎がロックして常に完全に開口できなかった既往があったこと，また食事ができないくらい開口が制限される既往があること，口腔外所見で強制開口量が40 mm未満であること，MRI検査で咬合位では円板後方肥厚部および円板中央部が下顎頭の前方に位置し，開口位でも

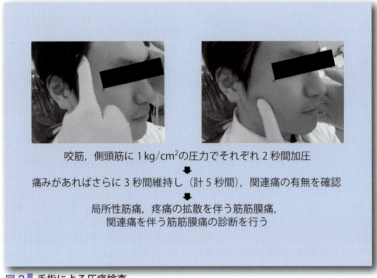

図2 手指による圧痛検査

下顎頭の前方に位置したままであることなどの条件を満たしているかを確認する．

c）変形性顎関節症

変形性顎関節症は下顎頭，関節結節の骨組織の変形を伴う関節の退行性病変である．DC/TMDの診断基準では，現病歴聴取で過去30日以内に顎運動時に関節雑音の既往があること，口腔外所見で最大開口時，左右側方運動，前方運動時のいずれかでクレピタス（ジャリジャリ，ガリガリという関節雑音）が触知できること，また検査中に患者がクレピタスを自覚すること，CT検査で軟骨嚢胞，酸蝕歯（エロージョン：歯のエナメル質が酸により溶けた歯），骨硬化，骨棘のいずれかがみられることなどの条件を満たしているかを確認する．

d）顎関節症（Ⅱ軸）

顎関節症と心理・社会的問題は密接な関係があるといえる．抑うつ状態，不安感，ストレスレベル，気分障害が高い患者では疼痛感受性が亢進し，疼痛調節機構が低下すると指摘されている[3]．また，コーピング能力（ストレスに適切に対処する能力）が低下すると咀嚼筋の疼痛レベルが高くなり，慢性化する傾向があることが報告されている[4]．DC/TMD（Ⅱ軸）テストではうつスクリーニング検査，段階的慢性疼痛尺度，全般性不安障害検査が勧められている．

b　治療方針（図3）

1）末梢性病因に対する治療

a）生活指導

日中の上下歯列の接触癖改善，すなわち歯を離すように指導する．また硬固物摂取制限，長時間咀嚼制限も指導する．

b）ストレッチ

咀嚼筋（特に側頭筋，咬筋）のマッサージ，開口ストレッチを自宅で1日4〜5回行うよ

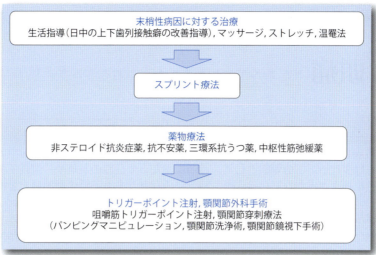

図3 顎関節症治療選択のフローチャート

うに指導する．

c）温罨法
症状のある部位に，熱い湿ったタオルを10〜15分当てる．

2）スプリント（マウスピース）療法
夜間ブラキシズムによる咀嚼筋障害や歯ぎしり防止に用いられる．従来，歯科領域において顎関節症に対してもっとも多く使用されてきた治療法であったが，ブラキシズム自体を止めるものではなく，現在ではスプリント使用については賛否両論ある．

3）薬物療法
顎関節に急性炎症がある場合は非ステロイド抗炎症薬を用いる．急性咀嚼筋痛には抗不安薬が短期間使用され，慢性疼痛化した筋障害には三環系抗うつ薬，中枢性筋弛緩薬が使用されることが多い[5]．

4）トリガーポイント注射，顎関節外科手術
咀嚼筋トリガーポイント注射，顎関節穿刺療法（パンピングマニピュレーション，顎関節洗浄術，顎関節鏡視下手術）が行われる．

文献

1) Schiffman E, et al：Diagnostic Criteria for Temporomandibular Disorders (DC/TMD) for Clinical and Research Applications：recommendations of the International RDC/TMD Consortium Network and Orofacial Pain Special Interest Group. J Oral Facial Pain Headache **28**：6-27, 2014
2) Nagakura Y, et al：Biogenic amine depletion causes chronic muscular pain and tactile allodynia accompanied by depression：a putative animal model of fibromyalgia. Pain **146**：26-33, 2009
3) Slade GD, et al：Influence of psychological factors on risk of temporomandibular disorders. J Dent Res **86**：1120-1125, 2007
4) Nicholas MK, et al：Early identification and management of psychological risk factors ("yellow flags") in patients with low back pain：a reappraisal. Phys Ther **91**：737-753, 2011
5) Bendtsen L, et al：Amitriptyline reduces myofascial tenderness in patients with chronic tension-type headache. Cephalalgia **20**：603-610, 2000

Ⅱ. 各論

C. 頭痛

1 片頭痛

森本昌宏

> わが国の片頭痛患者数は840万人と推計されているが，プライマリケアにおいて片頭痛と診断されることは少ない．この要因として，診断にあたって前兆の有無や片側性で拍動性の痛みであるかの点に重きがおかれていること，肩こりの存在をもって緊張型頭痛と診断されていることなどがあげられる．他に原因がある頭痛だと証明されない限り，繰り返し起こる中等度〜重度の頭痛は片頭痛を疑うとの姿勢が重要である．

1 痛みのメカニズム

a 片頭痛の発生機序

片頭痛の発生機序に関しては，ストレスや食物など何らかの誘因を引き金として，血小板からセロトニン（5-hydroxytryptamine：5-HT）が大量に放出され，頭蓋内外の血管が収縮し，続くモノアミンオキシダーゼによる5-HTの急速な代謝によって血管が拡張し，血管透過性の亢進を生じて拍動性の頭痛を引き起こすとする「血管説」，皮質拡延性抑制（cortical spreading depression：CSD）による脳神経の変化に基づいた「神経説」などが考えられてきた．しかし，現在では，前兆や頭痛発作は血管の収縮・拡張によるものではなく，CSDやspreading oligemiaといった現象によって起こると考えられている[1]．

Moskowitz[2]は，脳硬膜動脈や脳軟膜動脈に分布している三叉神経終末が何らかの原因で刺激されると，5-HTやサブスタンスP，カルシトニン遺伝子関連ペプチド（calcitonin gene-related peptide：CGRP）などが遊離され，硬膜血漿タンパクの漏出ならびに肥満細胞の脱顆粒により血管周囲炎を引き起こし，その結果，三叉神経核でのc-fosの産生，さらなるペプチドの遊離が起こるとする「trigemino-vascular mechanism説」を発表し，片頭痛の発生には三叉神経の関与が大きく，神経原性炎症を生じているとした．ここでは，脳全体を被包する髄膜は三叉神経由来の神経線維網の支配を受け，その髄膜血管が痛みの発現に特に重要な役割を果たしているとしている[3]．また，脳硬膜や三叉神経節には侵害刺激を受容するカプサイシン受容体（transient receptor potential vanilloid 1：TRPV1）が存在することも確認されている[4]．

b 片頭痛とアロディニア

片頭痛患者の頭痛発作時に頭部や上肢，場合によっては下肢にもアロディニアが惹起されるとの報告が多くなされている[5]．Burstein ら[6]は，発作時には79％の患者でアロディニアがみられるとしている．この現象は，非侵害刺激を痛みとして認知するようになる感作が末梢と中枢で生じることによる．脳硬膜動脈や脳軟膜動脈に分布している三叉神経第一

枝の終末が何らかの原因で刺激，末梢性感作され，そのインパルスが三叉神経核を中枢性感作し，関連痛として（前頭部の痛覚閾値を下げることで）アロディニアを引き起こす．さらにこの中枢性感作は視床へと伝達されて同部の感作を生じ，頸部脊髄後角へと伝えられて，関連する頭部や上肢などにアロディニアを引き起こすと考えられている．事実，臨床において頭痛発作中の片頭痛患者を注意深く観察すると，「ブラシで髪の毛が梳けない」，「腕がピリピリとする」と訴えることが多い．

2　痛みの評価と治療方針

a　片頭痛の国際頭痛分類での診断基準

2004年に発表された国際頭痛分類第2版「The International Classification of Headache Disorders 2nd Edition」（ICHD-Ⅱ）[7]では，前兆としての片麻痺（運動障害）を他の典型的前兆（視覚，感覚，言語症状）から分離した．さらに，2013年の国際頭痛分類第3版「The International Classification of Headache Disorders 3rd Edition（beta version）」（ICHD-Ⅲβ）[8]では，6つのサブタイプの内容を変更し，合併症のサブフォームとして扱っていた慢性片頭痛をサブタイプとして独立させ，片頭痛に関連する周期性症候群を加えている．

片頭痛と診断するにあたっては，まずICHD-Ⅲβに沿った詳細な病歴の確認と診察により二次性頭痛の可能性を否定しておくことである．そのうえで，頭痛の部位，性質，発症様式，好発時刻などの特徴を確認できれば片頭痛の診断は困難ではない．特に月経周期と関連して（月経の2～3日前から月経期間を通じて）繰り返す頭痛は，まず片頭痛を疑ってよい．

前兆のある片頭痛（migraine with aura，片頭痛全体の15～20％にすぎない）では，閃輝暗点（scintillating scotoma），視野障害などの視覚性の前兆に引き続いて片側性（41％が両側性）の痛みが数時間持続する．前兆の前，あるいは頭痛発作の始まる数時間から1～2日前に，予兆として情緒不安定，うつ状態，生欠伸，食欲変化などの症状をみることが多い．また，知覚運動症状，失語症などの大脳皮質症状，運動失調，眩暈などの脳底動脈領域の症状など多彩な随伴症状を訴える．しかし，ICHD-Ⅲβの診断基準（**表1**）[9]では，これらすべてを満たす必要はないとしている．

一方，前兆のない片頭痛（migraine without aura）では，数時間～数日間にわたって痛みが持続する．この場合にも，必ず片側性で拍動性の痛みである必要性はない．**表2**[9]にICHD-Ⅲβの診断基準を示す．

片頭痛と診断するにあたっては，その前兆の有無や片側性で拍動性の痛みであるか否かの点に重きがおかれる傾向があるが，これらを満たす患者のほうがむしろ少ないことを銘記しておくべきである．また，肩こりの存在をもって緊張型頭痛と診断されることが多いが，片頭痛患者の92％が発作時に肩こり（頸部の痛み）を自覚していることから，その有無は診断基準とはなりえない．以上，他の頭痛であると証明されない限り，繰り返し起こる中等度～重度の頭痛は片頭痛を疑うべきであると考える．

表1　前兆のある片頭痛の診断基準

A．BおよびCを満たす発作が2回以上ある
B．以下の完全可逆性前兆症状が1つ以上ある
　　1．視覚症状
　　2．感覚症状
　　3．言語症状
　　4．運動症状
　　5．脳幹症状
　　6．網膜症状
C．以下の4つの特徴の少なくとも2項目を満たす
　　1．少なくとも1つの前兆症状は5分以上かけて徐々に進展するか，または2つ以上の前兆が引き続き生じる（あるいはその両方）
　　2．それぞれの前兆症状は5～60分持続する
　　3．少なくとも1つの前兆症状は片側性である
　　4．前兆に伴って，あるいは前兆発現後60分以内に頭痛が発現する
D．ほかに最適なICHD-3の診断がない，また，一過性脳虚血発作が除外されている

〔片頭痛．日本頭痛学会・国際頭痛分類委員会（訳），国際頭痛分類第3版beta版，医学書院，東京，pp2-20，2014〕

表2　前兆のない片頭痛の診断基準

A．B～Dを満たす発作が5回以上ある
B．頭痛発作の持続時間は4～72時間（未治療もしくは治療が無効の場合）
C．頭痛は以下の4つの特徴の少なくとも2項目を満たす
　　1．片側性
　　2．拍動性
　　3．中等度～重度の頭痛
　　4．日常的な動作（歩行や階段昇降など）により頭痛が増悪する，あるいは頭痛のために日常的な動作を避ける
D．頭痛発作中に少なくとも以下の1項目を満たす
　　1．悪心または嘔吐（あるいはその両方）
　　2．光過敏および音過敏
E．ほかに最適なICHD-3の診断がない

〔片頭痛．日本頭痛学会・国際頭痛分類委員会（訳），国際頭痛分類第3版beta版，医学書院，東京，pp2-20，2014〕

b　治療方針

　片頭痛の治療にあたっては，薬物によるコントロールが基本となるが，患者個々により頭痛の頻度や強度，月経との関連などにより治療方針を決定する．現時点では，片頭痛そのものの完全寛解は困難であるが，正しい薬物の選択，使用法の指導により，頭痛発作の回数を減らすこと，発作時の頭痛強度を軽減することが治療の目的となる．図1に治療選択のフローチャートを示す．

1）予防薬

　ロメリジンに加えて，バルプロ酸，プロプラノロールの保険適用が認められ，アミトリプチリンの適用外使用が可能となり，これら後者3剤が広く用いられるようになっている．バルプロ酸，プロプラノロール，アミトリプチリンはいずれもCSD阻害薬としての側面を

```
予防療法（薬物療法）
  ・ロメリジン
  ・皮質拡延性抑制阻害薬（CSD 阻害薬）
      アミトリプチリン，バルプロ酸，プロプラノロール
  ・トピラマート（保険適用外）
  ・ナラトリプタン
  ・呉茱萸湯
  ・リシノプリル，カンデサルタンレキセチル
    （高血圧を伴う場合，保険適用外）
  ・A 型ボツリヌス毒素（保険適用外）
              ↓
急性期治療（頭痛発作期間中の薬物療法）
  ・トリプタン系薬物（スマトリプタン，ゾルミトリプタン，エレトリ
                プタン，リザトリプタン）
  ・非ステロイド抗炎症薬（保険適用のないものが多い）
  ・アセトアミノフェン（小児や妊婦）
              ↓
急性期の神経ブロック療法
  星状神経節ブロック
              ↓
追加すべき神経ブロック療法
  三叉神経第 1 枝ブロック，後頭神経ブロック，耳介側頭神経ブロック
```

図 1 治療選択のフローチャート

もつと考えられているが，各々の薬物の効果判定には十分な時間が必要であり，最低でも 2 ヵ月の継続投与を行うべきである．また最近では，トピラマート，トリプタン系薬物であるナラトリプタンが予防治療に用いられている．トピラマートの薬理作用は，Cl チャネルを介してのアミノ酪酸受容体の賦活作用，グルタミン酸受容体の拮抗作用，Na チャネルの阻害作用であり，これも CSD 阻害薬の 1 つと考えられている．ナラトリプタンは，半減期が 5.05 時間と長いことから，他のトリプタン系薬物とは異なった薬物動態を有し，特に月経時片頭痛患者での有用性が報告されている[10]．また，A 型ボツリヌス毒素の慢性片頭痛に対する症状軽減効果が確認されているが，保険適用外である[4]．

2) 頓挫薬

トリプタン系薬物は，頭蓋内外の血管に多く分布する 5-HT 受容体のうち 5-$HT_{1B/1D}$ 受容体に選択的な親和性を有しており，発作時に異常に拡張した脳血管の 5-$HT_{1B/1D}$ 受容体に作用することで，脳血管に対し選択的な収縮作用を示すとされている．血管周囲の神経原性炎症に対しても，三叉神経の 5-$HT_{1B/1D}$ 受容体に選択的に作用して，CGRP の放出を抑制し，血管周囲の炎症を抑制する．しかし，いずれのトリプタンも使用のタイミングを失すれば，良好な効果は望めない．アロディニアが生じる前，つまりは発作早期（前兆のあるものでは前兆を自覚した時点）での使用を指導すべきである．また，症状が同じであっても同じトリプタンが必ず有効とは限らず，あるトリプタンが無効であってもほかのものが有効である場合を経験することから，1 種類のトリプタンに拘るのではなく，順次処方の

変更を行うこと（トリプタンローテーション）を心掛けることが肝要である．

3) 神経ブロック療法

頭痛発作時には星状神経節ブロックの併用が有効なことがある．効果が不十分な場合には三叉神経第1枝ブロックなどの追加を考慮する[11]．

文献

1) 森本昌宏：片頭痛と群発頭痛．ペインクリニシャンのための新キーワード135，小川節郎（編），真興交易（株）医書出版部，東京，pp86-89，2014
2) Moskowitz MA：The neurobiology of vascular head pain. Ann Neurol **16**：157-168, 1984
3) Moskowitz MA：The visceral organ brain：implications for the pathophysiology of vascular head pain. Neurology **41**：182-186, 1991
4) 片頭痛．慢性頭痛の診療ガイドライン作成委員会（編），慢性頭痛の診療ガイドライン2013，医学書院，東京，pp75-188，2013
5) 森本昌宏，ほか：片頭痛とアロディニア．ペインクリニック **33**：1593-1601，2012
6) Burstein R, et al：The development of cutaneous allodynia during a migraine attack. Clinical evidence for the sequential recruitment of spinal and supraspinal nociceptive neurons in migraine. Brain **123**：1703-1709, 2000
7) Headache Classification Subcommittee of the International Headache Society：The International Classification of Headache Disorders, 2nd ed. Cephalalgia **24**（Suppl 1）：1-160, 2004
8) Headache Classification Subcommittee of the International Headache Society：The International Classification of Headache Disorders, 3rd edition（beta version）. Cephalalgia **33**：629-808, 2013
9) 片頭痛．日本頭痛学会・国際頭痛分類委員会（訳），国際頭痛分類第3版beta版，医学書院，東京，pp2-20，2014
10) Moschiano F, et al：Naratriptan in the short-term prophylaxis of pure menstrual migraine. Neurol Sci **26**（Suppl 2）：s162-166, 2005
11) 森本昌宏，ほか：片頭痛に対する神経ブロック療法と漢方薬．ペインクリニック **34**：955-966，2013

Ⅱ. 各論

C. 頭痛

2 群発頭痛

森本昌宏

> 眼窩部，眼窩上部，側頭部に激しい頭痛が一定期間，周期的に生じる場合，群発頭痛を疑う．診断は ICHD-Ⅲβ の基準に沿って行うが，結膜充血，流涙，鼻漏などの自律神経症状を伴い，常に片側性で同側の痛みであることなどがポイントとなる．予防治療にはベラパミル，頓挫治療にはスマトリプタンの皮下注射と酸素吸入が第一選択である．

1 痛みのメカニズム

　　2004 年に発表された国際頭痛分類第 2 版「The International Classification of Headache Disorders 2nd Edition」(ICHD-Ⅱ)[1]では，群発頭痛は近縁疾患とともに「群発頭痛およびその他の三叉神経・自律神経性頭痛」(cluster headache and other trigeminal autonomic cephalalgia) の大項目に組み入れられていた．一方，2013 年の国際頭痛分類第 3 版「The International Classification of Headache Disorders 3rd Edition (beta version)」(ICHD-Ⅲβ)[2]では，大項目から群発頭痛の名称は消えて，「三叉神経・自律神経性頭痛」(trigeminal autonomic cephalalgias：TACs) となっている．これは ICHD-Ⅱ での TACs の概念を疾患単位としてまとめようとする意図によると思われる．(**表1**)[3]．これらの頭痛では，短時間，片側性の頭痛発作と結膜充血，流涙，鼻漏などの頭部副交感神経系の自律神経症状を伴うことを特徴とし，これらの症候は三叉神経-副交感神経反射の活性化によると考えられている．その機序としては，以下の 4 つが推察されている[4]．

a 視床下部の器質的異常

　　群発期には同じ時間帯に頭痛発作が起こることが多いことから，体内時計が存在する視床下部の器質的異常が考えられている．この点に関しては，血中テストステロン低値，メラトニン生成量低下や日内変動の異常，PET で同側視床下部灰白質後下部の活性化が確認されている．

b 三叉神経血管系でのニューロペプチドの変化

　　発作期に，頸静脈血中のカルシトニン遺伝子関連ペプチド (calcitonin gene-related peptide：CGRP)，血管作動性腸管ペプチド (vasoactive intestinal peptide：VIP) が増加すること，酸素吸入やスマトリプタンの皮下注射により増加した CGRP が正常者のレベルまで低下することから，発作によって三叉神経血管系の活性化が生じると考えられている．

表1 三叉神経・自律神経性頭痛

3.1 群発頭痛 (cluster headache)
　3.1.1 反復性群発頭痛 (episodic cluster headache)
　3.1.2 慢性群発頭痛 (chronic cluster headache)
3.2 発作性片側頭痛 (paroxysmal hemicrania)
　3.2.1 反復性発作性片側頭痛 (episodic paroxysmal hemicrania)
　3.2.2 慢性発作性片側頭痛 (chronic paroxysmal hemicrania:CPH)
3.3 短時間持続性片側神経痛様頭痛発作 (short-lasting unilateral neuralgiform headache attacks)
　3.3.1 結膜充血および流涙を伴う短時間持続性片側神経痛様頭痛発作 (short-lasting unilateral neuralgiform headache attacks with conjunctival injection and tearing:SUNCT)
　　3.3.1.1 反復性 SUNCT (episodic SUNCT)
　　3.3.1.2 慢性 SUNCT (chronic SUNCT)
　3.3.2 頭部自律神経症状を伴う短時間持続性片側神経痛様頭痛発作 (short-lasting unilateral neuralgiform headache attacks with cranial autonomic symptoms:SUNA)
　　3.3.2.1 反復性 SUNA (episodic SUNA)
　　3.3.2.2 慢性 SUNA (chronic SUNA)
3.4 持続性片側頭痛 (hemicrania continua)
　3.4.1 持続性片側頭痛,寛解型 (hemicrania continua, remitting subtype)
　3.4.2 持続性片側頭痛,非寛解型 (hemicrania continua, unremitting subtype)
3.5 三叉神経・自律神経性頭痛の疑い (probable trigeminal autonomic cephalalgia)
　3.5.1 群発頭痛の疑い (probable cluster headache)
　3.5.2 発作性片側頭痛の疑い (probable paroxysmal hemicrania)
　3.5.3 短時間持続性片側神経痛様頭痛発作の疑い (probable short-lasting unilateral neuralgiform headache attacks)
　3.5.4 持続性片側頭痛の疑い (probable hemicrania continua)

〔三叉神経・自律神経性頭痛. 日本頭痛学会・国際頭痛分類委員会(訳), 国際頭痛分類第3版 beta 版, 医学書院, 東京, pp28-35, 2014〕

c 内頸動脈の拡張

　血管収縮薬が有効なことから,内頸動脈の拡張が関与していることも事実である.海綿静脈洞内の内頸動脈の拡張により眼窩への血流が増加,一方で,静脈流出路が狭窄することで海綿静脈洞内での血液のうっ滞を生じる.また,海綿静脈洞に集合する翼口蓋神経節由来の副交感神経,三叉神経由来の痛覚神経線維,上顎神経由来の交感神経線維に何らかの興奮を生じることで,自律神経症状に加えて内頸動脈の拡張を引き起こすとも考えられている.

d 三叉神経の過剰興奮

　三叉神経第1枝による伝達を遮断することで痛みが消失することから,その伝達は三叉神経によること,自律神経症状(結膜充血,流涙,鼻閉,鼻漏などの副交感神経刺激症状,縮瞳,眼瞼下垂などの副交感神経抑制症状,顔面の発汗といった節後線維の脱神経過敏)を伴うことからは,自律神経の関与が大きいと考えられている.

2 痛みの評価と治療方針

a 群発頭痛の国際頭痛分類での診断基準

わが国での有病率は約 0.07〜0.09％で，片頭痛の 1/100 程度である．発症年齢は 20〜30 歳で，男性の有病率が女性の約 3 倍（近年，女性での発症が増加傾向にある）であり，約 5％が常染色体優性を示す[5]．

群発頭痛を診断するにあたっては，ICHD-Ⅲβを活用して，詳細な病歴の確認と診察を行う（問診により頭痛の部位，性質，発症様式，好発時刻などの特徴を確認する）．なお，二次性頭痛を除外しておくことが肝要であり，何らかの危険信号を確認した場合，画像検査を含めた精査が必要となる．

群発頭痛では，片側の眼窩部，眼窩上部，側頭部のいずれか 1 つ以上の部位に激しい頭痛が群発性（群発期は数週〜数ヵ月，寛解期は数ヵ月〜数年）に生じるが，1 回の頭痛発作は 15〜180 分程度である．なお，前述の自律神経症状を伴うこと，常に片側性で同側の痛みであることを確認できれば診断は困難ではない．ICHD-Ⅲβでの診断基準を表 2[3] に示す．なお，ICHD-Ⅲβでは前額部および顔面の紅潮，耳閉感が追加されている．

b 治療方針

治療選択のフローチャートを図 1 に示す．片頭痛ではバルプロ酸やプロプラノロールの保険適用，アミトリプチリンの適用外使用が可能となり，頓挫薬としてトリプタンが用いられているが，群発頭痛で保険適用がある薬物はベラパミルとスマトリプタンの皮下注射のみである．

筆者は，予防治療として反復性群発頭痛の発作期間中にはベラパミルとプレドニゾロン，慢性群発頭痛にはベラパミルと炭酸リチウムを処方している．なお，ベラパミルと同様に Ca 拮抗薬であるロメリジンを用いることがあるが，保険適用外である．また，従来

表 2　群発頭痛の診断基準

A．B〜D を満たす発作が 5 回以上ある
B．未治療の場合，重度〜きわめて重度の一側の痛みが眼窩部，眼窩上部または側頭部のいずれか 1 つ以上の部位に 15〜180 分間持続する
C．以下の 1 項目以上を認める
　1．頭痛と同側に少なくとも以下の症状あるいは徴候の 1 項目を伴う
　　a）結膜充血または流涙（あるいはその両方）
　　b）鼻閉または鼻漏（あるいはその両方）
　　c）眼瞼浮腫
　　d）前額部および顔面の発汗
　　e）前額部および顔面の紅潮
　　f）耳閉感
　　g）縮瞳または眼瞼下垂（あるいはその両方）
　2．落ち着きのない，あるいは興奮した様子
D．発作時期の半分以上においては，発作の頻度は 1 回/2 日〜8 回/日である
E．ほかに最適な ICHD-3 の診断がない

〔三叉神経・自律神経性頭痛．日本頭痛学会・国際頭痛分類委員会（訳），国際頭痛分類第 3 版 beta 版，医学書院，東京，pp28-35, 2014〕

予防療法（薬物療法）
　反復性群発頭痛：ベラパミル，プレドニゾロン
　慢性群発頭痛　：ベラパミル，炭酸リチウム
　　（ロメリジンも用いられているが，保険適用外である）

↓

急性期治療（頭痛発作中の治療法）
　スマトリプタンの皮下注射
　酸素吸入（フェイスマスクで7L/分，15分間）
　　（スマトリプタンの点鼻薬，ゾルミトリプタンの経口投与も有効とされているが，保険適用外である）

↓

神経ブロック療法
　三叉神経第1枝ブロック，後頭神経ブロック，翼口蓋神経節ブロック，耳介側頭神経ブロック，第2頸神経脊髄神経節ブロック，星状神経節ブロック
　（難治性の慢性群発頭痛ではGasser神経節ブロックの適応を考慮する）

図1 治療選択のフローチャート

から用いられているエルゴタミンの就寝前内服が有効なこともある．なお，海外ではジバマイド（カプサイシンと類似の構造をもつ）の点鼻の有効性が報告されているが，わが国では臨床試験はいまだ行われていない．

　急性期の頓挫治療には，スマトリプタンの皮下注射（自己注射を含めて）と酸素吸入（フェイスマスクで7L/分，15分間）が第一選択である．スマトリプタンの点鼻[6]，ゾルミトリプタンの経口投与[7]の有効性も報告されているが，いずれも保険適用外である．

　ペインクリニック学会の治療指針[8]では，痛みが激しい部位に応じて三叉神経第1枝ブロック，翼口蓋神経節ブロック，後頭神経ブロックならびに星状神経節ブロックなどの併用を勧めている．

　なお患者教育として，ほぼ例外なく飲酒が誘因となることからは発作期間中は禁酒を徹底し，昼寝も頭痛を誘発することからはこれを避けるように指導する．

文献

1) Headache Classification Subcommittee of the International Headache Society：The International Classification of Headache Disorders, 2nd ed. Cephalalgia 24（Suppl 1）：1-160, 2004
2) Headache Classification Subcommittee of the International Headache Society：The International Classification of Headache Disorders, 3rd edition（beta version）. Cephalalgia 33：629-808, 2013
3) 三叉神経・自律神経性頭痛．日本頭痛学会・国際頭痛分類委員会（訳），国際頭痛分類第3版beta版，医学書院，東京，pp28-35，2014
4) 群発頭痛およびその他の三叉神経・自律神経性頭痛．慢性頭痛の診療ガイドライン2013，慢性頭痛の診療ガイドライン作成委員会（編），医学書院，東京，pp215-238，2013
5) 森本昌宏：片頭痛と群発頭痛．ペインクリニシャンのための新キーワード135，小川節郎（編），真興交易（株）医書出版部，東京，pp86-89，2014
6) van Vliet JA, et al：Intranasal sumatriptan in cluster headache：randomized placebo-controlled double-blind study. Neurology 60：630-633, 2003
7) Bahra A, et al：Oral zolmitriptan is effective in the acute treatment of cluster headache. Neurology 54：1832-1839, 2000
8) 群発頭痛．ペインクリニック治療指針改訂第4版，日本ペインクリニック学会治療指針検討委員会（編），真興交易（株）医書出版部，東京，pp131-132，2013

Ⅱ. 各論

C. 頭痛

3 緊張型頭痛

小川節郎

> 緊張性頭痛は後頸筋や僧帽筋などの緊張を伴う持続性，全周性の頭痛であり，ひどくなると動揺感，眩暈，眼の奥の痛みなどを伴う．国際頭痛学会分類第 3 版 β 版（The International Classification of Headache Disorders 3nd Edition β：ICHD-Ⅲβ）では一次性頭痛に分類されている[1]．一般的特徴として，①圧迫されるような，締め付けられるような，②中等度位までの痛みで，③両側性で，④首筋や肩のこりを伴うことが多く，⑤出現時刻が不明瞭であり，⑥痛みがあっても仕事を中断するほどではなく，⑦痛みのため睡眠が妨げられることはない，といった性質をもっている[2]．

1 痛みのメカニズム[2,3]

a 緊張性頭痛の発生機序（図1）

　　緊張性頭痛の発生機序には後頸筋の阻血性筋収縮が大きく関与している[3]．この痛みの発生機序としては，頭部を支える後頸部の筋群（後頸筋，僧帽筋など）の持続的収縮や長時間の断続的な収縮の繰り返しなどによる阻血性筋収縮がその主因とされている．阻血性筋収縮により乳酸やピルビン酸などが筋内に蓄積し，これらが筋付着部に豊富に分布する末梢神経を刺激して痛みを発生させる．また，後頸筋群の緊張により大・小後頭神経が刺激

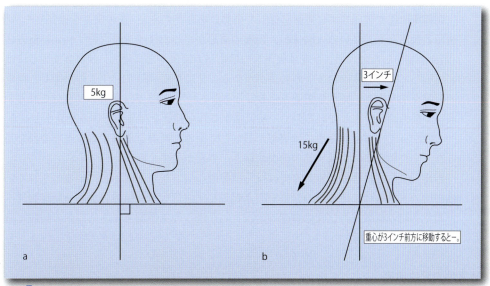

図1 頭の位置による後頸筋・僧帽筋の緊張度の相違
a：頭部を前屈しない場合，立位では頭の重さ（約5kg）を支えていればよい．
b：重心が3インチ（約7.5 cm）前方に移行（頭部前屈）すると，後頸筋群は約15kgの加重となる．

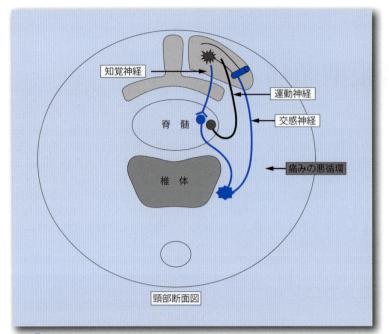

図2　緊張性頭痛における痛みの悪循環
後頸筋群の緊張により発痛物質が出現したり，後頭神経の刺激により痛みのインパルスが発生する．そのインパルスは脊髄において交感神経や運動神経を反射性に興奮させる．交感神経の刺激は局所の血管収縮を起こす一方，運動神経の興奮は筋の緊張を増加させる．これによって筋群は虚血状態となり，新たな発痛物質が産生され，ここに痛みの悪循環が成立してしまう．
〔小川節郎：緊張型頭痛を「科学」する．ペインクリニシャンのための痛みのコツと落とし穴，宮崎東洋（編），中山書店，東京，pp50-52, 2007〕

され，後頭部の痛みが発生する．動揺感や眼の奥の痛みがなぜ起こるかについては後述する．
　頭部を前屈や後屈せずに垂直に保った姿勢にあるとすると，その重さを後頸筋や僧帽筋，胸鎖乳突筋が支えている（図1a）．頭部の重心がたった3インチ（約7.5 cm）前方に移行（頭部前屈）しただけで，今度は後頸筋や僧帽筋の緊張が急に増し，頭部を支えるには垂直に保持していたときの約3倍の加重がかかることになる（図1b）．この増加した荷重が筋の緊張を生み出し，痛みを発生させることとなる[4]．一方，大・小後頭神経はこれらの筋を貫いて後頭部に分布しているので，筋緊張がこれら神経を刺激して痛みを発生させる．
　したがって，本症の発生には姿勢が関与している．頭部を前屈するような姿勢を長く続けたりした場合には，後頸筋の緊張が続き，本症が発生する．
　本症の発生には筋の緊張のみではなく精神的なストレスも関与しているとされている．精神的ストレスは交感神経の緊張を引き起こし，血管収縮→組織の虚血→発痛物質の発現→知覚神経の刺激→再び交感神経の緊張という痛みの悪循環を生み，痛みの持続と増悪に関与している（図2）[4]．

b　動揺感の発生機序

　本症の患者では頭部の動揺感を訴える者もまれではない．頭部の傾きがどうなっているかは，上部頸髄神経からの情報が関与している．また，上部頸椎椎体を支持している靱帯

表1 緊張型頭痛の診断基準

A. 頭痛の発生頻度により以下の3つのタイプに分類される
　1．稀発反復性緊張型頭痛
　　　平均して1ヵ月に1日未満（年間12日未満）の頻度で発現する頭痛が10回以上あり，かつ下記のB～Dを満たす
　2．頻発反復性緊張型頭痛
　　　3ヵ月を超えて，平均して1ヵ月に1～14日（年間平均12日以上180日未満）の頻度で発現する頭痛が10回以上あり，かつB～Dを満たす
　3．慢性緊張型頭痛
　　　3ヵ月を超えて，平均して1ヵ月に15回以上（年間180日以上）の頻度で発現する頭痛で，B～Dを満たす
B. 頭痛は30分から7日間持続する
C. 頭痛は以下の特徴の少なくとも2項目を満たす
　1．両側性
　2．性状は圧迫感または締め付け感（非拍動性）
　3．強さは軽度～中等度
　4．歩行や階段の昇降のような日常的な動作により増悪しない
D. 以下の両方を満たす
　1．悪心や嘔吐はない
　2．光過敏や音過敏はあってもどちらか一方のみ
E. ほかに最適なICHD-IIIβの診断がない

付記：緊張型頭痛の診断基準（B～D）を一つだけ満たしておらず，片頭痛ではないものは「緊張型頭痛の疑い」と診断する

〔緊張型頭痛．日本頭痛学会・国際頭痛分類委員会（訳），国際頭痛分類第3版beta版，医学書院，東京，pp21-27, 2014〕

や筋（筋紡錘）には，第2～4頸神経の後枝が豊富に分布している．これらの神経は固有感覚受容器をもっており，姿勢反射や緊張性姿勢反射時に活動することが知られている[4]．一方，大・小後頭神経は第2・3頸神経由来であり，姿勢を感知する神経と同じ分節から発生している．大・小後頭神経が刺激されると，そのインパルスが入力される頸髄は同じなので，脳は姿勢と感知する神経からの入力があると認知することになる．すると脳は頭部が揺れていると認識し，動揺感が生まれると考えられる[4]．

c. 緊張型頭痛における眼の奥の痛み，顔面痛の発生機序

本症では痛みの部位として目の奥の痛みやこめかみの痛みを訴えることが多い．その理由については以下のように考えられている．三叉神経脊髄路核は第2, 3頸髄に存在する．すなわち大・小後頭神経の収斂する分節と一致する．したがって，大・小後頭神経からの入力が三叉神経からの入力であると脳が認識する可能性がある．重症の緊張性頭痛では，痛みが額，眼の奥，側頭部など三叉神経支配領域にも及ぶことが理解される[4]．

2　痛みの評価と治療方針

a. 緊張型頭痛の国際頭痛学会診断基準（表1）[1]

2013年に国際頭痛分類第3版beta版（ICHD-IIIβ）が公開された．緊張型頭痛に関して

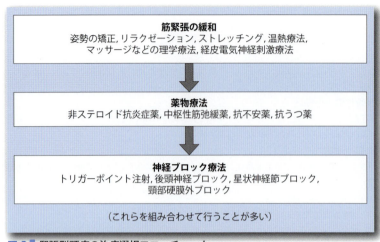

図3 緊張型頭痛の治療選択フローチャート

は2004年に刊行されたICHD-IIから大きな変更はされていないが，ICHD-IIIβ版診断基準を表1にあげた．

b 治療[5,6]（図3）

1) **理学療法**

姿勢の矯正，ストレッチング，温熱療法など，頸部の筋の緊張を和らげる方法を用いる．

2) **薬物療法**

各種の非ステロイド抗炎症薬，抗うつ薬，筋弛緩薬，および抗不安薬を用いる．

3) **神経ブロック療法**

圧痛点へのトリガーポイント注射，後頭神経ブロック，星状神経節ブロック，頸部硬膜外ブロックなどを行う．

文献

1) 緊張型頭痛．日本頭痛学会・国際頭痛分類委員会（訳），国際頭痛分類第3版beta版，医学書院，東京，pp21-27，2014
2) 寺本　純：頭痛診断のこつ．ペインクリニック **27**：1256-1265，2006
3) 作田　学：緊張型頭痛の診断と治療．ペインクリニック **21**：659-664，2000
4) 小川節郎：緊張型頭痛を「科学」する．ペインクリニシャンのための痛みのコツと落とし穴，宮崎東洋（編），中山書店，東京，pp50-52，2007
5) 森本昌宏：緊張性頭痛．小川節郎（編），痛みの概念が変わった 新 キーワード100＋α，真興交易（株）医書出版部，東京，pp73-74，2008
6) 緊張型頭痛．ペインクリニック治療指針改訂第4版，日本ペインクリニック学会治療指針検討委員会（編），真興交易(株)医書出版部，東京，pp132-133，2013
7) 森本昌宏：緊張性頭痛．痛みの概念がかわった，小川節郎（編），真興交易医書出版部，東京，pp73-74，2008

Ⅱ．各論

C. 頭痛

 その他の一次性頭痛

森本昌宏

> 頭痛の診療においては，ICHD-Ⅲβの分類に沿って二次性頭痛を除外し，一次性頭痛としての各々の特徴を確認することが肝要である．一次性頭痛の大部分は緊張型頭痛ならびに片頭痛ではあるが，これらの確定診断にあたってもその他の一次性頭痛疾患として分類されている頭痛に関する知識が必要となる．

1　その他の一次性頭痛疾患の新しい分類

　　プライマリケアで遭遇する頭痛の多くは一次性頭痛（従来の機能性頭痛）である．2013年に国際頭痛学会が発表した「The International Classification of Headache Disorders, 3rd Edition」（ICHD-Ⅲβ）[1]では，この一次性頭痛を①片頭痛，②緊張型頭痛，③三叉神経・自律神経性頭痛，④その他の一次性頭痛疾患の4つに大別している．なお，その他の一次性頭痛疾患に属する頭痛として，2004年に発表された「The International Classification of Headache Disorders, 2nd edition」（ICHD-Ⅱ）では8項目を取り上げていたが，ICHD-Ⅲβでは寒冷刺激による頭痛，頭蓋外からの圧力による頭痛，貨幣状頭痛を加えて，持続性片側頭痛を「三叉神経・自律神経性頭痛」へと移動して計10項目としている．この10項目は①身体的な労作に関連する頭痛（4.1～4），②直接の物理的刺激に起因する頭痛（4.5，6），③表在性頭痛（4.7，8），④他の種々のものからなる頭痛（4.9，10）の4つのカテゴリーに分けることができる[3]．これらの多くは発症機序が不明なものも多いが，一部の推論を交えて紹介する[4]．

2　一次性頭痛疾患の国際頭痛分類での診断基準とそのメカニズム

a　一次性咳嗽性頭痛（primary cough headache）

　　頭蓋内疾患が存在しない状態で，いきみなどのValsalva手技により誘発される頭痛である．咳嗽などによって発現し直後にピークに達して，数秒～数分で消退する．両側性，後頭部の痛みであり，主として40歳以上でみられる．ICHD-Ⅲβでの診断基準を**表1**に示すが，多くでめまい，悪心，睡眠異常などの随伴症状を伴い，インドメタシンが有効である．なお，症候群としての咳嗽性頭痛の40％は症候性で，大半がArnold-Chiari奇形Ⅰ型であり，その他では頸動脈，椎骨脳底動脈の疾患，脳動脈瘤に起因するものもあることからは，脳画像検査などによる検討を必要とする．

表1 一次性咳嗽性頭痛の診断基準

A．B〜Dを満たす頭痛が2回以上ある
B．咳，いきみ，またはその他のValsalva手技（あるいはこれらの組み合わせ）に伴ってのみ誘発されて起こる
C．突発性に起こる
D．1秒〜2時間持続する
E．ほかに最適なICHD-3の診断がない

〔その他の一次性頭痛疾患.日本頭痛学会・国際頭痛分類委員会（訳），国際頭痛分類第3版beta版，医学書院，東京，pp28-35，2014〕

表2 一次性運動時頭痛の診断基準

A．BおよびCを満たす頭痛が2回以上ある
B．激しい身体的な運動中または運動後にのみ誘発されて起こる
C．48時間未満の持続
D．ほかに最適なICHD-3の診断がない

〔その他の一次性頭痛疾患.日本頭痛学会・国際頭痛分類委員会（訳），国際頭痛分類第3版beta版，医学書院，東京，pp28-35，2014〕

表3 性行為に伴う一次性頭痛の診断基準

A．B〜Dを満たす頭部または頸部（あるいはその両方）の痛みが2回以上ある
B．性行為中にのみ誘発されて起こる
C．以下の1項目以上を認める
　1．性的興奮の増強に伴い，痛みの強さが増大
　2．オルガスム直前か，あるいはオルガスムに伴い突発性で爆発性の強い痛み
D．重度の痛みが1分〜24時間持続，または軽度の痛みが72時間まで持続（あるいはその両方）
E．ほかに最適なICHD-3の診断がない

〔その他の一次性頭痛疾患.日本頭痛学会・国際頭痛分類委員会（訳），国際頭痛分類第3版beta版，医学書院，東京，pp28-35，2014〕

b 一次性運動時頭痛（primary exercise headache）

　ICHD-Ⅱでは一次性労作性頭痛との呼称が用いられ，重量挙げ選手頭痛（weight-lifters' headache）などのサブフォームがあった．ICHD-Ⅲβの診断基準を表2に示すが，さまざまな運動によって誘発される頭痛であり，特に暑い気候の地域，高地でみられる．発症予防には酒石酸エルゴタミン，インドメタシンが用いられている．発症機序は不明であるが，初発時にはくも膜下出血，動脈解離などを否定しておく必要がある．

c 性行為に伴う一次性頭痛（primary headache associated with sexual activity）

　有病率が0.9%とする報告[5)]があり，潜在患者数は少なくない．男性に多く，20歳代前半と40歳前後に発症のピークがある．ICHD-Ⅲβの診断基準を表3に示すが，通常，性行為中に興奮が高まるにつれて，両側性の鈍痛として始まり，オルガスム時に突然に増強し，1分〜3時間程度持続する．なお，ICHD-Ⅱではオルガスムス時頭痛（orgasmic headache）とオルガスムス前頭痛（preorgasmic headache）の2つのサブフォームに分けていたが，現

表4 ■ 一次性雷鳴頭痛の診断基準

A．BおよびCを満たす重度の頭痛
B．突然発症で，1分未満で痛みの強さがピークに達する
C．5分以上持続する
D．ほかに最適なICHD-3の診断がない

〔その他の一次性頭痛疾患．日本頭痛学会・国際頭痛分類委員会（訳），国際頭痛分類第3版beta版，医学書院，東京，pp28-35，2014〕

表5 ■ 寒冷刺激による頭痛（外的寒冷刺激による）の診断基準

A．BおよびCを満たす急性の頭痛が2回以上ある
B．頭部への外因性の寒冷刺激が加わっている間だけに伴って誘発されて起こる
C．寒冷刺激除去後30分以内に消失する
D．ほかに最適なICHD-3の診断がない

〔その他の一次性頭痛疾患．日本頭痛学会・国際頭痛分類委員会（訳），国際頭痛分類第3版beta版，医学書院，東京，pp28-35，2014〕

在，これらは区別することはできないと考えられている．しかし，オルガスムス時頭痛では急激な血圧上昇，心拍数増加に伴った頭蓋内圧の亢進が関与すると推測され，内頸静脈弁の不全による頭蓋内静脈のうっ滞の関与も考えられていることから，くも膜下出血，内頸動脈や椎骨動脈の解離を否定しておく必要がある．オルガスムス前頭痛では緊張型頭痛や頸部の筋収縮が発症に関与すると推測されている．いずれも性交1～2時間前のインドメタシン投与が有効とされている．

d ■ 一次性雷鳴頭痛（primary thunderclap headache）

成人女性に多く，突発する強い頭痛であり，脳動脈瘤破裂時の頭痛に似ている．ICHD-Ⅲβの診断基準を**表4**に示す．なお，前述の一次性咳嗽性頭痛，一次性運動時頭痛，性行為に伴う一次性頭痛は雷鳴頭痛として出現することがある．器質的要因を否定するために髄液検査，脳画像検査を行うべきである．頭蓋内血管の緊張を司る求心性の交感神経系の破綻による，急激な血管の収縮などが原因と推察されている[6]．

e ■ 寒冷刺激による頭痛（cold-stimulus headache）

頭部の寒冷，冷たいものの摂取や吸入によってもたらされる，外的寒冷刺激による頭痛．冷たいものの摂取または冷気吸入による頭痛の2つのサブフォームがある．前者の診断基準を**表5**に示すが，短時間の穿刺様頭痛が頭部全体に起こる．後者はアイスクリーム頭痛ともよばれていたもので，前頭部，側頭部に短時間の強い痛みが起こり，片頭痛患者で多くみられる．診断基準を**表6**に示す．

f ■ 頭蓋外からの圧力による頭痛（external-pressure headache）

頭蓋軟部組織周囲に圧迫，牽引が加わることで生じる．頭蓋外からの圧迫による頭痛，頭蓋外からの牽引による頭痛の2つのサブフォームがある．前者の診断基準を**表7**に示すが，きついヘッドバンド，ヘルメット，ゴーグルの装着が原因となる．一方，後者はポニー

表6　寒冷刺激による頭痛（冷たいものの摂取または冷気吸入による）の診断基準

A．BおよびCを満たす急性の前頭部または側頭部の頭痛が2回以上ある
B．冷たい食物または飲み物の摂取，あるいは冷気の吸息による口蓋または咽頭後壁（あるいはその両方）への寒冷刺激の直後に誘発され起こる
C．頭痛は寒冷刺激除去後，10分以内に消失する
D．ほかに最適なICHD-3の診断がない

〔その他の一次性頭痛疾患．日本頭痛学会・国際頭痛分類委員会（訳），国際頭痛分類第3版beta版，医学書院，東京，pp28-35, 2014〕

表7　頭蓋外からの圧迫による頭痛の診断基準

A．B～Dを満たす頭痛が2回以上ある
B．前額部あるいは頭皮の頭蓋外からの圧迫により1時間以内に誘発されて起こる
C．頭蓋外からの圧迫部位で痛みが最大
D．頭蓋外からの圧迫が解除されたあと1時間以内に消失
E．ほかに最適なICHD-3の診断がない

〔その他の一次性頭痛疾患．日本頭痛学会・国際頭痛分類委員会（訳），国際頭痛分類第3版beta版，医学書院，東京，pp28-35, 2014〕

表8　頭蓋外からの牽引による頭痛の診断基準

A．B～Dを満たす頭痛が2回以上ある
B．頭皮に頭蓋外からの牽引が及んでいる間にのみ誘発されて起こる
C．牽引部位で痛みが最大
D．牽引が解除されたあと1時間以内に消失
E．ほかに最適なICHD-3の診断がない

〔その他の一次性頭痛疾患．日本頭痛学会・国際頭痛分類委員会（訳），国際頭痛分類第3版beta版，医学書院，東京，pp28-35, 2014〕

表9　一次性穿刺様頭痛の診断基準

A．B～Dを満たす自発的な単回または連続して起こる穿刺様の頭部の痛みがある
B．それぞれの穿刺様の痛みは数秒まで持続する
C．穿刺様の痛みは不規則な頻度で，1日に1～多数回再発する
D．頭部自律神経症状がない
E．ほかに最適なICHD-3の診断がない

〔その他の一次性頭痛疾患．日本頭痛学会・国際頭痛分類委員会（訳），国際頭痛分類第3版beta版，医学書院，東京，pp28-35, 2014〕

テール頭痛ともよばれていたもので，牽引により生じる．診断基準を**表8**に示す．

g　一次性穿刺様頭痛（primary stabbing headache）

従来，アイスピック頭痛，周期性眼痛症ともよばれていたもので，局所構造物または脳神経の器質的疾患が存在せずに，自発的に起こる一過性かつ局所性の頭痛である．多くのものでは頭痛の持続時間は3秒以内と短く，部位が移動する．ICHD-Ⅲβの診断基準を**表9**に示す．インドメタシンの有効性が報告されている．片頭痛，群発頭痛患者でみられることも多い．

表10　貨幣状頭痛の診断基準

A．Bを満たす持続性あるいは間欠的な頭部の痛みがある
B．頭皮の領域に限定して感じ，以下の4つの特徴をすべてもつ
　1．くっきりした輪郭
　2．大きさと形が一定
　3．円形または楕円形
　4．直径が1〜6 cm
C．ほかに最適なICHD-3の診断がない

〔その他の一次性頭痛疾患．日本頭痛学会・国際頭痛分類委員会（訳），国際頭痛分類第3版beta版，医学書院，東京，pp28-35，2014〕

表11　睡眠時頭痛の診断基準

A．B〜Eを満たす繰り返す頭痛発作がある
B．睡眠中のみに起こり，覚醒の原因となる
C．月に10日以上，3ヵ月を超えて起こる
D．覚醒後15分以上，4時間まで持続する
E．頭部自律神経症状や落ち着きのなさを認めない
F．ほかに最適なICHD-3の診断がない

〔その他の一次性頭痛疾患．日本頭痛学会・国際頭痛分類委員会（訳），国際頭痛分類第3版beta版，医学書院，東京，pp28-35，2014〕

h　貨幣状頭痛（nummular headache）

　頭皮の狭い領域（頭頂部に多い）に持続時間が多様（しばしば慢性化する）な軽度〜中等度の痛みを生じる．ICHD-Ⅲβの診断基準を表10に示すが，痛みが存在する部位に感覚鈍麻，異常感覚，アロディニアなどを伴う．特に皮膚疾患による痛みを除外しておく必要がある．

i　睡眠時頭痛（hypnic headache）

　高齢者でみられるきわめてまれな頭痛である．両側性の鈍痛であり，患者を必ず睡眠から覚醒させることから目覚まし頭痛ともよばれている．ICHD-Ⅲβの診断基準を表11に示す．MRIで後部視床下部の灰白質の減少が報告[7]されており，三叉神経・自律神経性頭痛と鑑別を要する．カフェイン，メラトニンなどが有効である．

j　新規発症持続性連日性頭痛（new daily persistent headache：NDPH）

　典型的には頭痛の既往がなく，発症後早期（最長で3日）から連日起こる頭痛である．診断基準を表12に示すが，両側性に圧迫感，絞め付け感を生じ，片頭痛あるいは緊張型頭痛様であったり，両者の要素をもっていることもある．

表12　新規発症持続性連日性頭痛の診断基準

A．BおよびCを満たす持続性頭痛がある
B．明確な発症で明瞭に想起され，24時間以内に持続性かつ非寛解性の痛みとなる
C．3ヵ月を超えて持続する
D．ほかに最適なICHD-3の診断がない

〔その他の一次性頭痛疾患. 日本頭痛学会・国際頭痛分類委員会（訳），国際頭痛分類第3版beta版，医学書院，東京，pp28-35，2014〕

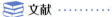 文献

1) Headache Classification Subcommittee of the International Headache Society：The International Classification of Headache Disorders, 3rd edition（beta version）. Cephalalgia **33**：629-808, 2013
2) Headache Classification Subcommittee of the International Headache Society：The International Classification of Headache Disorders, 2nd edition.Cephalalgia **24**（Suppl 1）：1-160, 2004
3) その他の一次性頭痛疾患. 日本頭痛学会・国際頭痛分類委員会訳，国際頭痛分類第3版beta版，医学書院，東京，pp28-35，2014
4) その他の一次性頭痛. 慢性頭痛の診療ガイドライン作成委員会，慢性頭痛の診療ガイドライン2013, 医学書院，東京，pp239-262, 2013
5) Biehl K,et al: Comorbidity of migraine and headache associated with sexual activity. Cephalalgia **27**：1271-1273, 2007
6) Schwedt TJ, et al：Thunderclap headahe. Lancet Neurol **5**：621-631, 2006
7) Holle D, et al：Hypothalamic grey matter volume loss in hypnic headache. Ann Neurol **69**：533-539, 2011

Ⅱ. 各論

D. 内臓痛

1 内臓痛

山崎　一・益田律子

> 内臓痛は実質・管腔臓器を由来とするが，必ずしも臓器組織損傷を伴わないものもある．不明瞭な局在性，関連痛，自律神経や脊髄反射反応，情動変化を伴うという点で，体性痛発生とはメカニズムを異にする．近年，脳画像イメージを含む種々の研究により，腹部症状や機能性消化管障害と中枢神経系との密接な関係，いわゆる「脳腸相関」が明らかになってきている．

1 痛みのメカニズム

a 痛みの発生機序

体性構造（皮膚，筋・関節など）に対する cutting, burning などの侵害刺激は痛みを生じさせるが，このような刺激を内臓に与えても痛みは生じない．内臓は通常このような刺激に曝されることはなく，それに反応する神経系の発達にはつながらなかったためとされる．表在体性痛の場合，外界からの刺激に対して素早く反応し逃避するためには的確な局在性を認識できなければ「警告信号」としての本来の役割をなさないが，深部体性構造や内臓における外傷・疾病の際には，表在体性痛にみられる脊髄反射を介した逃避反射よりもむしろ安静がより重要になる．また，重度の内臓疾患は身体的活動性に制限を生じるだけでなく，内臓疾患と情緒反応の関係は体性構造との関係よりも深いうえ，視覚認識できないことで患者の不安を増強させる[1〜3]．

このように表在体性痛，深部体性痛，内臓痛は用語としての「痛み」は同じでもその性質が異なる．内臓痛メカニズム解明に向けた生殖器の機械的刺激，化学物質の腹腔内投与，消化管・胆道の膨張刺激などの内臓痛モデルがあるが，ある臓器における損傷研究は与えられた刺激が限定的であり，必ずしも他の内臓構造に適応できるとは限らない[4]．なお，正常内臓における感受性の欠如ないし緩慢な状態は，疎な内臓求心路配置によるものである．

1) 原因

内臓痛は下記のような刺激または病態によって発生する[5]．ここであげた原因は炎症や腫瘍といった疾患のほか，手術，放射線治療などの医原性の刺激によっても発生しうる．

- 管腔臓器の平滑筋攣縮
- 胃腸や泌尿器の等尺性収縮（管腔閉塞がある状態での収縮）
- 異常な膨張，牽引，構造の裂け
- 実質臓器（肝臓・脾臓など）被膜の急激な伸展
- 臓器虚血の進行，梗塞
- 管腔臓器内腔の炎症

- 粘膜炎症による化学的・機械的刺激
- 腸間膜，靱帯，血管の牽引，圧迫，捻転，嵌頓

2) 内臓性侵害受容器

正常な内臓にはさまざまな刺激を認識する特殊な受容器はなく，切る・刺すなどの痛みを感じることができない[2]．表在構造と内臓のこの違いは，侵害受容器や求心性線維の種類，痛み上行路，認知領域の寄与による．内臓における侵害刺激は下記によって受容され[6,7]，Aδ（Ⅲ群），C線維（Ⅳ群）の末梢終末を含む交感神経，副交感神経によって上行伝達される．内臓受容器は粘膜，漿膜，管腔臓器での平滑筋，腸間膜に分布する．実質臓器ではその漿膜に存在する．

- 高閾値機械受容器：実質臓器の実質部分は強い機械的刺激に反応
- 低閾値強度依存性機械受容器
- サイレント受容器：臓器組織の損傷，虚血，炎症によって作動する

内臓性侵害受容は体性構造と異なり，刺激-特異的侵害受容器の関係よりも上記の3種類の受容器での侵害入力の総和によって生じる[8]．表在体性痛や深部体性痛，内臓痛は，その質と局在性に異なる特徴がある．表在組織（皮膚，粘膜）に対して単回刺激を与えると二相の反応が引き起こされることが示され[9]，それぞれ first pain, second pain とよばれる[10]．

first pain は Aδ 線維によって瞬間的な鋭い限局した痛みを伝達する一方で，C 線維による伝達は持続的で鈍く，局在性に乏しい性質をもつ second pain として伝達される．Aδ 線維と C 線維のうち，内臓の侵害刺激の大部分は後者によって伝えられる．また，C 線維は自律神経系や軸索反射による flare 現象に関与する（後述）．

3) 内臓性求心路

内臓からの侵害受容線維は内臓（心臓）神経によって交感神経幹に入り，脊髄神経と合流して後根神経節に入る．胸腹部では胸髄・上腰髄レベルの後根神経節を，骨盤部では下部胸髄・仙髄レベルの後根神経節を経て脊髄後角Ⅰ，Ⅱo，Ⅴ，Ⅹ層に到達する．例外的に，発生学上精巣と卵巣は上腹部起源のために胸髄の神経支配を受ける[11,12]（図1[5]，図2[13]）．

脊髄内の侵害受容上行路には，脊髄視床路，脊髄網様体路などがある．体性痛処理とは異なる内臓痛処理の特徴は，脊髄腕傍核路（spino-parabrachial tract），三叉脊髄-脊髄傍小脳脚経路，脊髄視床下部経路も関与することにある[1]．

PET を用いた局所脳血流イメージ研究で，ヒト中枢神経における痛みの上行路は一次体性感覚野（SⅠ），二次体性感覚野（SⅡ），前帯状回皮質（第24野）に集結する[14]．体性痛は側頭葉中心後回にある一次感覚野によって感覚空間地図として認識される（図3）[15]のに対し，内臓痛は一次感覚野での投射は乏しく，主として二次感覚野，前帯状回，島皮質，扁桃体を含む辺縁系において識別される（図4）[16]ため，内臓痛は情動的要素の影響を強く受ける．また，内臓感覚の一部は直接迷走神経を介して上位脳に入力するために，内臓痛の局在が明確ではない．

b 増悪の仕組み

1) 感作

内臓痛のトリガーの1つとして内臓侵害受容器の末梢性感作があり，一次性知覚過敏をもたらす．大腸と尿管における虚血は侵害受容器の反応閾値を下げる[17]．食道炎，胃炎と

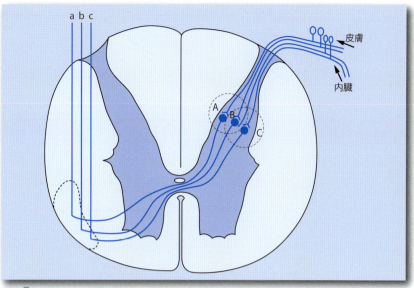

図1　convergence-facilitation theory
体性と内臓からの一次ニューロンはそれぞれ脊髄後角Ⅰ～Ⅵ層，Ⅰ・Ⅱo・Ⅴ・Ⅹ層にある細胞体とシナプスする．ここでの細胞体は体性，内臓入力のいずれかまたは両者を受け取り，脊髄視床路などの上行路を走行する．両者からの入力処理は関連痛に寄与する．後角領域A，またはCでシナプス結合した二次ニューロンa，またはcはそれぞれ体性知覚，または内臓知覚として上行する．B領域の線維は体性・内臓混合入力bとして上行する概念である．

※Ⅰ層：神経細胞はAδ線維からの信号を受け取る
　Ⅱ層：介在神経を介してC線維からの信号を受け取る
　Ⅴ層：この層の広作動域ニューロンはⅠ・Ⅱ層に広がる樹状突起をもち，Aδ・C線維侵害受容入力を受け取る．体性と内臓からの入力を受ける⇒関連痛の関与
　Ⅶ・Ⅷ層：内臓などの深部組織からの入力を受け，脊髄網様体路が構成される．
　Ⅹ層：同様に侵害受容性であるが，脳幹網様体に投射する．
（※脊髄後角における体性侵害入力はおもにⅠからⅥ層に行き渡る）

〔Coda BA, et al：Chapter 9. General considerations of acute pain. In：Bonica's management of pain, Loeser JD（ed），Lippincott Williams & Wilkins, Philadelphia, pp222-240, 2001 より改変〕

いった痛みを生じる疾患は粘膜の炎症性変化をみる．炎症性疾患による痛みは一次求心路で生じ，この経路は非疾病状態ではほとんどの刺激に対して反応を示さず"silent"である．しかし，炎症など病的な状態下*では自発的活動性を示すようになり，機械的刺激に対して反応しやすくなる．内臓痛には末梢性と脊髄性の両者の感作が必要である．体性痛における介在ニューロンのwind-up現象は内臓痛には関与しない[18]が，長期間の侵害性内臓刺激は脊髄におけるニューロンの興奮性を増強させる[19]．

＊代謝障害・炎症などにより内因性発痛物質〔ブラジキニン，セロトニン，ヒスタミン，アセチルコリン，カリウムイオン，水素イオン，ATP，アデノシン，サブスタンスP，プロスタグランジン（発痛増強物質）〕が産生・遊離される．

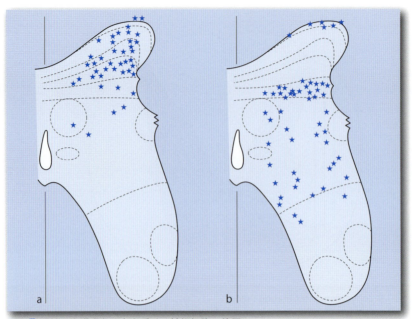

図2 体性，内臓求心入力を受ける神経細胞の位置
内臓・体性の両線維によって賦活される神経細胞の位置（a）と体性求心性線維のみによって賦活される神経細胞の位置（b）の比較.
（Cervero F：Visceral Nociception：Peripheral and Central Aspects of Visceral Nociceptive Systems. Philos Trans R Soc Lond B Biol Sci **308**：325-337, 1985 より改変）

2　痛みの評価と治療方針

　内臓性侵害受容は内臓痛患者に認めやすい症候・徴候を理解することに始まる．内臓の傷害の重症度と，自覚する痛みの程度はほとんど関係しない．内臓痛に伴う自律神経反射反応は，表在体性痛よりも多くみられる[20,21]．悪性腫瘍による内臓痛患者での特に早期には，あいまいな正中部の不快感，局在性の欠如，情緒反応，自律神経反射などのため臨床評価が困難な場合もある．しかし疾患がある程度進行すると，脊髄における体性および内臓性侵害入力レベルが寄与する関連痛や過敏性がみられる．また内臓痛に限らず，悪性，感染，炎症性疾患などレッドフラッグには常に注意を払いたい[22]．

a　局在性

　疾病が局在化しているにもかかわらず，内臓痛は移動するように知覚される．たとえば虫垂炎初期には心窩部近傍に不快感がみられるが，次第に右下腹部に移動する（腹膜，骨盤腔内面は機械的刺激に鋭敏であり，体性痛，または準内臓痛に分けられる[23]）．また虚血性心疾患では左頸部や上肢に，胆嚢炎では右肩に関連痛を生じる．関連痛とは，「痛みが原因部位に局在するだけでなく原因部位に隣接する，あるいは離れた部位に発生する痛み」と定義される[5]．内臓からの痛みは罹患した内臓支配に相当する脊髄分節 dermatome や myotome に関連痛として生じる．つまり，深部組織から投射される疼痛部位には脊髄分節

1. 内臓痛

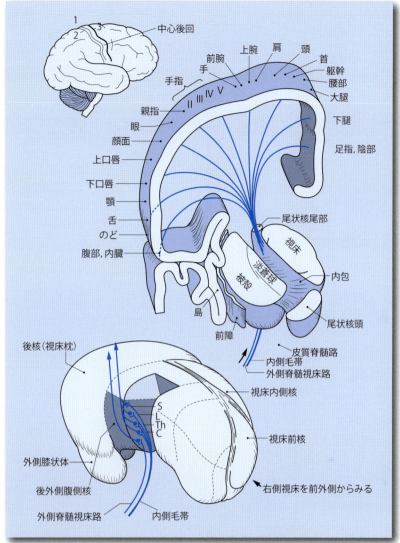

図3 ■ Penfieldによるホムンクルスのマップに投射する神経経路
体性侵害入力信号は（外側）脊髄視床路や内側毛帯を経て最終的に一次感覚野（中心後回，Brodmann第3a野，第3b野，第2野，第1野）へ広範に投射される一方で，腹部・内臓知覚投射領域は狭いことに注目．1：第1野，2：第2野，3：第3野（→関連痛の関与）．
〔Duus P：神経局在診断，第4版，半田 肇（監訳），文光堂，東京，pp26, 1999より改変〕

が重要な役割を果たしている．一例をあげると，横隔膜の機械的刺激における関連痛部位が参考になる（図5）[24]．

横隔膜はその発生過程で頸神経（第3，4）支配を受けながら体幹部を下行する．その際，横隔膜中央部は第3，4頸神経支配を受け，辺縁部では肋間神経支配を受ける．このため，横隔膜中央部での機械的刺激は頸肩部に関連痛を生じ，その辺縁部では胸壁・上腹部に生じる．このような関連痛が表現される部位は，ヒト発生過程における臓器の遊走・回転・ループ形成につれて生じる神経系の移動によって説明される．

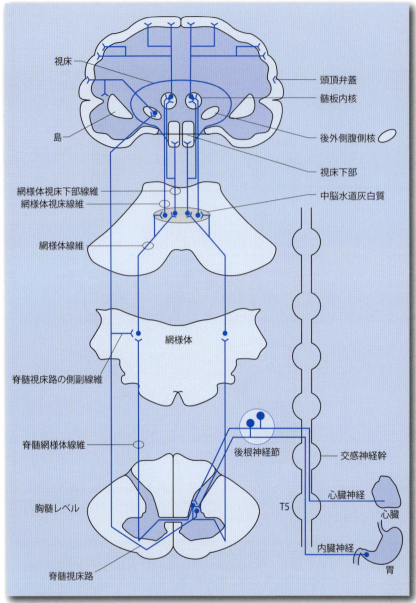

図4　内臓性求心路
多くの内臓からの求心性入力は交感神経を通る．内臓性侵害刺激が求心性上行路を通過する過程で，自律神経系の上位中枢である視床下部へのシナプス結合がみられる．このため内臓痛は顔面蒼白，嘔気といった自律神経症候を伴うことが多い．また，一部の入力は迷走神経を介して，上位脳へ伝達される．また，特に腹腔内臓器での求心線維は強大な自律神経節または神経叢（腹腔神経叢，上下腸間膜動脈神経叢など）に集合してから脊髄に向かう経路もある（p.46「Ｉ．総論　A-3-c 内臓痛」参照）．
〔Greenstein B, ほか：侵害受容（4）：内臓求心性経路．カラー図解　神経の解剖と生理．大石　実（訳），メディカル・サイエンス・インターナショナル，東京，173, 2001〕

また内臓痛は，上記のように表在に伝達されるほか，侵害入力分節領域において外的刺激に対して過敏性を呈することがある（二次性体性痛覚過敏）．たとえば尿管結石における

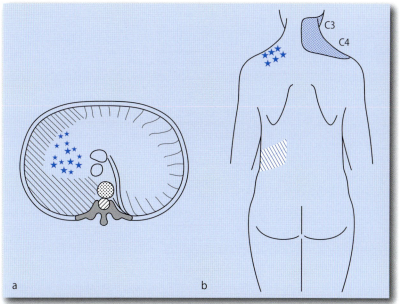

図5　横隔膜が関与する疾患での関連痛
胸腔側横隔膜の機械的刺激部位によって関連痛の出現部位が異なる．横隔膜辺縁部（aの斜線部）の刺激では肋間神経支配領域（b斜線部）に生じる一方で，中央部（aの★印）では頸肩部（bの★印）に生じる．これは横隔膜の中央部は第3・4頸神経で構成される横隔神経によって支配されるためであり，convergence-facilitation theory が成り立つ．bの斑点は第3・4のdermatomeを示す．
（Fields HL：Pain. McGraw-Hill Book Company, New York, pp65-81, 1987 より改変）

側腹部の触刺激の過敏化があげられる．

　このような内臓疾患による関連痛や二次性体性痛覚過敏現象から表面解剖学をもとに注目すると，異常のある皮膚・骨格筋のdermatome・myotomeから責任神経レベルを同定し，その脊髄レベルに侵害刺激を入力する内臓や深部体性構造の異常を検索する手法を用いることでそれらに起因する病巣の早期診断につながりうる．現在の内臓痛に関する解剖と生理学の理解につながったのは，Ness[25]とGebhart[26]による功績が大きい（図6）[5]．

b　関連痛，Head 帯

　図7[24]に示すような種々のメカニズムを背景として，罹患した内臓器官が神経支配を受ける分節と同一分節で支配される体性構造に痛みが出現し，関連痛が生じうる（viscerosomatic convegence）[12,19]．図8[5]に腸管刺激による関連痛を示す．これは過去に経験したことのある皮膚求心路の刺激によるものとして解釈され，脳に到達した信号は体性構造に起源するものであると誤解されるためである．

　分節性と関連痛の関係はその有痛期間に依存する重要な因子であり，長期化した侵害刺激によって罹患した部位とは離れた領域において局在性の乏しいびまん性の関連痛をさらに拡大させ，治療を困難にする．逆に痛みの早期緩和はその拡大を予防しうる．

　関連痛そのものは自覚的であり，しばしば境界が不明瞭である．これに対してFields[24]は，異なる臓器の疾患によって生じる皮膚の知覚過敏域を詳細に記した．このHead帯（図

II．各論　D．内臓痛

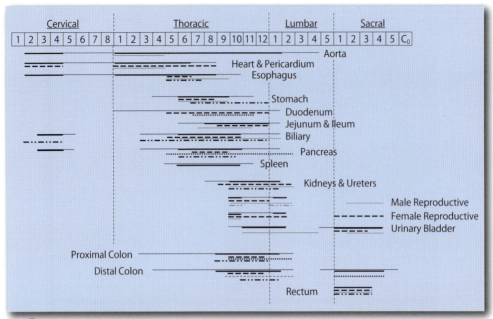

図6　ヒトにおける viscerotome
ヒト viscerotome と dermatome との関係．実線は関連痛領域を示し，その太さは関連痛発生頻度を示す．
点線は内臓の関連痛が軽減した後根神経ブロックの部位を示す．
(Coda BA, et al：Chapter 9. General considerations of acute pain. In：Bonica's Management of Pain, Loeser JD（ed）, Lippincott Williams & Wilkins, Philadelphia, pp222–240, 2001 より改変)

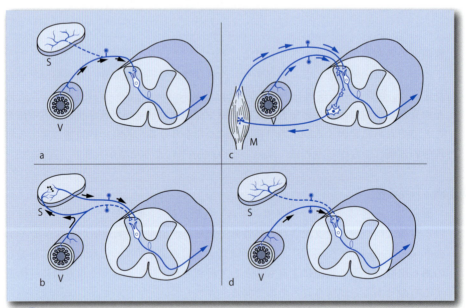

図7　関連痛メカニズム
a：1つの一次求心線維は，刺激を受けた内臓 V と痛みを感じる皮膚 S の双方から線維を受ける，
b：刺激された内臓 V からさらに末梢へ分岐するニューロンへの逆行性伝達のため，皮膚 S に障害があると中枢が誤認する状態．c：離れた部位を賦活するような反射性筋収縮によって起こる関連痛．内臓 V からの刺激を後角で受容し，介在ニューロンを経て前角細胞刺激が起こった結果，反射性筋収縮 M が起こる．その情報が中枢へ伝えられる．d：convergence–facilitation theory. 内臓 V からの侵害刺激入力と同一脊髄レベルの皮膚 S からの入力として脳が誤認することによって生じる．
(Fields HL：Pain. McGraw–Hill Book Company, New York, pp65–81, 1987 より改変)

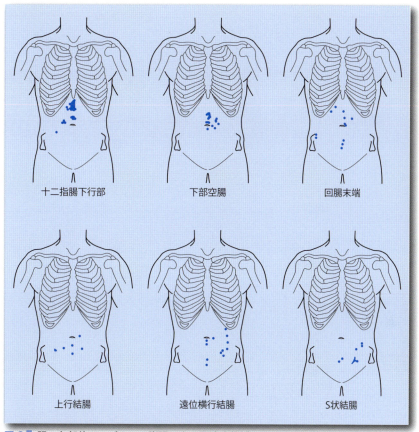

図8 腸の各部位でのバルーン膨張による関連痛領域
〔Coda BA, et al：Chapter 9. General considerations of acute pain. In：Bonica's Management of Pain, Loeser JD（ed）, Lippincott Williams & Wilkins, Philadelphia, pp222-240, 2001 より改変〕

9)は境界明瞭であり，また筋圧痛域とも大きく重なり合う．皮膚の痛覚過敏帯は dermatome に沿うために臓器からの一次求心線維が入る脊髄後根レベルで決定されることを提唱した．

c 軸索反射，flare 現象

一次性痛覚過敏は侵害受容器レベルで惹起されるのに対し，二次性痛覚過敏は軸索反射と脊髄後角での中枢性感作によって引き起こされ[26]，皮膚における隣接する終末神経叢を介した侵害受容器の活性化によって反射性反応（軸索反射）を引き起こす．この活性により順に，①血流増加と flare 生成，②血管透過性亢進による浮腫生成，③隣接侵害受容器の感作によって，二次性痛覚過敏が引き起こされる．

d 内臓痛症候群

内臓痛には，不明瞭な局在性・深部・びまん性ではあるが臓器特異的な部位に発現するなどの特徴がある．

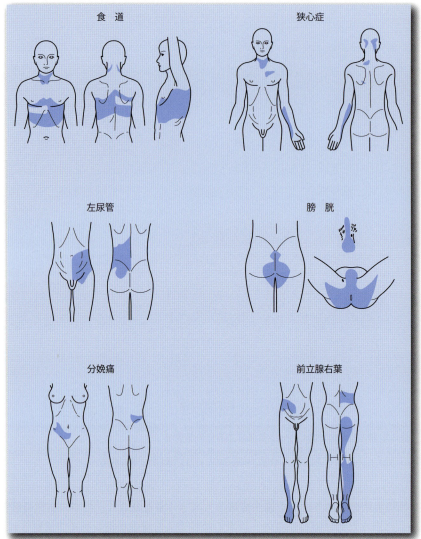

図9 Head 帯
内臓疾患によって生じる皮膚の痛覚過敏帯を示す.

1) **心筋梗塞**
　痛みは胸骨下正中・心窩部（時に肩甲間領域）の深部に局在性に乏しく存在する．痛みよりも胃膨満感・重苦しさ・圧迫・絞られる感覚・息苦しさを自覚することもある．強度や期間が増すにつれて胸部全体に広がり，上肢・頸部・顎部への放散がみられる．

2) **尿路結石**
　側腹部皮膚や筋に，触刺激に対する過敏性が生じる（二次性体性痛覚過敏）．

3) **横隔膜疾患**（図5）[24]
　胸腔や腹腔内の疾患の進行が横隔膜に及ぶことによって，通常鋭い性状の関連痛が生じる．横隔膜を含む胸腔や腹腔由来の痛みは，その病変部位によって複雑なパターンをとる．その疾患が横隔膜の辺縁部分，すなわち体壁に存在すると，痛みは dermatome で下位 6 レ

ベルの肋間神経領域に支配される同側の下部胸壁や上腹壁に生じる．また，胸膜炎・心膜炎や横隔膜下膿瘍などの横隔膜中央部に存在する病変での関連痛は頸部，特に僧帽筋を覆う皮膚や表在構造に生じる．

4）5フルオロウラシル惹起性狭心痛

5フルオロウラシル投与患者には虚血性狭心痛が生じる可能性がある．これは冠動脈疾患を有する患者にしばしば認められるとされ，二次的な冠血管攣縮が考えられている．

5）肺腫瘍

肺腫瘍患者には内臓痛がみられ，80％が片側性，20％が両側性である．肺門部腫瘍患者には胸骨や肩に痛みがある．上葉や下葉腫瘍では，それぞれ肩か下部胸部に関連痛を生じる．

6）Pancoast 症候群

胸郭出口入口を破壊する肺尖部悪性新生物によって引き起こされ，腕神経叢と頸部交感神経（星状神経節）障害がみられる（図10）．

7）膵がん

膵がん患者は激しい腹部痛と背部への放散痛を訴える．この痛みはしばしば強オピオイドでさえ抵抗性である．他の関連症状には体重減少，食欲不振，倦怠感，排便習慣の変化などがある．鎮痛薬単独による痛み管理よりも，神経破壊薬による腹腔神経叢・内臓神経ブロックが優れていることが示されている（図11）．本ブロックにはCTガイド下アプローチによる方法もある（図12）．

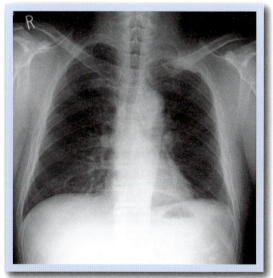

図10 Pancoast 症候群
左肺尖部含気低下，上位肋骨破壊像が認められる．本患者は頸性疾患様の愁訴であったが，Horner症候群が認められたために初診時診断につながった．

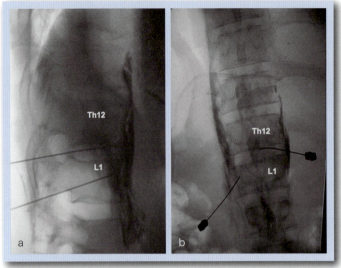

図11 内臓神経ブロック
上腹部の内臓性求心路は腹腔神経叢を経て大，中，最下内臓神経を上行したあと，第5~12脊髄神経後根に合流する．内臓神経は椎体と横隔膜脚に囲まれるコンパートメント内に存在する．aのブロック針は経椎体外，bのブロック針は経椎間板アプローチにより当該コンパートメントに投与されている．
（京都府立医科大学大学院医学研究科機能制御・再生医学分野麻酔学　深澤圭太先生のご厚意により画像提供）

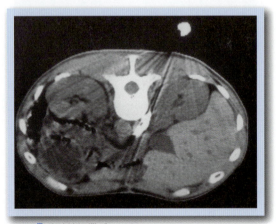

図12 腹腔神経叢ブロック
進行胃がん多発リンパ節転移症例に対するCTガイド下ブロック画像．内臓神経への造影効果がみられるが，一部横隔膜脚前方の腹腔神経叢への造影効果が確認できる．

文献

1) Sikandar S, et al：Visceral pain：the ins and outs, the ups and downs. Curr Opin Support Palliat Care **6**：17-26, 2012
2) Helmlinger G, et al：Acid production in glycolysis-impaired tumors provides new insights into tumor metabolism. Clin Cancer Res **8**：1284-1291, 2002
3) Bueno L, et al：Visceral perception：inflammatory and non-inflammatory mediators. Gut **51**（Suppl 1）：i19-i23, 2002
4) Ouatu-Lascar R, et al：Differentiation and proliferation in Barrett's esophagus and the effects of acid suppression. Gastroenterology **117**：327-335, 1999
5) Coda BA, et al：Chapter 9. General considerations of acute pain. In：Bonica's Management of Pain, 3rd ed, Loeser JD（ed）, Lippincott Williams & Wilkins, Philadelphia, pp222-240, 2001
6) Cervero F, et al：Visceral pain. Lancet **353**：2145-2148, 1999
7) Avrahm J, et al：Cancer-related visceral pain. In：Bonica's Management of Pain, 4th ed, Fishman SM, et al（ed）, Lippincott Williams & Wilkins, Philadelphia, pp635-644, 2010
8) Eide PK：Wind-up and the NMDA receptor complex from a clinical perspective. Eur J Pain **4**：5-15, 2000
9) Lewis T, et al：The double pain response of the human skin to a single stimulus. Clin Sci **3**：67-76, 1937
10) Price DD, et al：Peripheral suppression of first pain and central summation of second pain evoked by noxious heat pulses. Pain **3**：57-68, 1977
11) Gebhart GF：Visceral Pain Mechanisms. In：Current and Emerging Issues in Cancer Pain：Research and Practice, Chapman C, et al（ed）, Raven Press, New York, pp99-111, 1993
12) Foreman RD：Mechanisms of cardiac pain. Annu Rev Physiol **61**：143-167, 1999
13) Cervero F：Visceral Nociception：Peripheral and Central Aspects of Visceral Nociceptive Systems. Philos Trans R Soc Lond B Biol Sci **308**：325-337, 1985
14) Talbot J, et al：Multiple representations of pain in human cerebral cortex. Science **251**：1355-1358, 1991
15) Duus P：Ⅰ. 知覚系 6. 外側脊髄視床路. 神経局在診断, 第4版, 半田　肇（監訳）, 文光堂, 東京, pp26, 1999
16) Greenstein B, ほか：侵害受容（4）：内臓求心性経路. カラー図解　神経の解剖と生理, 大石　実（訳）, メディカル・サイエンス・インターナショナル, 東京, 173, 2001
17) Cervero F：Mechanisms of acute visceral pain. Br Med Bull **47**：549-560, 1991
18) Anand P, et al：Peripheral and central mechanisms of visceral sensitization in man. Neurogastroenterol Motil **19**：29-46, 2007
19) McMahon S, et al：Visceral pain. Br J Anaesth **75**：132-144, 1995
20) Strigo IA, et al：Psychophysical analysis of visceral and cutaneous pain in human subjects. Pain **97**：235-246, 2002
21) Nishino T, et al：Experimental pain augments experimental dyspnea, but not vice versa in human volunteers. Anesthesiology **91**：1633-1638, 1999
22) 山崎　一, ほか：運動器疾患における病病・病診連携：ペインクリニックと他科との連携. Progress in Medicine **33**：85-88, 2013
23) 川真田樹人：疼痛の発生機序（特集 女性を悩ます痛みとそのケア―婦人科医に必要な最新情報）. 産婦人科治療 **101**：105-110, 2010
24) Fields HL：Pain. McGraw-Hill Book Company, New York, pp65-81, 1987
25) Ness T, et al：Visceral pain：a review of experimental studies. Pain **41**：167-234, 1990
26) Gebhart G：Pathobiology of visceral pain：molecular mechanisms and therapeutic implications IV. Visceral afferent contributions to the pathobiology of visceral pain. Am J Physiol Gastrointest Liver Physiol **278**：G834-G838, 2000

Ⅱ. 各論

E. 神経系の異常による痛み

1 末梢神経の圧迫および絞扼による痛み

中島紀綱・貞廣哲郎

> 絞扼性神経障害（entrapment neuropathy）は，神経が骨・靱帯・筋膜などにより形成されたトンネルを通過する際に，さまざまな原因により圧迫されて症状を呈する疾患の総称である．圧迫の原因としては腫瘍性病変・変形性関節症・滑膜炎などもあげられるが，特発性であることも多い．発症のメカニズムにつき動物モデルの報告を概説し，また，代表的な絞扼性神経障害の病態・診断・治療法につき述べた．

1 痛みのメカニズム

　絞扼性神経障害の発生機序については，Ochoaら[1]の圧迫説と，Sunderland[2]の血流障害説がある．

　Ochoaら[1]は，モルモットに自然発症したモデルでの単神経解きほぐし標本で，オタマジャクシが圧迫部位から遠位・近位に逃げるような形に髄鞘が変形していることを報告した．これは圧迫によって髄鞘が歪められたものであるとして，さらに圧迫が続くと脱髄・Waller 変性が生じると述べている．

　Rydevikら[3]は，ウサギの脛骨神経に 20 mmHg の圧力を加えると神経上膜での血流が減

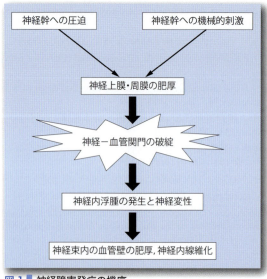

図 1 神経障害発症の機序

少し，80 mmHg の圧力で神経内のすべての血流が遮断されると報告している．

安藤[4]は，ラット坐骨神経を用いて慢性の絞扼性神経障害モデルを作製し，経時的変化を組織学的・電気生理学的に報告している．それによると，神経幹への機械的刺激により神経上膜・周膜が肥厚するため静脈環流が障害され，神経-血管関門が破綻し，神経内浮腫が起こる．神経内浮腫は神経束内圧を上昇させ，神経周膜下腔の拡大や神経変性をきたす．さらに，亢進した神経内圧に抵抗して神経束内の血管壁の肥厚や神経内線維化が生じるとしている（図1）．

末梢神経損傷の分類には Seddon の末梢神経損傷分類[5]があり，一過性不働化（neurapraxia），軸索断裂（axonotmesis），神経断裂（neurotmesis）の3型に分類している．

一方，Sunderland[6]は末梢神経損傷を組織学的に5段階に分類している．Ⅰ度損傷（Seddonの分類のneurapraxia）は局所的な刺激伝導障害であり軸索は連続しているため，神経麻痺は完全に回復する．Ⅱ度損傷（Seddon の分類の axonotmesis）では軸索の断裂を認めるが，神経内膜・神経周膜は損傷していない．損傷部より末梢では Waller 変性が生じる．神経麻痺はⅠ度と同様に回復する．Ⅲ度損傷では神経周膜は保たれているが神経内膜が損傷されているため，完全な軸索の再生が得られず，神経の回復の程度はさまざまである．Ⅳ度損傷では神経上膜は連続するが，神経周膜と神経内膜が損傷している．Ⅴ度損傷（Seddon の分類の neurotmesis）では神経幹が断裂しており，肉眼的に診断できる．Ⅳ度およびⅤ度損傷は神経縫合や神経移植など外科的処置が必要となる（図2）．

2 痛みの評価と治療方針

a 手根管症候群

手根管症候群は絞扼性神経障害のなかでもっとも頻度が高い疾患であり，手根管で正中神経が圧迫されることにより生じる．手根管は近位では舟状骨，月状骨，三角骨，豆状骨，また遠位では大菱形骨，小菱形骨，有頭骨，有鉤骨と横手根靱帯により囲まれたスペースで，正中神経と9本の屈筋腱が走行している（図3）．さまざまな原因で手根管内圧が上昇し正中神経が圧迫され症状が出現するが，多くは特発性で女性に発症することが多い．

1）診断・評価

症状は正中神経領域のしびれである．また疼痛を伴うこともあり，比較的軽症例に見受けられることが多い．疼痛の訴えは時に前腕や上腕・肩にまで及ぶこともある．重症例になると母指球の萎縮を伴い，母指対立障害を呈する．理学所見としては Phalen テスト（図4）や Tinel 徴候があるが，陽性率は約70％程度である．神経伝導速度では運動神経伝導速度終末潜時 4.2 m/秒以上，知覚神経伝導速度 40～45 m/秒以下を異常値として診断する．

2）治療方針

保存療法としては手関節の掌屈による手根管内圧上昇を防ぐため，手関節の装具やシーネを着用する．また手根管内へのステロイド注射も行われる．保存治療で改善が得られない場合や母指球筋の萎縮がある場合には手術が行われる．直視下あるいは鏡視下での手根管開放術が行われ，母指対立障害を主訴とする場合には母指対立再建術も併用される．

II．各論　E．神経系の異常による痛み

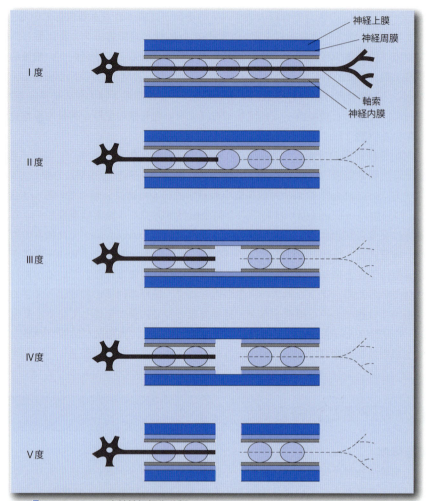

図2 ■ Sunderland の末梢神経損傷分類

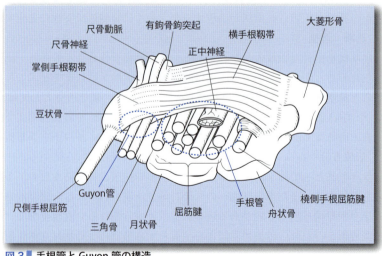

図3 ■ 手根管と Guyon 管の構造

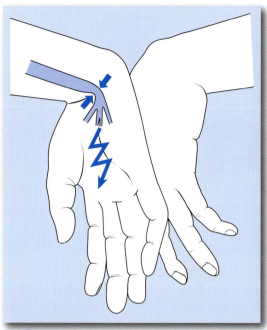

図4 Phalen テスト
手関節掌屈により,しびれや痛みが出現あるいは増悪する.

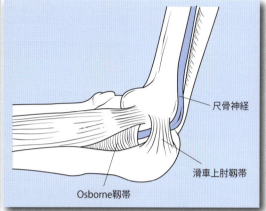

図5 肘部管の構造

b 肘部管症候群

　　尺骨神経が肘部管で圧迫されて生じる疾患である.尺骨神経は Struthers のアーケードから内上顆背側を経て前腕にいたる間に,滑車上肘靱帯および尺側手根屈筋の上腕頭と尺側頭の間にある弓状靱帯(Osborne 靱帯)の下を走行する(図5).肘部管症候群の原因としては Osborne 靱帯による肘部管内圧の上昇が第一にあげられる.また変形性肘関節症や上腕骨外顆偽関節後の外反肘,ガングリオンなどの占拠性病変も肘部管内圧を上昇させる原因となる.

1) 診断・評価

　　症状は環指尺側〜小指および手の尺側のしびれである.初期には夜間や肘屈曲時に症状が出現するが,進行すると持続性になる.さらに背側骨間筋や小指球筋の萎縮が起こり,手指の内外転が困難になり,進行すると鷲手変形(claw finger)を呈する.神経伝導速度は手関節部・肘下・肘上3ヵ所での刺激を行い,肘部での伝導ブロックを確認することで診断できる.また,inching technique を用いて絞扼部位を特定できることもある.

2) 治療方針

　　保存治療は無効なことが多く,症状が進行する前に手術が行われることが多い.術式はOsborne 靱帯を切離する単純除圧術,King 法(内上顆切除),尺骨神経前方移行術などが行われる.

c Guyon 管症候群

　　Guyon 管は手関節尺側において掌側手根靱帯と横手根靱帯,豆状骨,有鉤骨鉤突起に囲まれている(図3).この部位における狭窄により尺骨神経障害が生じる.狭窄の原因とし

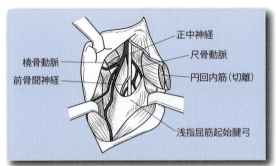

図6 前骨間神経と浅指屈筋起始部の腱弓

てはガングリオンなどの占拠性病変，有鉤骨骨折，手関節尺側への反復する刺激などがあげられる．

1) 診断・評価

尺骨神経はGuyon管内で知覚枝である浅枝と運動枝である深枝に分かれるため，障害される部位により症状は異なる．知覚枝が障害された場合，環指・小指の知覚麻痺が生じるため肘部管症候群との鑑別が重要であるが，手背に症状がないことから区別できる．神経伝導速度では小指外転筋は障害を免れることもあるため，第一背側骨間筋で計測する．

2) 治療方針

スポーツや職業による慢性の刺激や直接外力による場合は，局所の安静による保存治療が有効なこともある．保存治療が無効な場合や占拠性病変が認められるときには，手術により病変の切除や除圧が行われる．

d 前骨間神経麻痺（回内筋症候群）

肘レベルでの正中神経障害であり，円回内筋や浅指屈筋起始部の腱弓により絞扼されて症状を呈する（図6）．発症前に激痛をきたすneuralgic amyotrophyとの関連もあり，絞扼性神経障害としては異論のあるところである．

1) 診断・評価

症状としては長母指屈筋と示・中指深指屈筋腱，および方形回内筋の麻痺をきたす．母指IP関節と示指DIP関節が屈曲できないため指できれいなO型を作れず，水滴形（tear drop sign）となる．麻痺に先行して肩〜前腕部の疼痛を訴えることが多い．MRIや超音波検査により神経圧迫の原因となる占拠性病変の有無を確認する．MRIは麻痺筋の同定にも有用である．

2) 治療方針

3ヵ月以上の保存治療で改善がみられない症例や占拠性病変が明らかな症例に手術治療を行う．手術は絞扼部の除圧を行い，神経を剥離する．なお，neuralgic amyotrophyでは神経束のくびれを認めることもあり，その場合には神経内剥離を要する．

e 後骨間神経麻痺

橈骨神経は肘関節の前面で浅枝と後骨間神経に分岐する．回外筋の入口部であるFrohseのアーケードで後骨間神経が圧迫されることにより症状が出現する（図7）．

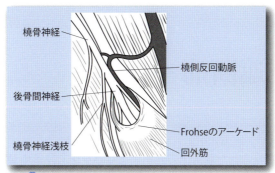

図7 Frohseのアーケード

1）診断・評価
後骨間神経は運動枝であり，知覚障害は認めない．手関節背屈は可能であるが，母指の伸展・外転と示指〜小指のMP関節の伸展が不能になり，下垂指（drop finger）変形を呈する．前駆症状として上腕〜前腕痛を伴うことも多い．MRIにより占拠性病変の有無や麻痺筋の輝度変化を確認する．

2）治療方針
占拠性病変が明らかなものには早期に手術治療を行う．原因が明らかでないものは経過観察とするが，3ヵ月以上経過しても回復のない症例には神経剥離を行う．

文献
1）Ochoa J, et al：The nature of the nerve lesion caused by chronic entrapment in the guinea-pig. J Neurol Sci **19**：491-495, 1973
2）Sunderland S：Causative agents. Nerve and Nerve Injuries, 2nd ed, Churchil Livingstone, Edinburgh, pp145-187, 1978
3）Rydevik B, et al：Effects of graded compression on intraneural blood blow. An in vivo study on rabbit tibial nerve. J Hand Surg **6**：3-12, 1981
4）安藤義博：慢性絞扼性神経障害の実験モデル．日整会誌 **64**：633-647，1990
5）Seddon H：Three types of nerve injury. Brain **66**：237, 1943
6）Sunderland S：A classification of peripheral nerve injuries producing loss of function. Brain **74**：491, 1951

Ⅱ. 各論

E. 神経系の異常による痛み

2 求心路遮断痛

山本隆充

> 神経障害性疼痛のなかで，痛みを中心とする感覚系の求心路が明らかに一次的な損傷を受け，中枢への知覚入力が途絶された状況下で発生する痛みを求心路遮断痛とよんできた．すなわち，「知覚入力が遮断されたことが明確で，知覚低下・脱出を認め，これに伴う明らかな知覚障害を伴う疼痛」と言い換えることができる．

1 痛みのメカニズム

a 実験的疼痛モデル

末梢神経に損傷を有する神経障害性疼痛のモデルとして，完全神経損傷モデルと不完全神経損傷モデルが報告されている．

完全神経損傷モデルは，坐骨神経や腕神経叢などの四肢を支配する神経を完全に切断し，その神経支配領域に一致した自傷行動を評価するもので，自傷行動モデルともよばれる．

一方，不完全神経損傷モデルは坐骨神経や脊髄神経を糸で結紮するモデルで，温熱性痛覚過敏や機械的刺激に対するアロディニアが発現する[1]．

b 求心路遮断痛の成因

知覚求心路の切断後に中枢側ニューロンに過剰放電が出現することは，脊髄後根切断後に脊髄後角内でニューロンの過剰活動を記録したLoeserら[2]の報告以来，脊髄後角，三叉神経核，視床，大脳皮質知覚領など多くの部位で確認されている[3]（図1）．

求心路遮断痛の出現には，①ニューロンの過剰活動が重要な役割を担っていること，②ニューロンの過剰活動の発現に興奮性アミノ酸が関与していること，③特に知覚求心路の遮断後に著明であること，などが報告されている[4]．臨床的にも興奮性アミノ酸のNMDAレセプターのブロッカーであるケタミンならびに興奮性アミノ酸のシナプス伝達を抑制するバルビツール酸系麻酔薬の効果が確認されている．

一方，末梢神経の損傷後に神経腫を形成することがあり，これによって断端の神経終末が侵害受容性終末として作用し，求心路遮断痛が発生する．また，損傷されたニューロンの発芽によってAβ線維がAδ線維やC線維と新たなシナプスを形成したり，神経線維間で短絡が発生することも，触刺激が疼痛を誘発するアロディニアの原因と考えられている．このように求心路遮断痛の原因は多彩であり，個々の症例ごとに神経損傷の原因と損傷部位を考慮する必要がある（表1）．

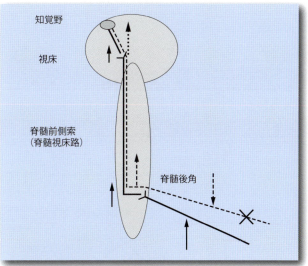

図1 ▎求心路遮断痛と侵害受容性疼痛
求心路遮断痛（破線）：末梢神経損傷による求心性入力の低下あるいは消失によって，この入力を受けるはずの脊髄後角ニューロンが勝手に過剰活動を呈し，この異常活動が感覚野に伝達される．
侵害受容性疼痛（実線）：侵害受容器から末梢神経に伝わった興奮性の求心性入力が，そのまま脊髄後角から知覚野に伝達される．

表1 ▎求心路遮断痛の診断基準

1. 神経障害性疼痛のなかで，痛みの求心路が一次的な損傷を受けたことが明らかで，より中枢への知覚入力が途絶された状況下で発生する痛み．知覚入力が遮断されたことが明確で，知覚低下・脱出を認め，これに伴う疼痛を合併したものと言い換えることができる
2. 末梢神経レベルで体性感覚系の求心路が損傷を受けたもの：
幻肢痛，断端痛，神経根の損傷による疼痛，手術や神経ブロックによる神経損傷後疼痛など
3. 中枢神経レベルで体性感覚系の求心路が損傷を受けたもの：
脳卒中後疼痛（視床痛，Wallenberg 症候群など），脊髄損傷後疼痛，腕神経叢引き抜き損傷後疼痛（引き抜きによって脊髄後角の損傷を伴うもの）など

c ▎幻肢痛について

　　末梢神経レベルで体性感覚系の求心路が損傷を受けたあとに二次的に出現する求心路遮断痛としては，幻肢痛，断端痛，神経根の損傷に伴う疼痛，手術や神経ブロックによる神経損傷後疼痛などがある．また，中枢神経損傷に伴う求心路遮断痛としては，post-stroke pain，脊髄損傷後疼痛などがある．

　　求心路遮断痛の代表的な疾患である幻肢痛では，定位脳手術中に微小電極を用いてニューロン活動を記録すると，視床 Vim 核と視床 Vc 核の境界付近から放電頻度の著しい増加を認める．この増加は Vc 核の中心部まで持続し，視床 Vc 核の後方腹側部では再びニューロンの放電頻度が減少する．

　　微小電極刺激によって不快を伴わない異常感覚（paresthesia）が誘発される部位を微小電極の刺入経路に沿って比較すると，ニューロンの放電頻度の著しい増加を認めた Vc 核の

II. 各論　E. 神経系の異常による痛み

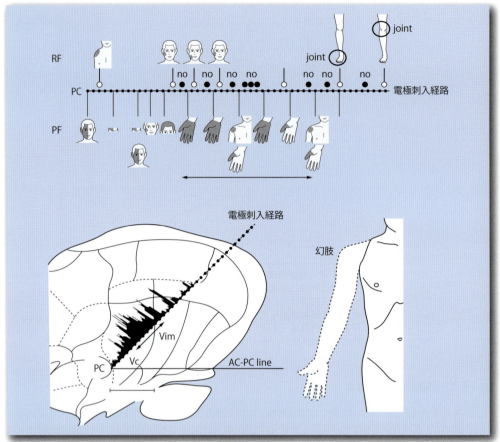

図2 幻肢痛症例における視床 Vc 核での微小電極刺入経路に沿ったニューロン活動記録と微小電極刺激の効果
右上肢の幻肢痛症例（下段右）での記録．
下段左：AC-PC line から 15 mm 側方での記録に AC-PC line を投射したもの．電極刺入経路に垂直に表したバーがニューロンの放電頻度を，また微小電極刺激によって幻肢感覚の部位に paresthesia を誘発した部位を矢印で示す．上段：視床 Vc 核内で末梢刺激に反応する受容野と微小電極刺激によって paresthesia を誘発する投射野の広がりに不一致を認める．RF：受容野，PF：投射野，AC：前交連，PC：後交連，Vc：nucleus ventrocaudalis, Vim：nucleus ventrointermedius

　前方背側部から Vc 核中心部のいずれの部位を刺激しても，幻肢感覚を認める部位に paresthesia が誘発された．幻肢痛の症例では Vc 核内で刺激によって幻肢の部位に paresthesia を誘発する範囲（投射野）が拡大していることが明らかになった．
　さらに，同じ微小電極を用いて視床内ニューロンが反応する末梢神経の領域（受容野）を比較すると，投射野が幻肢の手の領域であるにもかかわらず，受容野は顔面で，顔面の触刺激に反応するニューロンが記録された（図2）．このような受容野と投射野の不一致が，幻肢痛の発生に重要な役割を担うものと考えられる．
　さらに，1998年に Flor ら[5] は脳磁図（MEG）を用いて，対側の顔，上肢，下肢の刺激に反応する大脳皮質の部位を上肢の幻肢痛患者で検討し，健側に比較して幻肢の対側では顔ならびに下肢に反応する部位が上肢の部位に向かって移動していることを報告した．これは大脳皮質レベルでの神経機構の再構成の存在を明らかにしたもので，視床内での神経機

構の再構成と同様な変化と考えられる[6].

2　痛みの評価と治療方針

治療選択のフローチャートを図3に示した.

a　求心路遮断痛の薬物療法

一般に求心路遮断痛に対してはオピオイドや神経ブロックの効果が不十分であることが多い．薬物療法としては，筆者らはリリカ® 150〜600 mg/日，ルジオミール® 10〜30 mg/

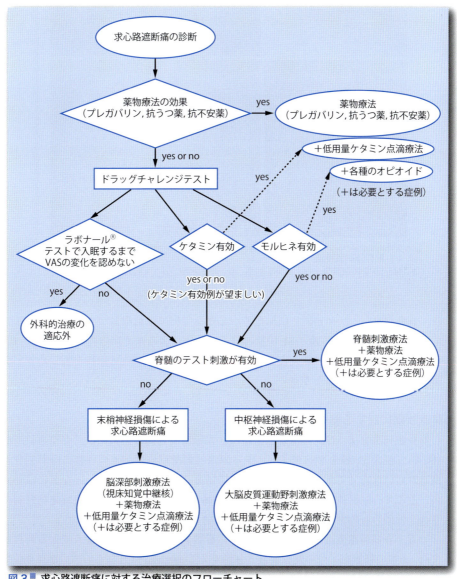

図3　求心路遮断痛に対する治療選択のフローチャート

II．各論　E．神経系の異常による痛み

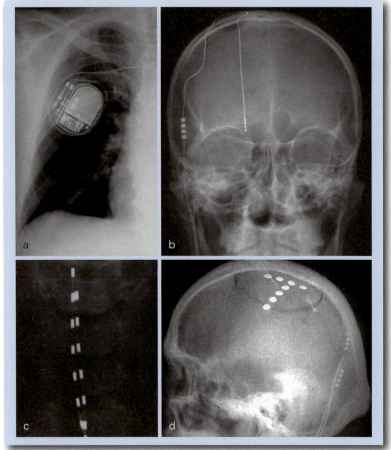

図4　脳脊髄刺激療法
a：植込み型刺激装置，b：脳深部刺激，c：脊髄刺激，d：大脳皮質運動野刺激

日，レキソタン®2〜6 mg/日に加えて，必要な症例には低用量ケタミン点滴療法を追加している[7]（p.216「II．各論 E-4 中枢神経系の障害による求心路遮断痛」参照）．また，神経伝導路の破壊術はさらに新たな神経障害性疼痛を発生させる可能性があるので，脳脊髄刺激療法が用いられることが多い．

b 求心路遮断痛に対する脳脊髄刺激療法

脳脊髄刺激療法には，脳深部刺激療法，大脳皮質運動野刺激療法，脊髄刺激療法がある（図4）．視床 Vc 核をターゲットとする脳深部刺激療法は，末梢神経に損傷を有する求心路遮断痛には有効であるが，中枢神経に損傷を有する post-stroke pain などには効果が少ない．そこで，中枢神経に損傷を有する post-stroke pain などには大脳皮質運動野刺激が選択され，長期の有効例は約50％と報告されている．

一方，脊髄刺激療法では，局所麻酔下に脊髄硬膜外腔に電極を挿入できる利点がある．また，2本の電極を1つの刺激装置と結線する Dual-lead SCS によって，疼痛部位を paresthesia で容易にカバーすることが可能となったので，第一に選択されることが多くなっ

た[8]．さらに，低用量ケタミン点滴療法の併用によって，刺激の効果を増強することも報告されており，脳脊髄刺激療法施行例が増加している．

c 脳深部刺激装置

脳深部刺激装置には，植込み型刺激装置と刺激電極ならびに，これを接続する延長ケーブルが含まれる．細かい刺激条件の設定は，医師用のプログラマーを植込み型刺激装置の上に当て，経皮的に調整するが，患者用のプログラマーを用いて患者自身でも簡単な刺激の調整を行うことができる．

刺激電極（DBS リード）の太さは 1.27 mm で，先端が半球状になっている．通常使用されている DBS リードは，1.5 mm ごとに幅が 1.5 mm の活性点が 4 個並んでいるので，このなかから刺激によって誘発される paresthesia が疼痛の部位をカバーするようにする．

d 求心路遮断痛に対する視床知覚中継核（視床 Vc 核）刺激の効果

筆者らの長期フォローアップ症例は，幻肢痛 13 例（Ⅰ群）と幻肢を認めない末梢神経損傷後疼痛 7 例（Ⅱ群）の計 20 例で，慢性植込み電極による視床 Vc 核刺激を施行した．これらの症例は，いずれもドラッグチャレンジテストのケタミンテストならびにラボナールテストで疼痛が軽減する症例である．

Ⅰ群では 13 例中 10 例（77％），Ⅱ群では 7 例中 6 例（86％）で，合計 20 例中 16 例（80％）で満足できる除痛効果が得られた．さらに，幻肢痛の症例において，刺激開始当初は 1 日に 6 時間の刺激を必要としていたが，少しずつ必要とする刺激時間が減少し，最終的には就寝前に 30 分間刺激するのみで疼痛をコントロール可能となった．しかし，長期間の刺激の中止によって再び幻肢痛が激しくなった．刺激の再開後は，刺激開始当初と同じように必要とする刺激時間が減少した．

このことから，長期間の視床 Vc 核刺激によって幻肢の部位に刺激感覚を誘発することは，幻肢痛を発生させた神経機構の再構成を解除する効果を有するものと考える（図 5）．

幻肢痛以外の神経障害性疼痛 67 例に対する Kumar らの報告[9]では，脳深部刺激療法によって，41 例（61％）で長期にわたる除痛効果が得られた．疾患別には，failed back syndrome，三叉神経や末梢神経損傷後疼痛に著効し，視床痛，脊髄損傷後疼痛，ヘルペス後神経痛にはわずかな効果であった．

筆者らの選択した刺激部位の特徴として，視床 Vc 核の前上方を中心に，視床 Vim 核を含んだ広い範囲の刺激を行っている．視床 Vc 核の前上方から視床 Vim 核にかけては，深部感覚や表在感覚などの閾値が低い体性感覚に反応するニューロンが記録される部位であり，DBS による刺激が中枢神経内でのゲートコントロール機構を駆動させる可能性を考えている（図 3）．

e 合併症，副作用

機能的疾患に対する定位脳手術が原因となる頭蓋内出血の頻度は，1.9～4.1％と報告されているが，神経症状が出現するほどの出血はまれである．手術テクニックの習熟度，手術方法，使用する機器が問題となるが，MRI の画像誘導手術を用いた正確なターゲットの同定，穿孔術による脳表の血管確認，準微小電極を用いた神経活動記録によって，出血の

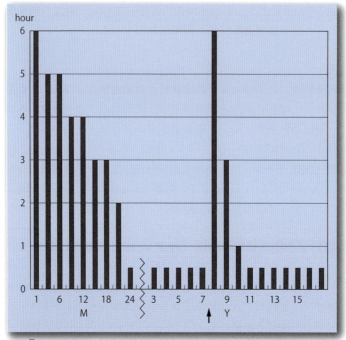

図5 幻肢痛症例に対する視床知覚中継核（視床Vc核）刺激
疼痛のコントロールに必要な刺激時間の変化．矢印部で刺激中断したところ，再度必要とする刺激時間が増加した．M：month，Y：year

頻度を減少させることが可能である．刺激装置の感染の頻度も3.3～13.3％と報告されているが，手術施行者のテクニックの改善によって解決される問題であると考えている[10]．

文献

1) Kupers RC, et al：Electrical stimulation of the ventroposterolateral thalamic nucleus（VPL）reduces mechanical allodynia in a rat model of neuropathic pain. Neurosci Lett **150**：95-98, 1993
2) Loeser JD, et al：Some effects of deafferentation on neurons of the cat spinal cord. Arch Neurol **17**：629-636, 1967
3) Lenz FA, et al：Neuronal activity in the region of the thalamic principal sensory nucleus（ventralis caudalis）in patients with pain following amputations. Neuroscience **86**：1065-1081, 1998
4) Coderre TJ, et al：Contribution of central neuroplasticity to pathological pain：review of clinical and experimental evidence. Pain **52**：259-285, 1993
5) Flor H, et al：Cortical reorganization and phantom phenomena in congenital and traumatic upper-extremity amputees. Exp Brain Res **119**：205-212, 1998
6) Davis KD, et al：Phantom sensations generated by thalamic microstimulation. Nature **391**：385-387, 1998
7) Yamamoto T, et al：Drug challenge test and drip infusion of ketamine for post-stroke pain. Pain Research **24**：191-199, 2009
8) 山本隆充，ほか：神経障害性疼痛に対するDual-leadを用いた脊髄刺激療法とlow-dose ketamine点滴療法の併用効果．Pain Research **24**：9-15，2009
9) Kumar H, et al：Deep brain stimulation for intractable pain：a 15-year experience. Neurosurgery **40**：736-746, 1997
10) Terao T, et al：Hemorrhagic complication of stereotactic surgery in patients with movement disorders. J Neurosurg **98**：1241-1246, 2003

II. 各論

E. 神経系の異常による痛み

3 術後求心路遮断痛

山本隆充

> 術後に出現する求心路遮断痛の典型例は，脊髄前側索の切截後に出現する求心路遮断痛である．がん性疼痛などの治療を目的として施行されたが，求心路遮断痛の出現が問題であった．また各種オピオイドや神経ブロック療法の進歩により，現在では施行されなくなっている．
> 一方，神経障害性疼痛に対して，脊髄後根進入部破壊術や選択的後根切截術が施行され，有効例が報告されている．しかし，これらの破壊術においても，求心路遮断痛を誘発するリスクの例外ではないので注意が必要である．

1 痛みのメカニズム

a 知覚求心路の破壊による疼痛治療と術後の求心路遮断痛

1) 脊髄前側索切截術（anterolateral cordotomy）

1912 年に Spiller ら[1]は椎弓切除によって直視下に脊髄前側索を切截する方法を報告し，臨床効果によって古典的脊髄視床路が痛覚であるという概念が確立した．また，1965 年に Mullan ら[2]と Rosomoff ら[3]は，経皮的に電極を脊髄前壁の前側索に刺入し，限局的に電気凝固する方法を報告した．手術侵襲を軽減し，合併症も少ない方法で，経皮的 cordotomy という．この方法は，局所麻酔下に X 線透視を用いて乳様突起下で第 1〜2 頸椎の椎弓間を穿刺し，脊髄造影によって歯状靱帯を確認して歯状靱帯の 1〜1.5 mm 腹側の部位から脊髄内に高周波凝固のための電極を刺入する（図 1, 2）．これらの手術では術直後に除痛が得られても，その後に新たな求心路遮断痛が出現することから，生命予後の限られている悪性腫瘍による疼痛の治療として用いられた．

一方，cordotomy に比較して求心路遮断痛を誘発する頻度が比較的少ないことから，幻肢痛や腕神経叢引き抜き損傷に対して，選択的後根切截術や脊髄後根進入部破壊術が施行されている．

2) 選択的後根切截術（selective posterior rhizotomy and microsurgical DREZotomy）

Shindou[4]によって報告された手術法で，顕微鏡下に Aδ 線維，C 線維を選択的に切断することを目的としている．痛みの伝達の主役をなす Aδ 線維，C 線維が脊髄後根から Lissauer 帯に入る部位では外側を走行している．

すなわち，後根進入部では外側に Aδ 線維，C 線維，内側に太い lemniscal fiber，その中間に myotatic（筋伸張）fiber が存在するので，後根進入部で後根を持ち上げて，その腹外側から脊髄後面に 45°の角度で 1〜2 mm 切り込む方法で，触覚や固有知覚を伝える大径線維を残して細径線維を選択的に切断することができる．

さらに，myotatic fiber も切断すれば当該髄節の痙縮を軽減することもできる．加えて，

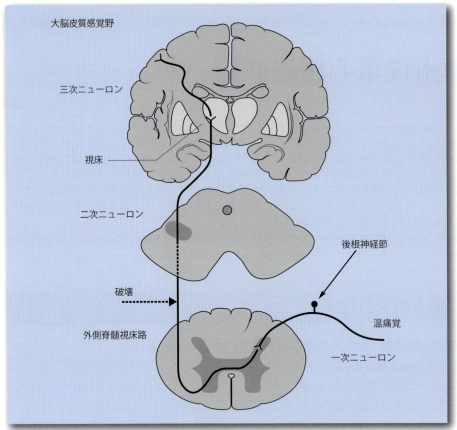

図1 cordotomyにおける脊髄視床路の破壊部位

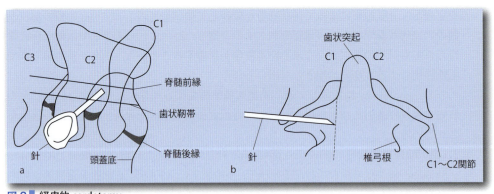

図2 経皮的 cordotomy
a：側面像，b：正面像
ガイド針を刺入して脊髄の前後縁と歯状靱帯を確認し，凝固用の電極をこのガイド針を通して脊髄前側索に刺入する．

　Shindouは末梢神経系の神経障害性疼痛に対して同様の手技でアプローチを行い，2～3 mmの深さまで双極電気メスで凝固する方法を報告し，microsurgical DREZotomy（MDT）と命名している．

3) 脊髄後根進入部破壊術（dorsal root entry zone lesion：DREZ-lesion）

末梢性の神経障害性疼痛では，一次ニューロンの損傷によって脊髄後角の二次投射ニューロンが過興奮の状態となっていると考え，脊髄後角の脊髄後根進入部を高周波凝固によって破壊する手術である．後根の外腹側からアプローチし，痛みの範囲に一致する部位に連続的に直径 250 μm の細い電極を 2 mm の深さまで刺入し，高周波電流を通電して直径 1～2 mm の凝固巣を連続的に作製する．1979 年に Nashold ら[5]によって報告された．

Shindou[4]が報告した MDT は脊髄後根の脊髄に入る部分をメスで切開後，後根進入部（後根進入帯の外側）を microsurgical に電気凝固する方法である．

b 幻肢痛・断端痛

幻肢痛のメカニズムについて，末梢性，脊髄性ならびに体性感覚野における受容野分布の再構成が報告されてきた．四肢切断後に起こる末梢神経から，脊髄の可塑的変化が幻肢痛の発生過程に関与していることは間違いない．また，中枢性のメカニズムの重要性についても報告されている．Melzack[6]は Neuromatrix 理論のなかで，幻肢および幻肢痛の発生に，身体感覚の描写に関する視床と皮質に加えて皮質と大脳辺縁系をつなぐ広範囲な神経ネットワークが関与していることを提唱した．自己の身体イメージを認識する機構が脳内に存在し，身体の欠損が生じても身体イメージは残存しており，両者のひずみを痛みとして認識すると考えている．

断端痛の原因としては，義肢適合不全，神経腫，関節原性，自律神経性，断端部の異常組織などが考えられる．また，局所の皮膚温の低下を伴うことがあるため，一部は複合性局所疼痛症候群（complex regional pain syndrome：CRPS）type II と同様の病態によって生じていると推測される．さらに，治療として断端部の切断を行っても増悪する例があり，中枢性疼痛の性質をもつことも指摘されている．

c 開胸術後痛

国際疼痛学会（IASP）では，「術後少なくとも 2 ヵ月以上持続するか，2 ヵ月を経過してから出現する開胸部位の術創に沿った痛み」とされている．開胸術後の疼痛は，筋の切断，肋間神経の損傷，神経損傷部の断端神経腫などが原因となり，求心路遮断痛と考えられている．

2　痛みの評価と治療方針

MDT と DREZ-lesion のどちらも後根進入部を破壊するのは同じであるが，破壊の方法と後根進入部へのアプローチの方法が異なっている．どちらの手術法も新たな求心路遮断痛を出現させる可能性があることについて例外ではないので，注意が必要である．Nashold らの最初の報告[5]では，DREZ-lesion は引き抜き損傷後幻肢痛 18 例中 10 例（56％）に有効であった．

幻肢痛に対する視床 Vc 核刺激の効果は，もっとも多くの症例を経験している Mazars[7]の報告では，41 例中 40 例（98％）で長期の効果を認めている．Mundinger ら[8]は 8 例中 5 例

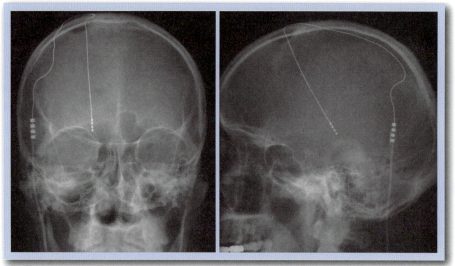

図3 幻肢痛に対する脳深部刺激療法
視床知覚中継核（Vc核）内で，刺激によって幻肢の部位に刺激感覚を誘発する．

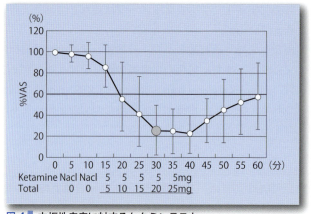

図4 中枢性疼痛に対するケタミンテスト
ケタミンが有効であった42例の値を平均したもの．この結果から，ケタラール® 20 mg（0.33 mg/kg）を低用量ケタミン点滴療法の投与量とした．
%VAS＝ケタミン投与後VAS÷ケタミン投与前VAS×100

（63％），Siegfried[9]は長期の有効率を10例中5例（50％）と報告している．筆者らの成績では，幻肢痛症例では13例中10例（77％）で満足できる除痛効果が得られている（図3）．手術の有効率に報告者間で差を認めるが，ドラッグチャレンジテストなどを用いた患者選択，ケタミンやプレガバリンなどの併用療法の有無，手術法についての相違点などが原因として存在するものと考えられる．筆者らが行ってきたドラッグチャレンジテスト（図4）では，中枢神経損傷後の求心路遮断痛ではケタミンが有効なものが約50％であったが，末梢神経損傷後の求心路遮断痛では，87％でケタミンが有効であり，中枢神経損傷後の神経障害性疼痛と末梢神経損傷後の神経障害性疼痛では異なった薬理学的背景を有するものと考えられる．

開胸術後痛に対しては，神経ブロック療法（持続硬膜外ブロック，肋間神経ブロック，胸部交感神経節ブロック，胸腔内薬液注入など），術創とその周辺のトリガーポイントへの局所麻酔薬の浸潤に加えて，プレガバリン，抗うつ薬，ケタミンなどの薬物療法が有効である．

文献

1) Spiller WG, et al：The treatment of persistent pain of organic origin in the lower part of the body by division of the anterolateral column of the spinal cord. JAMA **58**：1489-1490, 1912
2) Mullan S, et al：Percutaneous, intramedullary cordotomy utilizing the unipolar anodal electrolytic lesion. J Neurosurg **22**：548-553, 1965
3) Rosomoff HL, et al：Percutaneous radiofrequency cervical cordotomy：technique. J Neurosurg **23**：639-644, 1965
4) Shindou M：Spinal entry zone interruption for persistent pain. In：Stereotactic and Functional Neurosurgery, Gildenberg PL, et al（ed）, McGraw-Hill, New York, pp1565-1572, 1998
5) Nashold BS Jr, et al：Dorsal root entry zone lesions for pain relief. J Neurosurg **51**：59-69, 1979
6) Melzack R：Phantom limbs and the concept of a neuromatrix. Trends Neurosci **13**：88-92, 1990
7) Mazars GJ：Intermittent stimulation of nucleus ventralis posterolateralis for intractable pain. Surg Neurol **4**：93-95, 1975
8) Mundinger F, et al：Programmed stimulation for control of chronic pain and motor disease. Appl Neurophysiol **45**：102-111, 1982
9) Siegfried J：Sensory thalamic neurostimulation for chronic pain. Pacing Clin Electrophysiol **10**：209-212, 1987

Ⅱ. 各論

E. 神経系の異常による痛み

4 中枢神経系の障害による求心路遮断痛

山本隆充

> 中枢神経系の障害による求心路遮断痛としては，脳卒中後の疼痛，脊髄損傷後の疼痛，脊髄空洞症に伴う疼痛が有名である．脳卒中後に出現する疼痛では，半側四肢と顔面を含む難治性疼痛の原因病巣が，視床のみならず内包や視床皮質間線維などの障害でも出現することが明らかとなっている．これらの損傷部位の違いによって痛みの性質や治療効果に明確な差を認めないことから，脳卒中後の疼痛をすべて含めて，post-stroke pain と総称されるようになった．また，各種の薬物療法や脳脊髄刺激療法を用いた総合的な治療によって，中枢神経系の障害による求心路遮断痛も治療が可能となっている．

1 痛みのメカニズム

a post-stroke pain とは

　中枢神経系の障害による求心路遮断痛としては，脳卒中後の疼痛，脊髄損傷後の疼痛，脊髄空洞症に伴う疼痛が有名であるが，実臨床でもっとも激しい疼痛を経験することの多い脳卒中後の疼痛について述べる．

　脳卒中後の疼痛としては，視床痛が有名である．また，視床痛では一側の四肢に限局することもあるが，障害側の対側四肢，体幹，顔面まで疼痛の範囲が広がることが多い．

　1906年に発表されたDejerineらの報告[1]以来，視床痛の責任病巣は視床後外側と考えられ，なかでも腹側尾側部が注目されてきた．しかし，脳卒中後に出現する半側四肢と顔面を含む難治性疼痛の原因病巣が，視床のみならず内包や視床皮質間線維などの障害でも出現することが明らかとなった．そこで，視床痛を thalamic pain と suprathalamic pain に分類する報告と，両者を含めて thalamic pain とよぶ報告が混在することになった．しかし，thalamic pain と suprathalamic pain で痛みの性質や治療効果について明確な差を認めないことから，Wallenberg症候群など脳卒中後の疼痛をすべて含めて，post-stroke pain と総称されるようになった（図1）．

　脳卒中後の post-stroke pain の発症率は8/72（11%）で，疼痛を発症するまでの期間は平均6.2ヵ月と Bowsher が報告している[2,3]．post-stroke pain の性質としては，顔面や四肢に allodynia（触圧覚や深部知覚などによって誘発される疼痛），hypoaesthesia（触圧覚や深部知覚の域値の上昇），hyperpathia（強刺激によって誘発される疼痛），dysesthesia（不快な異常感覚を伴った疼痛）などが認められる．

4. 中枢神経系の障害による求心路遮断痛

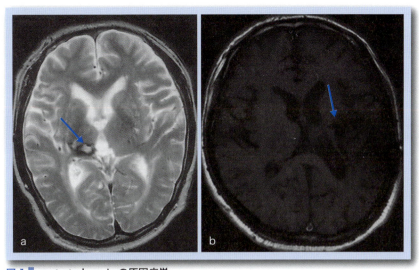

図1 post-stroke pain の原因病巣
a：視床出血の症例，b：被殻〜放線冠の出血の症例

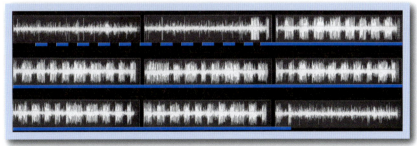

図2 定位脳手術中の視床 Vc 核（VPL 核）内でのニューロン記録
アロディニアを誘発する部位のタッピング（点線）によって，激しい疼痛を訴える（実線）．

b post-stroke pain 発生のメカニズム

視床が障害されると，抑制性の介在細胞の機能低下ならびに視床への入力が障害されたことにより求心性の入力が遮断（deafferentation）された状態となり，知覚を中継する視床の細胞が過剰に興奮すると考えられている[4]．また，末梢神経に損傷を有する求心路遮断痛に対する脳深部刺激療法中にも，視床内の知覚を中継するニューロンの過剰活動が記録されることが多くの研究者によって確認されている[5]（図2）．

知覚求心路の切断後に中枢側ニューロンに過剰活動が出現することが確認され，この過剰活動が NMDA レセプターのブロッカーであるケタミンによって抑制されることが確認されている．また，臨床的にも神経障害性疼痛に対するケタミンの効果が確認されており，central sensitization を解除するのにも有効であると考えられている[6]．

しかし，筆者らが行った post-stroke pain 120 例に対するケタミンテストの結果では，自発痛に誘発痛も含めて 63/120（52.5%）でケタミンが有効であった．しかし，末梢神経に損傷を有する求心路遮断痛では，20/23（87%）でケタミンが有効であった．また，Peyron ら[7]は，post-stroke pain の治療に有効な大脳皮質運動野刺激で，障害側視床の血流低下が改善するとともに前帯状回，眼窩前頭皮質，中脳中心灰白質を含む脳幹の血流増加を PET

で確認している．

これらの結果は post-stroke pain の複雑さを意味しており，知覚を中継する視床細胞の過剰興奮に加えて，視床と大脳皮質の神経回路の再構成や下行性疼痛抑制系の関与なども考慮する必要があるものと考える．

2 痛みの評価と治療方針

a ドラッグチャレンジテスト

治療が困難なことの多い post-stroke pain 症例の治療方針を決定するためには，モルヒネ，ケタミン，チアミラールを用いたドラッグチャレンジテストが有効である．ケタミンテストは，5 分間隔で生食を 2 回投与後，同様に 5 分間隔でケタラール® を 5 mg，合計 25 mg まで静脈内投与する．モルヒネテストは，同様に 5 分間隔でモルヒネ塩酸塩® 3 mg を合計 18 mg まで静脈内投与する．また，チオペンタールテストは，同様に 50 mg のラボナール® を，5 分間隔で合計 250 mg まで静脈内投与し，途中で入眠した場合はその時点で中止する．visual analogue scale（VAS）を連続的に測定し，（薬物投与後 VAS÷薬物投与前の VAS）×100＝％VAS として，％VAS が 60％以下となったもの，すなわち薬物投与前と比較して VAS が 40％以上減少したものを有効，40％以下のものを無効としている[8]．

モルヒネが有効な症例は少ないが，有効例では各種のオピオイドを使用することができる．また，ケタミン有効例では，脳脊髄刺激療法が有効な症例が多く認められるので，治療法の決定に有効である．さらに，低用量ケタミン点滴療法を用いることも可能であり，ケタミンテストの結果は，治療法の決定のみならず，治療そのものに利用することができるメリットがある．加えて，チアミラール（ラボナール®）テストによって入眠する直前まで VAS が低下しない症例は，各種の治療に対して抵抗性であるので，侵襲を伴う外科的な治療法の適応から除くことができる．

b post-stroke pain に対する薬物療法について

筆者らは post-stroke pain に対する薬物療法として，リリカ® 150〜600 mg/日，ルジオミール® 10〜30 mg/日，レキソタン® 2〜6 mg/日に加えて，必要な症例には低用量ケタミン点滴療法を追加している（**表 1**）．

表 1 低用量ケタミン点滴療法を加えた post-stroke pain の薬物治療

投薬
1．プレガバリン（リリカ®） 150〜600 mg/日
2．マプロチリン塩酸塩（ルジオミール®） 10〜30 mg/日
3．ブロマゼパム（レキソタン®） 2〜6 mg/日
低用量ケタミン点滴療法（日本大学脳神経外科）
4．生食 100 mL＋ケタラール® 20 mg（0.33 mg/kg）
1 時間かけて点滴，2 週〜4 週に 1 度

ルジオミール®はノルアドレナリンの選択的再取り込み阻害薬で，セロトニン（5-HT）の再取り込み阻害作用は軽度である．レキソタン®などのベンゾジアゼピン系薬物は，$GABA_A$受容体のGABA（代表的な抑制性神経伝達物質）親和性を高めることが報告されている．リリカ®は神経終末からの興奮性アミノ酸の放出を抑制する作用が報告されており，NMDAレセプターのブロッカーであるケタミンとの併用効果が期待される．低用量ケタミン点滴療法は，生食100 mLにケタラール® 20 mg（0.33 mg/kg）を加えて約1時間かけて点滴する．明らかな効果は数時間のことが多いが，一時的であっても痛みから解放されることが疼痛の管理には重要で，central sensitizationの解除にも有効であると考えられている．

c 手術治療について

post-stroke painの治療には，脊髄刺激療法，脳深部刺激療法，大脳皮質運動野刺激療法などが報告されている．脊髄刺激療法は，局所麻酔下に電極を脊髄硬膜外腔に挿入することによって容易にテスト刺激が可能なため，第一に選択されることが多い．最新の刺激装置では，1つの刺激発生装置に8極の円柱状電極を2本結線できるので，合計16箇所の刺激点から最適な刺激部位の組み合わせを複数選択することができる．また，2本の電極間での刺激も可能となり，2本の円柱状電極を平行に挿入すれば，脊髄の横方向の刺激も可能となった（Dual-lead SCS）（図3）．

これまでの報告では，有効率は複合性局所疼痛症候群（complex regional pain syndrome：CRPS）で84％ともっとも高く，帯状疱疹後神経痛（82％），末梢性のニューロパチー（67％），脊椎手術後症候群（failed back surgery syndrome）（62％），幻肢痛ならびに断端痛（62％），脊髄損傷後疼痛（57％）の順であった．しかし，新たに使用可能となったDual-

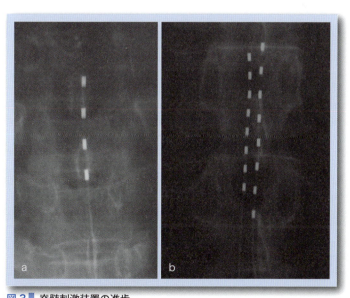

図3 脊髄刺激装置の進歩
Single-lead SCS（4極電極×1本）(a) からDual-lead SCS（8極電極×2本）(b) が使用可能となった．

表2 各種神経障害性疼痛に対するDual-lead SCSの長期効果

原因疾患	慢性植込み/テスト刺激	長期効果		
		Excellent	Good	Fair
脳卒中後疼痛	18/23 例	4	9	5
脊椎手術後症候群	4/5 例	1	2	1
複合性局所疼痛症候群	3/3 例	2	1	
脊髄炎	1/1 例		1	
幻肢痛	1/1 例		1	
末梢神経損傷	4/4 例	2	2	
Parkinson病	2/3 例		2	
	33/40 例 (82.5%)	9	18	6
		27/33 (81.8%)		6/33 (18.2%)

Excellent：VASの減少が60%以上，Good：VASの減少が30〜60%，Fair：VASの減少が30%未満

lead SCSを用いることによって，post-stroke painや神経根引き抜き損傷などにおいても有効例が数多く認められるようになった．

表2は筆者らの神経障害性疼痛に対するDual-lead SCSの結果で，刺激開始後12ヵ月以上経過した症例について検討したものである．各種の神経障害性疼痛40例に対してテスト刺激を行い，33例（82.5%）に慢性植込みを行った．さらに慢性刺激開始後12ヵ月の結果では，27例（81.8%）で満足できる効果（excellentまたはgood）が認められた．このようにテスト刺激後に慢性植込みに移行する症例が多く認められ，長期効果も良好であった．

この理由としては，①Dual-lead SCSを用いていること，②ドラッグチャレンジテストでおもにケタラール®が有効な症例を選択し，ラボナール®で入眠直前まで痛みが変化しない症例を除外していること，③刺激のみで十分な効果が得られない症例には低用量ケタミン点滴療法を併用していること，などが大きな要因と考えられる．

文献

1) Dejerine J, et al：Le syndrome thalamique. Rev Neurol **14**：521-532, 1906
2) Bowsher D：Central pain：clinical and physiological characteristics. J Neurol Neurosurg Psychiatry **61**：62-69, 1996
3) Bowsher D：Stroke and central poststroke pain in an elderly population. J Pain **2**：258-261, 2001
4) Coderre TJ, et al：Contribution of central neuroplasticity to pathological pain：review of clinical and experimental evidence. Pain **52**：259-285, 1993
5) Yamamoto T, et al：Thalamic sensory relay nucleus stimulation for the treatment of peripheral deafferentation pain. Stereotact Funct Neurosurg **84**：180-183, 2006
6) Nikolajsen L, et al：The effect of ketamine on phantom pain：a central neuropathic disorder maintained by peripheral input. Pain **67**：69-77, 1996
7) Peyron R, et al：Electrical stimulation of precentral cortical area in the treatment of central pain：electrophysiological and PET study. Pain **62**：275-286, 1995
8) Yamamoto T, et al：Pharmacological classification of central post-stroke pain：comparison with the results of chronic motor cortex stimulation therapy. Pain **72**：5-12, 1997

Ⅱ．各論

E．神経系の異常による痛み

5 神経痛

楊　鴻生

神経痛（neuralgia）とは，おもに末梢神経の走行や分布領域に起こる激しい痛みを指す言葉である．臨床的には，末梢神経に関連する疼痛や放散する痛みなどを，原因となる神経名を加え坐骨神経痛など症候名としても使用している．原因のよくわからない疼痛も，「神経痛」と一括して使用される傾向にある．原因の明らかなものから，必ずしも原因がはっきりしない特発性のものまで含まれ，急性痛から慢性痛まで含まれている．
神経痛はその原因により，薬剤のみではなく，ブロック療法，心理的なアプローチや，リハビリテーション[1~3]，鍼治療[4]，手術的治療が必要となる．

1 痛みのメカニズム

a 病態

疼痛は多彩な病態により生じ，原因や経過によりさまざまに分類されている．大きく侵害受容性疼痛と神経障害性疼痛，心因痛の3つに分類されるが，侵害受容性疼痛と神経障害性疼痛とで明確に分類されない混合性疼痛を含め，4つに分類すると臨床上有用である[5~7]．表1にそれぞれの疼痛の特徴と代表的な疾患をあげた．神経痛は基本的には神経障害性疼痛に入るが，混合性疼痛にも含まれることがある．

神経障害性疼痛は「体性感覚神経系の病変あるいは疾患によって生じる疼痛」（国際疼痛学会，1994年）と定義されており，神経痛の定義と基本的には同じである．神経障害性疼痛は中枢性と末梢性に分類される．中枢性は脳脊髄損傷や疾患により生じる疼痛で，外傷による脊髄損傷や脊髄腫瘍などの疾患による疼痛，脳卒中などの血流障害に伴う中枢神経系の疼痛である．末梢性は末梢神経の圧迫や外傷，感染，切断などで生じる．ウイルス感染に伴う末梢性神経障害性疼痛は帯状疱疹後神経痛としてよく知られており，慢性化しやすく，難治性の代表的な神経痛の1つである．神経の圧迫や絞扼に伴う神経痛としては，手根管症候群が知られている．除圧手術により改善される神経痛である．糖尿病性神経障害は神経の代謝障害に伴う疼痛であり，薬物療法が有効な神経痛である[8,9]．幻肢痛や外科手術による神経障害（乳房切除や開胸術に伴う疼痛）は，神経断端の神経腫や周辺の癒着により生じる（断端神経痛：stump neuralgia）．化学療法に伴う神経障害，急性や慢性の炎症に伴う脱髄性多発神経根障害でも末梢性の神経痛を引き起こす．また，頸椎症や椎間板ヘルニアによる神経根の機械的な圧迫でも神経障害性疼痛が引き起こされ，症状としては坐骨神経痛を呈する．

神経障害性疼痛には，これらの範疇に入らない複合性局所疼痛症候群（complex regional pain syndrome：CRPS）も含まれるが，神経痛とはいわない．

神経障害性疼痛の機序としては，一次求心性線維の障害により脊髄後角のグリア細胞の

表1 疼痛の分類

侵害受容性疼痛 (nociceptive pain)	混合性疼痛 (mixed pain)	神経障害性疼痛 (neuropathic pain)	非器質性（心因性）疼痛 (psychogenic pain)
侵害受容器を刺激することにより生じる痛み．痛みは軽微で一過性，回避行動をとる．急性痛が多い	神経障害性疼痛と侵害受容性疼痛の要素を併せ持つ	神経の損傷あるいは機能異常により起こる痛み．さまざまな異常知覚，灼熱感，急性痛も慢性痛もある．慢性化しやすい	明らかな器質的原因のない痛み．痛みは複数の神経領域に及び，継時的に痛みの変動あり
外傷 打撲 筋筋膜性疼痛 変形性関節症 肩周囲炎 関節リウマチなど	腰部脊柱管狭窄症 腰椎ヘルニア 腰痛症 術後疼痛 骨転移 骨粗鬆症	帯状疱疹後神経痛 糖尿病性疼痛 三叉神経痛 坐骨神経痛 手根管症候群 頸椎症 脳卒中後疼痛	うつ病 身体表現性疼痛性障害 ストレス

活性化と炎症性神経ペプチドや受容体の発現異常が生じ，疼痛を引き起こすと同時に，知覚過敏やアロディニアを引き起こすと考えられている．

2 代表的な神経痛の評価と治療方針

a 帯状疱疹後神経痛 (post-herpetic neuralgia：PHN)

水痘・帯状疱疹ウイルス（varicella-zoster virus：VZV）は幼少時に感染後，三叉神経節や後根神経節に潜伏しており，加齢やストレス，免疫力低下により皮膚に帯状疱疹を発症させる．皮疹に伴う痛みには，皮疹出現前の前駆痛，皮疹出現時の急性帯状疱疹痛，皮疹治癒後に痛みが残存するPHNがある[10]．

急性痛は4ヵ月以内に消失するが，PHNに移行すると数ヵ月〜数年にわたり慢性痛として痛みが残存する．三叉神経や第3, 4胸髄後根神経節が罹患することが多く，その神経支配領域に放散痛が生じる．PHNは高齢者に多く，50歳未満では帯状疱疹の2％程度の発症であるが，50歳を超えるとその頻度は漸次高くなり，80歳代では35％が罹患するといわれている．

皮疹の痛みは侵害受容性疼痛であり，初期の段階では十分な抗ウイルス療法を行うことによりPHNへの進行を防ぐことができる．PHNを発症すると，その疼痛は神経障害性疼痛となるので，神経障害性疼痛に対する治療が必要となる．激しい疼痛に対しては各種の神経ブロックによる麻酔科的な治療が中心であるが，薬物療法も多く工夫されている．2011年に日本ペインクリニック学会より発表されたPHNに対する薬物療法のガイドライン[11]を表2に示す．三環系抗うつ薬とプレガバリン，ガバペンチン，ノイロトロピン®が第一選択薬にあげられている．ヨーロッパのガイドラインではオピオイドは第二選択薬であるが[12]，本邦でのガイドラインでは第三選択薬となっている[8,13]．

PHNは代表的な慢性神経痛であり，薬剤のみでは改善効果に限界がある．最近では低出力レーザー（low level laser treatment：LLLT）や鍼治療による除痛治療の有効性も報告されている[2,4,14]．

表2 わが国における帯状疱疹後神経痛薬物療法アルゴリズム

```
＜第一選択薬＞
 ・三環系抗うつ薬
    ノルトリプチリン，アミトリプチリン，イミプラミン
 ・Ca チャネル α2δ リガンド
    プレガバリン，ガバペンチン
 ・ワクシニアウイルス接種家兎炎症皮膚抽出液含有製剤（ノイロトロピン®）
＜第二選択薬＞
 ・デュロキセチン
 ・メキシレチン
＜第三選択薬＞
 ・麻薬性鎮痛薬（オピオイド）
    フェンタニル，モルヒネ，オキシコドン
    トラマドール，ブプレノルフィン
```

保険適用外の薬剤も含まれている．

　PHN は高齢者に多く，慢性痛は高齢者の QOL を低下させ，社会的損失となる．難治性のため，PHN 発症後に治療するよりも発疹の出現を少しでも抑制するほうが有利であり，リスクの高い患者では，帯状疱疹ワクチンの接種や発疹に対する十分な抗ウイルス治療により，慢性痛への移行を極力防止することが重要である．

b 顔面神経痛

　顔面は神経痛の発生しやすい場所である．障害されている神経の支配域に応じて三叉神経痛，舌咽神経痛，上喉頭神経痛，中間神経痛とよばれる．

1）三叉神経痛

　三叉神経には 3 つの枝があり，最初の枝は前額，2 番目は頬，3 番目は顎に支配域がある．それらの部位に非常に激しい，突発的で一瞬の走るような痛みが生じ，数秒から数十秒続く．原因のない特発性の痛みが中心であるが，PHN に伴う三叉神経痛もある．炎症や腫瘍が原因となることがあるため，耳鼻科や眼科による検索が必要となる．原因がはっきりすれば，手術療法や最近ではガンマナイフによる治療などが行われている[15,16]．特発性の場合は PHN と同様に神経障害性疼痛に対する治療に準じる．星状神経節ブロックを含む各種の神経ブロックや薬物療法，鍼治療，LLLT のような物理療法が適応となる[8,13]．

2）舌咽神経痛

　三叉神経痛と同様の痛みが咽頭部，口腔内に起こり，ものを飲み込んだときに痛みが出現する．耳の穴の奥のほうや首の前面に疼痛が放散するが，三叉神経痛よりまれである．

3）上喉頭神経痛

　上喉頭神経は迷走神経から分岐して喉頭内の粘膜に分布している神経である．上喉頭神経痛は舌根，喉頭部の疼痛をきたすが，頻度はまれである．

4）中間神経痛

　顔面神経の知覚枝の神経痛で，外耳道を中心に発作性または持続性の痛みを生じる．診断や治療は三叉神経痛に準じる．

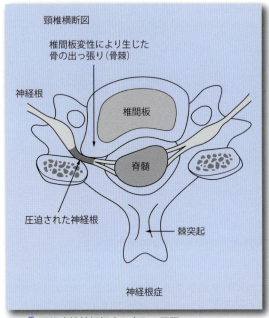

図1 頸椎症性神経根症の痛みの原因

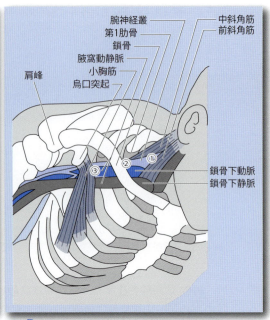

図2 胸郭出口症候群における神経の圧迫部位

c. 上肢の神経痛

上肢には頸椎からの末梢神経である頸椎神経，腕神経叢，腕神経叢から分岐した橈骨神経，尺骨神経，正中神経がある．障害の起きる部位によりそれぞれ特徴的な神経痛が生じる．頸椎症性神経根症や頸椎ヘルニアでは，圧迫されている頸椎神経のデルマトームに相当する部位に放散痛が生じる．胸郭出口症候群では腕神経叢，絞扼神経障害ではそれぞれの罹患神経の支配域に放散痛が発生する．

1) 頸椎症性神経根症

頸椎椎間板の退行変性に伴い椎間孔の狭窄が生じ，図1のごとく頸椎後根神経節や頸椎神経を圧迫して，その支配神経領域の神経障害性疼痛を生じる．頸椎ヘルニアでは椎間板の突出により，同様の病態が生じる．椎間板のC4-5間ではC5，C5-6間ではC6，C6-7間ではC7領域の知覚障害と疼痛を生じる．運動障害も合併してくる．C5は上腕内側，C6では前腕内側，C7では中指の知覚症状と放散痛が出現する．

2) 胸郭出口症候群

腕神経叢は，鎖骨下動脈とともに前斜角筋と中斜角筋の間，鎖骨と肋骨の間を走行しているが（図2），なで肩などの体型により神経を絞扼して，痛みやしびれ感などの神経障害性疼痛を生じる．解剖学的特徴により，鎖骨下動脈の圧迫を伴い，神経症状のみでなく動脈圧迫に伴う症状があるのが特徴．診断においてもMorleyテストのように腕神経叢圧迫により誘発される放散痛のみでなく，Wrightテストのように肩，肘を90°屈曲させると橈骨動脈の拍動の減弱を認める．神経ブロックや薬物療法のみでなく，日常生活指導や手術療法が必要となる．

肺尖部の肺がんをPancoast腫瘍というが，この腫瘍は腕神経叢に浸潤して胸郭出口症候群と同じ神経症状を呈するので，鑑別上注意が必要である．

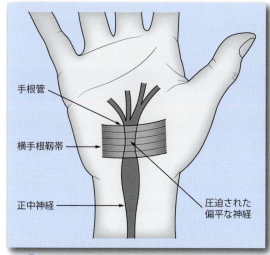
図3 手根管症候群における正中神経の圧迫部位

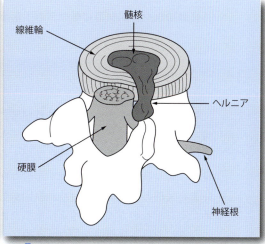
図4 腰椎椎間板ヘルニアの神経圧迫部位

3) 手根管症候群

手首において横手根靱帯に覆われている手根管内を走行している正中神経が絞扼される,もっとも頻度の高い絞扼性神経障害である(図3).手のひらを中心とした正中神経支配領域の疼痛としびれ感が特徴的な症状であり,母指球萎縮といった運動障害を伴う.中高年女性に多いが,透析を受けている場合は,透析アミロイド沈着に伴う手根管症候群を引き起こす.神経ブロックや薬物療法,生活指導を行うが,症状が強く運動障害を伴う場合は,筋萎縮を生じる前に手術的治療に踏み切る必要がある.

d 下肢の痛み

1) 坐骨神経痛(sciatic neuralgia)

さまざまな原因により坐骨神経に神経障害性疼痛をきたす症候名.原因としては,坐骨神経の機械的圧迫,腰椎椎間板ヘルニアによる脊椎神経根の圧迫,梨状筋症候群,腰部脊柱管狭窄症,腰椎すべり症などがあるが,その多くは腰椎ヘルニアが原因である.腰椎椎間板ヘルニアの発生部位 L3-4 では L4,L4-5 では L5,L5-S では S1 の神経支配領域への放散痛,知覚障害,運動障害を伴う(図4).疼痛は坐骨神経に沿って大腿より下腿へと放散して,ヘルニアの部位により L4 は膝の内側,L5 は下肢全面から内側,S1 は足外側に痛みが放散する.椎間板ヘルニアや脊柱管狭窄症では複数の神経が含まれるので,痛みの範囲は複雑となる.

治療は保存療法が中心であり,神経障害性疼痛に準じて,生活指導,薬物療法,硬膜外ブロック治療を含めた各種の神経ブロック,安静,牽引,理学療法,LLLTや直線偏光近赤外線治療器などの光線療法がある[1].症状が強く社会生活が制限され,神経麻痺症状,膀胱直腸障害が出現するようなら,緊急手術の対象となる.

2) Morton 病

足底痛をきたす疾患.第3,4中足骨骨頭部の趾神経に生じる.中高年女性に好発する,足における代表的な絞扼神経症である.趾間の圧痛や放散痛がみられ,先の細い靴を履く

と症状は増悪する．神経腫を伴うことがあり，神経ブロックで改善するが，無効の場合は神経腫切除や骨間靱帯切離などの手術療法を行う．

3 まとめ

神経痛は，日常診療においては頻繁に遭遇する症状である．罹患している神経の支配領域に放散する痛みであり，原因のはっきりしているものからよくわからないものまで，多くの神経痛が存在する．急性に発症するものから慢性痛に至るものまで，発生部位と発生原因により特徴的な症状を呈することが多い．明らかに原因のあるものは，原因の検索と除去を目的として加療を行う．原因が明らかでない場合は，部位に特徴的な性格があるため，それぞれのガイドラインに準じた治療を行う．薬物療法が主体となるが，ペインクリニックにおける専門的なブロック療法やリハビリテーションなどによる理学療法，物理療法が必要となる．また必要に応じて手術療法が必要になることがあり，外科医との協力が必要となる．神経痛は生命予後にあまり大きな影響がないので，漫然と治療してしまう傾向がある．慢性化させると，難治性になる傾向があり，CRPS[17]を併発すると治療が非常に困難となる．早期の段階で予防と対策が必要な臨床症状の1つである．

文献

1) 有田英子，ほか：直線偏光近赤外線治療器（解説/特集）．医療機器学 **83**：481-485, 2013
2) 吉田健一：疼痛緩和の半導体レーザ治療器の特徴と動向（解説/特集）．医療機器学 **78**：85-93, 2008
3) 楊　鴻生：痛みに関連するリハビリテーションの基本方針．ペインクリニック **35**：s233-s240, 2014
4) 山口　智，ほか：慢性疼痛に対する鍼治療．神経内科 **80**：451-460, 2014
5) 井上和秀：慢性疼痛の発症機序．神経内科 **80**：413-419, 2014
6) 岡田和将：慢性疼痛の診断．神経内科 **80**：420-425, 2014
7) Treede RD, et al：Neuropathic pain：redefinition and a grading system for clinical and research purposes. Neurology **70**：1630-1635, 2008
8) 櫻井貴敏，ほか：神経障害性疼痛に対するプレガバリンの使用経験について．慢性疼痛 **32**：281-284, 2013
9) 木原幹洋，ほか：デュロキセチン（サインバルタ®）が著効した神経性疼痛症の2例—下行性疼痛抑制系賦活療法に対する一考察—．最新医学 **68**：1966-1969, 2013
10) 菊井祥二，ほか：帯状疱疹後神経痛．神経内科 **80**：443-450, 2014
11) 日本ペインクリニック学会神経障害性疼痛薬物療法ガイドライン作成ワーキンググループ（編）：神経障害性疼痛薬物療法ガイドライン．真興交易（株）医書出版部，東京，2011
12) Dworkin RH, et al：Pharmacologic management of neuropathic pain：evidence-based recommendations. Pain **132**：237-251, 2007
13) 田中絵理子，ほか：バクロフェンが有効であった症候性三叉神経痛の1例．日本ペインクリニック学会誌 **21**：59-61, 2014
14) 重臣宗伯，ほか：フェンタニルパッチが有用であった急性帯状疱疹痛の1例．日臨麻会誌 **31**：1003-1007, 2011
15) 本山泰士，ほか：ガンマナイフ後の顔面痛患者4例の治療経験．慢性疼痛 **32**：213-216, 2013
16) 高梨正美，ほか：三叉神経痛に対するガンマナイフ治療　多施設共同研究データの解析．脳神経外科 **41**：1065-1074, 2013
17) 丸山恵子，ほか：複合性局所疼痛症候群．神経内科 **80**：426-435, 2014

Ⅱ. 各論

E. 神経系の異常による痛み

6 複合性局所疼痛症候群（CRPS）

伊達　久

> 複合性局所疼痛症候群（complex regional pain syndrome：CRPS）とは，おもに外傷などの組織損傷によって引き起こされる病態であり，名前のとおりさまざまな疾患の集まり（症候群）である．病態には交感神経系の過緊張が関与しているといわれているが，否定的な意見もある．神経損傷がはっきりしない Type Ⅰ と，神経損傷の明らかな Type Ⅱ がある．異常感覚（paresthesia, dysesthesia），アロディニア（allodynia），代謝異常，浮腫，皮膚色変化，皮膚温異常，骨萎縮などさまざまな症状が観察されることが多い．

1 痛みのメカニズム

a 痛みの発生機序

　　CRPS の発生機序についてはいまだ不明な点が多い．そのメカニズムにはいくつかの説があるが，交感神経求心性線維または遠心性線維から放出される神経伝達物質〔サブスタンス P，カルシトニン遺伝子関連ペプチド（CGRP）など〕によって，侵害受容器が直接もしくは間接的に刺激されるためという説がもっとも有力である．

　　それ以外に，allodynia の発生機序について以下のようないくつかの説[1]がある．

①損傷した神経に異所性アドレナージック α_2 受容体や異所性 Na チャネルが発現し，カテコラミンにより易興奮性となる（図 1）．

②正常な神経は自由終末からの信号にしか刺激を受けないが，損傷した神経では損傷部位や脱髄部位，後根神経節近傍で痛覚受容体を介さずに神経線維からインパルスが発生したり，弱い刺激で強いインパルスを発生したりすることがあり，これを異所性興奮とよぶ（図 2）．

③損傷を受けた神経線維が再生中に電気的に短絡した ephapse を形成し，灼熱痛や allodynia を発生させる．インパルスが受け渡される機序には電気的短縮（electrical cross talk）や化学的短縮（chemical cross talk）がある．触覚，冷覚などの求心線維が刺激されると痛覚線維に信号が伝わり，非痛覚刺激により痛みが起きる allodynia が発生する（図 3）．

④交感神経の後根神経節への発芽（sprouting）を起こし，その部分が自発性興奮を示し，機械的刺激とノルアドレナリンに対する感受性の亢進が起きる．交感神経が発芽し，後根神経節に信号が伝わるようになると，自律神経の刺激により痛みが伝わるようになる（図 4）．

⑤脊髄後角は Ⅰ〜Ⅵ 層に分けられている．速い痛みは有髄の細い Aδ 線維によって運ばれ，おもに Ⅰ・Ⅱ 層に終末し，一部は Ⅴ 層に終末する．速い痛みに続いて起こる持続性の遅い痛みは，無髄の C 線維によって Ⅰ・Ⅱ 層に伝えられる．一方，触覚など非侵害性の感

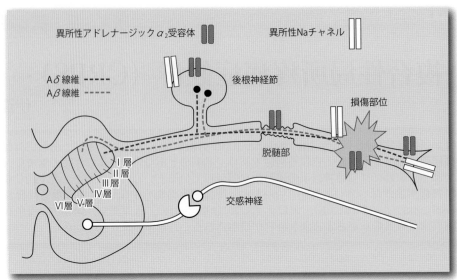
図1 異所性受容体の発現

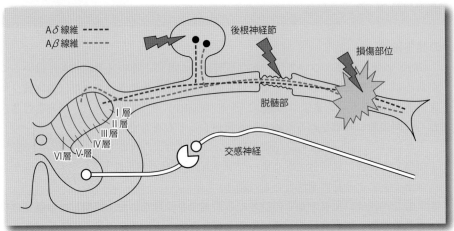
図2 異所性興奮

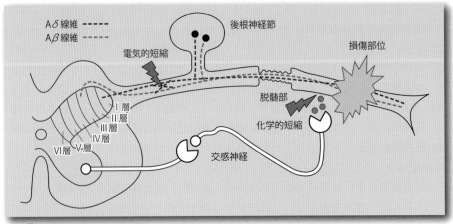
図3 電気的短縮と化学的短縮

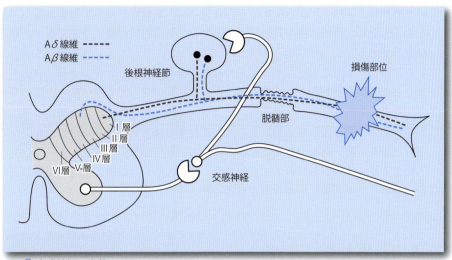

図4 交感神経の発芽

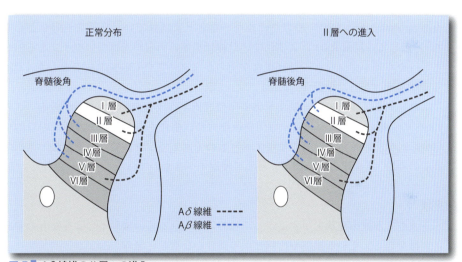

図5 Aβ線維のⅡ層への進入

覚情報は，Aβ線維によってⅢ層以下の深層に伝えられる．Aβ神経線維の脊髄後根の膠様質（Ⅱ層）への進入により，触刺激が直接侵害受容性の二次ニューロンに接続し，allodyniaを発生させる（図5）．

これらの要因が複雑に絡んでallodyniaを発生させ，神経障害性疼痛が確立されると思われる．

b 増悪や慢性化のしくみ

上記のようなメカニズムにより神経障害性疼痛が形成されるが，CRPSの場合はこのような状態が助長され，痛みが慢性化する．そのメカニズムにも不明な点が多いが，以下のような点が指摘されている．

①痛みのインパルスが損傷部位に戻る交感神経系のインパルスの引き金となり，それに伴

い交感神経インパルスが炎症反応を引き起こし，血管が攣縮して腫脹や痛みの増大につながる．それに伴い局所の乏血状態が発生し，発痛物質が生じやすくなり，痛みの悪循環を形成する．

②脳や脊髄レベルでの中枢ニューロンの感作が起きる．ブラジキニンやプロスタグランジンなどの起炎物質のもと末梢性の感作が起き，弱い刺激でも強い痛みと感じる状態となる．それが中枢神経系（脊髄後角）に広がると後角細胞の反応性を変化させ，後角細胞が受ける受容野の拡大や末梢からの入力に対する後角細胞の反応性増大などが起きる．それにより，弱い刺激でも強い痛みと感じる中枢性感作の状態となる．

このようないくつかのメカニズムにより，allodynia や神経障害性疼痛が増幅される．痛みがほかの反応を誘発し，痛みの悪循環のサイクルが完成する．

2　痛みの評価と治療方針

1994 年，国際疼痛学会（IASP）は今まで反射性交感神経性ジストロフィー（reflex sympathetic dystrophy：RSD）やカウザルギーなどとよばれていた病態を CRPS としてまとめた[2]．そして，以前 RSD とよばれていた神経損傷の明らかではないタイプを CRPS Type I とし，カウザルギーなどの神経損傷が明らかなタイプを CRPS Type II とした．CRPS 診療用診断基準（2005）を**表 1**[3]に示す．

これに対して本邦では，厚生労働省の研究班が作成した判定基準[4]がある．この指標は CRPS の診療に不案内な医師が専門の医療機関に紹介するかどうかの判断の目的や，臨床研究の対象を絞り込む目的で使用すべきものであって，具体的な治療方法の選択，補償や訴訟の判断，重症度の判定などの目的で使用すべきものではないと記載されている（）．

a　臨床症状

さまざまな臨床症状を呈するが，一般的にみられるものは以下のようなものである．
・刺激を起こしている損傷や疾病とは不釣合いな激しい痛み

表 1　CRPS 診療用診断基準（IASP, 2005）

1. きっかけとなった外傷や疾病に不釣合いな持続性の痛みがある
2. 以下の 4 項目のうち，3 つ以上の項目で 1 つ以上の自覚的徴候がある
   1. 感覚異常：自発痛，痛覚過敏
   2. 血管運動異常：血管拡張，血管収縮，皮膚温の左右差，皮膚色の変化
   3. 浮腫・発汗異常：浮腫，多汗，発汗低下
   4. 運動異常・萎縮性変化：筋力低下，振戦，ジストニア，協調運動障害，爪・毛髪の変化，皮膚萎縮，関節拘縮，軟部組織変化
3. 診察時において，上記の項目のうち，2 つ以上の項目で 1 つ以上の他覚的所見がある
4. 上記の症状や徴候をよりうまく説明できる他の診断がない

〔Norman RH, et al：Validation of proposed diagnostic criteria (the "Budapest Criteria") for Complex Regional Pain Syndrome. Pain 150：268-274, 2010〕

表2 2008年厚生労働省研究班による複合性局所疼痛症候群のための判定指標

A．自覚症状
　病気のいずれかの時期に，以下の自覚症状のうち2(3)項目以上該当すること．ただし，それぞれの項目内のいずれかの症状を満たせばよい
　1　皮膚・爪・毛のうちいずれかに萎縮性変化
　2　関節可動域制限
　3　持続性ないしは不釣合いな痛み，しびれたような針で刺すような痛み（患者が自発的に述べる），または知覚過敏
　4　発汗の亢進ないしは低下
　5　浮腫

B．他覚的所見
　診察時において，以下の他覚的所見の項目に2(3)項目以上該当すること
　1　皮膚・爪・毛のうちいずれかに萎縮性変化
　2　関節可動域制限
　3　アロディニア（触刺激ないしは熱刺激による）ないしは痛覚過敏（ピンプリック）
　4　発汗の亢進ないしは低下
　5　浮腫

臨床用の場合はA・Bとも各2項目以上，研究用の場合はA・Bとも各3項目以上
（柴田政彦，ほか：CRPS 臨床神経科学 **27**：490-491，2009）

- allodynia，痛覚過敏
- 皮膚萎縮，浮腫，皮膚のこわばり，毛髪の成長低下，爪が伸びにくくもろくなる，皮膚温異常，皮膚色の異常，多汗症などの発汗異常
- 患肢の骨密度低下，筋力低下，関節可動域（ROM）低下

b 治療方針（図6）

　CRPSの治療法については，エビデンスレベルの高いものはない．これは，CRPSは症候群であり同一疾患でないため，比較検討が難しいなどの理由があるからである．そのことを踏まえてCRPS国際専門委員会では，以下の3つの治療を，個々の患者の病態に合わせて同時に行うように推奨[5]している．

1) ADL改善のための治療（リハビリテーション）

　CRPSの発症や症状の遷延には不動化が関与している[6]といわれている．そのため，発症予防および難治化防止の意味で早期から積極的にリハビリテーションを行うことが望ましいとされている．神経ブロックを併用することにより，血流改善，ROM拡大，筋緊張緩和などの効果を期待することができ，より効果的な運動を行うことができる．

2) 心理社会的アプローチ

　CRPS患者には心理社会的因子が関与していることが多い．まず，十分に現病歴を聞くことが必要である．このとき現在の家族（現家族）だけでなく，生まれ育った家族環境（原家族）についても十分問診をする必要がある．また，その家族との関わり（あまり話さない，仲が良くよく相談する，など）についてもあわせて聞く．本人の生育歴については，十分に時間をとって問診することが必要である．幼少時の体験（いじめ，しつけが厳しいなど）が現在の症状の遷延化に関与している可能性が高いからである．

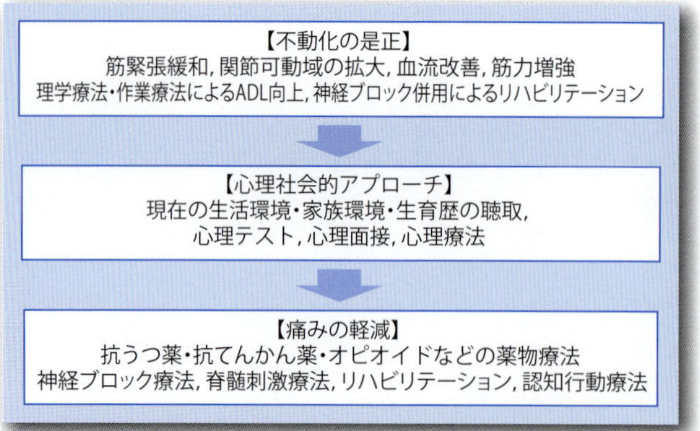

```
┌─────────────────────────────────────┐
│         【不動化の是正】              │
│  筋緊張緩和，関節可動域の拡大，血流改善，筋力増強 │
│  理学療法・作業療法によるADL向上，神経ブロック併用によるリハビリテーション │
└─────────────────────────────────────┘
                    ↓
┌─────────────────────────────────────┐
│       【心理社会的アプローチ】          │
│  現在の生活環境・家族環境・生育歴の聴取，   │
│     心理テスト，心理面接，心理療法        │
└─────────────────────────────────────┘
                    ↓
┌─────────────────────────────────────┐
│          【痛みの軽減】               │
│  抗うつ薬・抗てんかん薬・オピオイドなどの薬物療法 │
│  神経ブロック療法，脊髄刺激療法，リハビリテーション，認知行動療法 │
└─────────────────────────────────────┘
```

図6 CRPSの治療方針

3）痛み軽減の治療（薬物療法・神経ブロック療法・脊髄刺激療法）

薬物療法では，IASPの神経障害性疼痛ガイドラインなどの指針に従い，抗うつ薬や抗てんかん薬，オピオイドを用いて治療を行う．また，痛みが強いときなどは神経ブロックを併用することもある．神経ブロック療法では交感神経ブロックが有効なことも多く，症状の遷延化を予防するためにも一度は考慮しておきたい手技である．また，脊髄刺激療法はTypeによって効果に差がみられる可能性がある．CRPS TypeⅠはリハビリなどと組み合わせると効果的であるとの報告も多い[7〜9]が，CRPS TypeⅡはエビデンスの高い研究はなく，結論は出ていない．

文献

1) 小川節郎：神経障害性疼痛に対する神経ブロックの意義．Anesthesia 21 Century **12**：22-26, 2010
2) Merskey H, et al：Task Force on Taxonomy, 2nd ed, Classification of chronic pain：Descriptions of Pain Terms", IASP Press, Seattle, pp40-43, 1994
3) Norman RH, et al：Validation of proposed diagnostic criteria（the"Budapest Criteria"）for Complex Regional Pain Syndrome. Pain **150**：268-274, 2010
4) 柴田政彦，ほか：CRPS 臨床神経科学 **27**：490-491, 2009
5) Stanton-Hicks MD, et al：An updated interdisciplinary clinical pathway for CRPS？：Report of an Expert Panel. Pain Pract **2**：1-16, 2002
6) Butler SH, et al：Immobility in volunteers transiently produces signs and symptoms of complex regional pain syndrome. In：Proc. of 9th World Congress on Pain. Progress in pain research and management. Vol. 16, Devor M, et al,（ed），IASP Press, Seattle, pp657-660, 2000
7) Kemler MA, et al：Spinal cord stimulation in patients withchronic reflex sympathetic dystrophy. N Engl J Med **343**：618-624, 2000
8) Kemler MA, et al：The effect of spinal cord stimulation in patients with chronic reflex sympathetic dystrophy：two years' follow-up of the randomized controlled trial. Ann Neurol **55**：I3-8, 2004
9) Kemler MA, et al：Effect of spinal cord stimulation for chronic complex regional pain syndrome Type Ⅰ：five-year final follow-up of patients in a randomized controlled trial. J Neurosurg **108**：292-298, 2008

Ⅱ. 各論

F. 線維筋痛症

1 線維筋痛症

三木健司・史　賢林

> 線維筋痛症は中年期以降の女性に多発し，全身性の疼痛を訴え，疲労感，易疲労性，睡眠障害，過敏性大腸症候群，腫脹感（こわばりを含む），しびれ感，不安または緊張など疼痛以外の随伴症状も多い．生命予後は不良ではないが，ADL障害や就労困難を訴えることが多く，治療を行うことで，就労や家事労働が可能となるなど生産性の向上につながる．治療目標は「鎮痛」ではなく，ADL向上にある．

1 痛みのメカニズム

　線維筋痛症は欧米では膠原病に分類されているが，一部の脊椎関節炎の合併例を除くと，血液検査では明らかな炎症所見を伴わないものが多い．また，X線所見やMRIなどでも異常所見を認めないものが多い．近年，脳機能画像の発達とともに中枢機能障害性疼痛の発現機序が解明されつつあり，下行性疼痛抑制系の機能減弱が原因と考えられている．下行性疼痛抑制系は，中脳中心灰白質（periaqueductal gray matter：PAG）および吻側延髄腹側部（rostro ventral medulla：RVM）に存在する神経細胞から神経軸索が脊髄後角に下行し，脊髄レベルでの末梢から入力された侵害受容情報を制御する生理的な鎮痛システムである．最近は，下行性疼痛抑制系が「痛み」をむしろ亢進させる現象も観察され[1]，下行性疼痛"調節"系とよばれることもある（図1）．線維筋痛症患者では，前頭前野や前帯状回の神経核が過敏となっていると報告されている[2,3]．このような中枢神経の異常の報告は複合性局所疼痛症候群（CRPS）でも明らかになっており[4]，線維筋痛症のような全身の疼痛性疾患ではない局所の疼痛性疾患でも中枢性の機能異常がみられることは興味深い．脳機能画像の研究において線維筋痛症患者はコントロールに比べ痛みの閾値が低下しており，また痛みに対する反応がコントロールに比べ3倍以上であるとの研究[5]がある．線維筋痛症患者の脳内の腹側被蓋野の「報酬・懲罰」に関する応答が低下し，GABAやドパミンに対する神経伝達の機能不全が示唆されている[6]．このことは，線維筋痛症患者の疼痛の発生機序が中枢機能障害性疼痛であることや，オピオイド治療に反応性が悪いことへの説明も可能とする．

　2014年3月現在，本邦で線維筋痛症に対して認可されている薬剤はプレガバリンのみであるが，この薬剤が脳内でどのように作用しているかも脳機能画像によって検討されている[7]．線維筋痛症のプレガバリンによる鎮痛は脳内のdefault mode networkを介するものと推察されており，将来的には治療効果を脳機能画像で判定したり，どういった患者が薬物治療に反応するかなども予測できるようになる可能性がある．

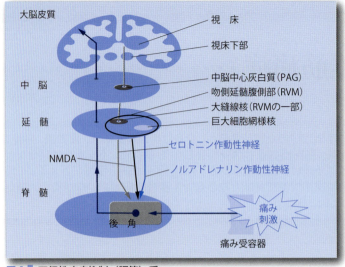

図1 下行性疼痛抑制（調節）系
最近では下行性疼痛"調節"系とよばれることもあり，痛みの抑制だけでなく，痛みの亢進にも寄与している．

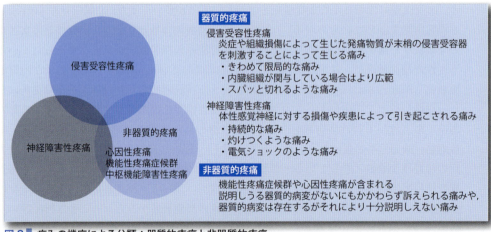

図2 痛みの機序による分類：器質的疼痛と非器質的疼痛
痛みの機序による分類は，侵害受容性疼痛，神経障害性疼痛，非器質的疼痛に分類する方法が一般的である．非器質的疼痛の定義はさまざまであるが，そのなかに機能性疼痛症候群（functional pain syndrome）が存在するという考え方がある（Mayer EA et al：Functional Pain Syndromes. IASP press, Seattle, 2009）．中枢機能障害性疼痛（central dysfunctional pain）とよばれることもある．ただ，ほとんどの痛みはこれらが複雑に絡み合った混合性疼痛であると考えられる．痛みに含まれるこれらの構成要素のバランスを考えることは，痛みの治療法選択や薬物選択の大きな助けになる．
〔三木健司，ほか：機能性疼痛症候群と線維筋痛症．運動器慢性痛診療の手引き，日本整形外科学会運動器疼痛対策委員会（編），南江堂，東京，pp136，2013〕

a 痛みの機序の分類について

通常，器質的な「痛み」は侵害受容性疼痛と神経障害性疼痛に分類され，それ以外の器質的疼痛でないものはすべて心因痛と分類する傾向にある．しかし，器質的疼痛でないもののなかには機能性疼痛，中枢機能障害性疼痛，心因痛などが存在すると考えられている．

機能性疼痛症候群は，King's College London の精神科教授 Simon Wessely が提唱した，機能性身体症候群（functional somatic syndrome：FSS）[8,9] という概念に含まれるものである．これらの概念は以前ははっきりしたものではなかったが，その後前述のような脳機能画像の発達とともに「中枢機能障害性疼痛」として認識されるようになった（図2）[10]．

2　痛みの評価と治療方針

線維筋痛症の診断については，学際的アプローチ（多科目連携治療アプローチ）が必須とされている[11]．具体的には，まず精神科医による正確な診断が基礎になる．他の慢性疼痛疾患に比べ，線維筋痛症患者は精神科的な診断名がつくことが多く，その具体的な精神疾患を念頭に治療を行うことが重要である．精神疾患との合併としては以下のような3種類が考えられる．

①線維筋痛症のみ：あらゆる精神症状・身体症状は身体疾患である線維筋痛症によるため，精神疾患は除外される．
②線維筋痛症と精神疾患の合併：両者の疾患が同時に存在するため，症状はそれらの結果である．
③精神疾患のみ：精神疾患の部分症状として痛みが起こっているため，線維筋痛症は除外される．

合併する精神疾患としては，身体表現性疼痛障害がもっとも多い．この病態ははっきりしたものではないが，線維筋痛症の治療の場合に障害となる精神疾患ではないため，線維筋痛症のみとして治療しても特に問題になることはない．

しかし，うつ病，パーソナリティー障害，解離性障害，統合失調症，発達障害，虚偽性障害，詐病などは，その合併する精神疾患に合わせた治療が必要であり，線維筋痛症の治療のみを優先するべきではない．このため薬物療法のみならず，認知行動療法，運動療法，家族も含めた治療への取り組みが重要である．鎮痛のみを目的とした薬物療法に重点をおくべきではない．

a　診断基準

線維筋痛症診断のための基準は1990年アメリカリウマチ学会にて確立された（図3）[12]．概要は以下のとおりである．

①少なくとも3ヵ月以上続き，全四肢および体幹のすべてを含む広範囲な痛みであること．
②圧痛点（TePs）といわれる既定の身体部位18箇所（9対）のうち，11箇所に指圧（4 kg）に対する圧痛を認めること．圧痛点とは筋筋膜性症候群とは異なり，軟部組織において非常に圧痛の強い部位と定義されている．

2010年にはアメリカリウマチ学会から新しい予備的診断基準[13]も発表された．

b　薬物療法

2014年3月現在，本邦における線維筋痛症の治療薬としてはプレガバリンしか認可されていない．アメリカではミルナシプラン，デュロキセチンが認可されており，トラマドー

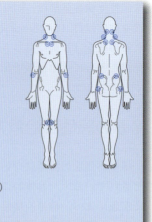

1. 広範囲にわたる疼痛の病歴（3ヵ月以上）
   上半身，下半身を含めた対側性の広範囲の疼痛と，
   頸椎，前胸部，胸椎，腰椎部の疼痛，
   いわゆるaxial skeletal painが存在

2. 18ヵ所の圧痛点のうち11ヵ所以上に疼痛を認める
   後頭部：後頭骨下部筋付着部（左右）
   下頸部：C5-C7における横突間帯の前部（左右）
   僧帽筋：上側縁の中間点（左右）
   棘上筋：内側縁付近の肩甲棘の上（左右）
   第2肋骨：第2肋骨軟骨接合部，接合部上面のすぐ脇（左右）
   外側上顆：上顆から遠位2cm（左右）
   臀部：外側に張り出した片側臀部を四分割した上外側（左右）
   大転子：転子窩突起の後部（左右）
   膝：関節線近傍の内側脂肪体（左右）

図3 アメリカリウマチ学会の線維筋痛症診断基準（1990年）
圧痛点（TePs）の数のみで診断するものではなく，広範囲疼痛があることが必要である．
〔Wolfe F, et al：The American College of Rheumatology 1990 criteria for the classification of fibromyalgia. Arthritis Rheum **33**：160-172, 1990〕

表1 線維筋痛症の治療法（筆者私見）

①ノイロトロピン®4錠	分2朝食，夕食後（併用薬の低用量化のため）	
②パキシル®10 mg〜	夕食後（疼痛と不安に対して）トラマドールとは併用不可	
③トレドミン®45 mg〜	夕食2時間後（疼痛の程度が少ない場合）	
④トフラニール®10 mg〜	眠前（疼痛の程度が強い場合）	
⑤リボトリール®0.5 mg〜	眠前（しびれ，restless legs syndromeに対して）	
⑥ガバペン®200〜2,200 mg	夕食後もしくは分2朝食，夕食後	
⑦トラムセット®4〜6錠　分2〜4		
⑧アザルフィジンEN®1,000 mg	分2朝食，夕食後（付着部炎を伴うもの）	
⑨リリカ®300〜450 mg　分2　朝食，夕食後（2014年3月現在日本で唯一の承認薬）		

慢性疼痛，線維筋痛症の治療には試行錯誤しているのが現状であるので，追試をお願いしたい．機能性疼痛症候群，中枢機能障害性疼痛にはトラマドール以外のオピオイドは使用不可であり，特に強オピオイド（デュロテップ®，レペタン®，オキシコンチン®，塩酸モルヒネなど）では依存となることが多い．
〔三木健司，ほか：線維筋痛症，複合性局所疼痛症候群，眞下　節，ほか（編），真興交易（株）医書出版部，東京，pp105-111, 2009 より改変〕

ルも多く使用されている．本邦でもリフレックス®などの治験が進められており，今後プレガバリン以外の治療薬も使用されるようになるものと考えられる．線維筋痛症診療ガイドライン2013はインターネット上にも公開されている[14]．しかし，現時点での特効薬は認められておらず，症例ごとに対応しているのが実情である．

表1[15]に，私見ではあるが，比較的多く使用している薬剤リストを提示する．中枢機能つまり精神疾患にも影響を与える薬剤が多いため，線維筋痛症診断前の精神科での診断名も含めて，薬剤投与の際には検討が必要である．抗うつ薬投与によりアクティベーション症候群（易刺激性，衝動性，敵意，パニック発作，アカシジア，躁転などの重篤な副作用）や自殺念慮，自殺行為が増加することが知られており，うつ病ではない症例に適応外使用

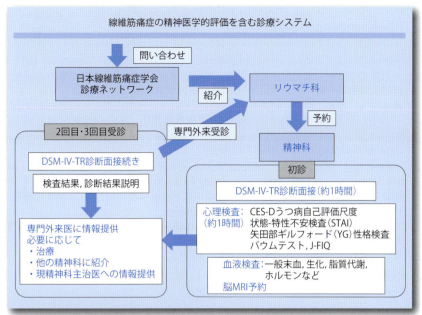

図4　線維筋痛症治療選択のフローチャート
身体科で診察の前に精神疾患合併の有無や程度を精査し，それに合わせて薬物療法，認知行動療法，運動療法を選択すること．合併する精神疾患や心理的要因によって薬物の選択が制限されることが多い．線維筋痛症ではあくまで薬物療法は従たるものであり，認知行動療法や運動療法が主たるものである．
〔線維筋痛症診療ガイドライン2013，日本線維筋痛症学会（編），日本医事新報社，東京，2013
[http://minds.jcqhc.or.jp/n/medical_user_main.php]〕

を行うときは慎重に処方すべきである．ベンゾジアゼピン系には依存性があり，医原性に薬物依存を引き起こす危険性があるため，慎重に処方すべきである．

線維筋痛症の治療には薬物治療以外も重要とされており，The New England journal of medicineにも太極拳が有用との報告[16]がなされている．実際の診療では医師のみならず，看護師，カウンセラー，理学療法士，社会福祉士など他職種のサポートが重要であり，患者会[17]との連携も重要である．

治療選択のフローチャートを図4[14]に示す．

文献

1) Miki K, et al：Changes in gene expression and neuronal phenotype in brain stem pain modulatory circuitry after inflammation. J Neurophysiol **87**：750-760, 2002
2) Gracely RH, et al：Pain catastrophizing and neural responses to pain among persons with fibromyalgia. Brain **127**（Pt 4）：835-843, 2004
3) Burgmer M, et al：Cerebral activation and catastrophizing during pain anticipation in patients with fibromyalgia. Psychosom Med **73**：751-759, 2011
4) Freund W, et al：The role of periaqueductal gray and cingulate cortex during suppression of pain in complex regional pain syndrome. Clin J Pain **27**：796-804, 2011
5) Gracely RH, et al：Functional magnetic resonance imaging evidence of augmented pain processing in fibromyalgia. Arthritis Rheum **46**：1333-1343, 2002
6) Loggia ML, et al：Disrupted brain circuitry for pain-related reward/punishment in fibromyalgia. Arthritis Rheumatol **66**：203-212, 2014

7) Harris RE, et al：Pregabalin rectifies aberrant brain chemistry, connectivity, and functional response in chronic pain patients. Anesthesiology **119**：1453-1464, 2013
8) Wessely S, et al：Functional somatic syndromes：one or many? Lancet **354**：936-939, 1999
9) Wessely S, et al：There is only one functional somatic syndrome. Br J Psychiatry **185**：95-96, 2004
10) 三木健司，ほか：機能性疼痛症候群と線維筋痛症．運動器慢性痛診療の手引き，日本整形外科学会運動器疼痛対策委員会（編），南江堂，東京，pp136, 2013
11) 橋本亮太，ほか：治療　精神科的アプローチによる治療の導入．線維筋痛症診療ガイドライン 2011，日本線維筋痛症学会（編），日本医事新報社，東京，pp106-114, 2011
12) Wolfe F, et al：The American College of Rheumatology 1990 criteria for the classification of fibromyalgia. Arthritis Rheum **33**：160-172, 1990
13) Wolfe F, et al：The American College of Rheumatology preliminary diagnostic criteria for fibromyalgia and measurement of symptom severity. Arthritis Care Res（Hoboken）**62**：600-610, 2010
14) 線維筋痛症診療ガイドライン 2013，日本線維筋痛症学会（編），日本医事新報社，東京，2013 ［http://minds.jcqhc.or.jp/n/medical_user_main.php］
15) 三木健司，ほか：線維筋痛症．複合性局所疼痛症候群，眞下　節，ほか（編），真興交易（株）医書出版部，東京，pp105-111, 2009
16) Wang C, et al：A randomized trial of tai chi for fibromyalgia. N Engl J Med **363**：743-754, 2010
17) 線維筋痛症友の会［http://www.jfsa.or.jp/］

Ⅱ. 各論

G. がん性疼痛

1 がんの進行に伴う痛み

余宮きのみ

> がんによる痛みは，侵害受容性疼痛，神経障害性疼痛に大別することができる．がんの進行に伴う痛みは，がんが組織に浸潤して生じる侵害受容性疼痛が中心である．純粋な神経障害性疼痛は比較的少なく，神経障害性疼痛がみられる場合にも，しばしば侵害受容性疼痛が混在する．がん疼痛治療の治療選択においては，症状の詳細，痛みの原因，全身状態，予後や患者の希望など，細やかな評価に基づいて総合的に検討することが重要である．

1 痛みのメカニズム

　がんの進行によって，臓器などに機械的刺激（圧迫，伸展，牽引）が生じたり，また組織に炎症・血流障害・虚血が起こり発生した種々の発痛物質や炎症性メディエータが化学的刺激となったりすることで，がんの痛みが生じる．このほか近年，骨転移においては腫瘍そのものからの発痛物質や痛みを増幅する物質の産生・遊離などについての知見が得られるようになってきている[1,2]．

　がんの浸潤により刺激される標的によって，侵害受容性疼痛と神経障害性疼痛に分類される．侵害受容性疼痛はさらに，体性組織（皮膚，骨，筋膜，結合組織，関節など）に由来する体性痛と内臓に由来する内臓痛とに分けられる．

a 侵害受容性疼痛

1) 体性痛

　皮膚や骨，関節，筋肉，結合組織といった体性組織への機械的刺激（切る，刺す）が原因で発生する．がんの浸潤部位に痛みが限局しており，圧痛を伴う．しばしば体動に随伴して痛みが増強する．

　これら体性組織の痛み刺激はAδ線維，C線維の両方で運ばれる．機械的刺激でAδ線維が興奮し，ズキッとする鋭い痛みが発生したあとに，傷害された組織から放出される化学物質によってC線維が興奮し，鈍い痛みが持続するのが特徴である．骨・関節などの深部体性組織に病巣がある場合には，病巣から離れた部位に痛みを認めることがある（関連痛）．

a) 骨転移痛（図1）

　骨転移痛は，腫瘍が骨膜，髄内に浸潤して生じる炎症性の痛みから始まるが，進展するにつれ多様な機序が加わり痛みが倍化される．

　骨の痛覚受容器と知覚神経は，骨膜，骨皮質，骨髄にみられる．そのため骨転移では，腫瘍増大による骨膜の伸展，脆弱な骨への圧力や微小な病的骨折，骨の変形などによる機

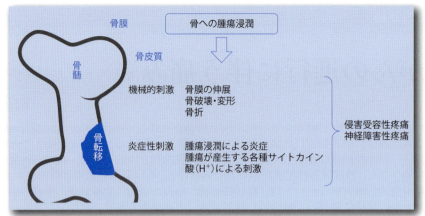

図1　骨転移痛のメカニズム
骨転移痛は，侵害受容性疼痛に加えて，腫瘍増殖浸潤に伴う知覚神経の機械的刺激，腫瘍細胞から産生されるタンパク質分解酵素による神経損傷に起因する神経障害性疼痛を伴うことがある．脊椎転移では脊髄圧迫による痛みを伴うことがある．

械的刺激，あるいは炎症，腫瘍そのものが産生する各種サイトカイン，骨吸収の際に産生される酸（H^+）による炎症性刺激などが加わり痛みが生じる．

　骨転移では，安静時痛に加え動作によって痛みが増強する．こうした体動時痛は，骨転移により機械的強度が失われて不安定な構造となった骨に圧力がかかり，骨膜の過伸展や微小な病的骨折などが起こることで生じると考えられる．骨転移には，溶骨性骨転移と造骨性骨転移，これらの混在したパターンがみられるが，いずれの場合も外的な力に対して弱くなり，通常では痛みとならない力により骨膜に変形・伸展が生じ，痛みとなる．

　さらに腫瘍の増殖浸潤に伴い，骨髄内の知覚神経が腫瘍に圧迫され破壊されてくることによる神経障害性疼痛が加わってくる．また脊椎転移では，脊柱管内に腫瘍が進展すると，神経根の圧迫・浸潤による神経障害性疼痛が出現し，感覚異常や麻痺を伴うようになる．

　以上のように，骨転移痛にはさまざまな複雑な機序が関与している．

2）内臓痛

　がんが周囲組織の炎症・壊死を惹起し，痛覚受容体の興奮が生じる．内臓の痛み刺激はポリモーダルC線維などで伝達されることや，脊髄神経の数分節にわたって痛み刺激が分散して入力することなどから，局在の不明瞭な漠然とした痛みとなる．

a）管腔臓器

　がんが管腔臓器（胃，腸，胆道，尿管，子宮，膀胱など）に浸潤すると，粘膜障害や潰瘍形成，管腔閉塞，通過障害，蠕動亢進などによりさまざまな痛みが出現する．

　管腔内の通過障害が起きると管腔壁が伸展され，痛覚受容器が興奮し痛みが生じる（機械的刺激）．また，内容物を移動させようと反射性に過剰な収縮が生じるために蠕動痛が出現し，さらに局所の血流を阻害し虚血をもたらし，種々のメディエータ（サブスタンスP，セロトニン，ヒスタミン，エンドセリン，サイトカイン類）による痛覚受容器の興奮が加わる（化学的刺激）．

　がんの増大による消化管閉塞では，閉塞部位より上流での管腔壁の伸展痛および反射性の過剰な収縮（蠕動痛）による機械的刺激に，虚血による化学的刺激が加わると考えられる．

がん性腹膜炎では，腹膜や腸間膜の痛覚受容器が刺激され興奮する．また，腹水が貯留すれば腹壁が伸展し，腹壁の痛覚受容器が興奮し痛みや腹部膨満感につながる．

b）実質臓器

がんが実質臓器（肝臓，腎臓，膵臓，脾臓など）に浸潤すると，実質臓器の容積増大による被膜の伸展，支持組織の圧迫や過伸展などにより痛みが生じる．たとえば，肝転移が増大すると，肝被膜の伸展による右季肋部から右側胸部の鈍痛がみられる．また，姿勢や体動による痛みの増強がしばしば経験されるが，これは肝臓を固定している支持組織が，体動により伸展，圧迫されるためと考えられる．

b 神経障害性疼痛

がんが末梢神経・中枢神経を直接浸潤・圧迫し，神経組織を損傷するために惹起される．痛みは，刺すような，走るような痛みとして表現され，痛みの部位と一致して感覚低下，アロディニア，痛覚過敏などの感覚異常を伴う．がんによる痛みで，純粋な神経障害性疼痛は決して多くはない．1万人以上のがん疼痛患者を含む19件の臨床試験を解析したレヴューでは，純粋な侵害受容性疼痛と神経障害性疼痛の発現頻度は，それぞれ59.4％，19％，双方の混在した混合痛の発現頻度は20.1％であったと報告されている[3]．つまり，純粋な神経障害性疼痛は20％を下回り，神経障害性疼痛と侵害受容性疼痛の混在が20％であることがわかる．がんの神経障害性疼痛の特徴として，侵害受容性疼痛と混在した形で生じやすいことがあげられる．

2 痛みの評価と治療方針

a がん性疼痛の評価（表1）

がん性疼痛は，痛みの原因，病態だけではなく，全身状態，生命予後，患者の希望などによって薬物療法，放射線治療やインターベンション治療が適応となるため，総合的な評価が重要となる．

まずは問診と身体所見，画像診断を総合して原因や病態を評価する．具体的には，表1の内容について評価し，患者の意向を踏まえ総合的に治療方針を決定する．また，がん患者の痛みは複数ヵ所にわたることが多いため，それぞれの痛みを個別に評価することを忘れてはならない．

特に，オンコロジーエマージェンシーに伴う痛みの原因として，①骨折あるいは切迫骨折，②転移性脳腫瘍，③髄膜がん腫症，④脊髄圧迫，⑤感染に関連する痛み，⑥腸閉塞，⑦消化管穿孔などがあり，常に念頭において鑑別診断することが重要である．

b がん性疼痛の治療方針 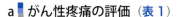（図2[4]，図3[4]，表2）

がん性疼痛治療の基本は，WHO方式がん疼痛治療法にしたがい，非オピオイド鎮痛薬，オピオイド鎮痛薬などを中心とした薬物療法である．痛みの原因・病態や全身状態，生命予後によっては，薬物以外の鎮痛法を検討する．なかでも骨転移痛に対する放射線治療は重要である．

表1 がん性疼痛の評価項目

1. 問診
   ① 痛みの部位
   ② 痛みの始まり
   ③ 痛みの経時的変化（持続痛，突出痛，時間経過による痛みの変化）
   ④ 痛みの性質（どのような感じの痛みか）
   ⑤ 痛みの強さ（ペインスケールの利用を考慮する）
   ⑥ 痛みに影響する因子（増強因子・緩和因子，痛みと関連する他の症状）
   ⑦ 今までの治療（これまでの治療法とその効果）
   ⑧ 生活への影響（身体機能・社会機能・日常生活・精神状態への影響）
2. 身体所見，画像所見
   ① 神経学的所見を含めた身体所見
   ② 画像検査（CT，MRI，骨シンチなど）
3. 全身状態，生命予後
4. 心理・社会およびスピリチュアルなアセスメント
   ① 患者にとっての痛みの意味，心理的影響
   ② 鎮痛薬でコントロールすることについての心配
   ③ 痛みや疼痛治療の経済的な負担
   ④ 患者のサポートシステム
5. 疼痛コントロールの目標
   ① 治療の効果・副作用
   ② 痛みの変化（強さ，部位，性質など）
   ③ 目標の達成度，満足度

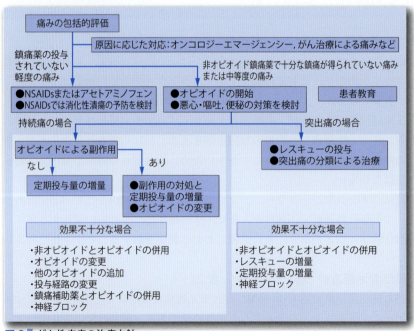

図2 がん性疼痛の治療方針
〔推奨の概要．がん疼痛の薬物療法に関するガイドライン 2010 年版，日本緩和医療学会，緩和医療ガイドライン作成委員会（編），金原出版，東京，pp98-102, 2010 より改変〕

1. がんの進行に伴う痛み

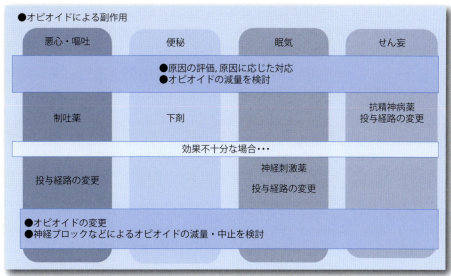

図3 がん性疼痛の治療方針
〔推奨の概要．がん疼痛の薬物療法に関するガイドライン2010年版，日本緩和医療学会，緩和医療ガイドライン作成委員会（編），金原出版，東京，pp98-102，2010より改変〕

表2 おもながん性疼痛治療の選択肢

治療法	手段	具体的な治療例
薬物療法	鎮痛薬	非オピオイド（アセトアミノフェン，NSAIDs），オピオイド鎮痛薬（モルヒネ，オキシコドン，フェンタニル，トラマドール，コデイン）
	鎮痛補助薬	抗けいれん薬，抗うつ薬，抗不安薬，抗不整脈薬，向精神病薬，コルチコステロイド，ビスホスホネート製剤
病態の改善	放射線治療	外照射，内照射
	化学療法・ホルモン治療	原疾患に応じた薬剤
	手術	長管骨の骨転移部の安定化，脊柱管の減圧・固定，腸閉塞の解除
	経皮的椎体形成術	骨セメントの注入
痛覚求心路の遮断	神経ブロック	硬膜外鎮痛法，くも膜下鎮痛法，高周波熱凝固
精神的アプローチ	コミュニケーション，患者教育	傾聴，痛みの原因と治療方法の説明・教育，オピオイドに対する誤解の修正
ケア	物理療法	温罨法，マッサージ，リラクゼーション
リハビリテーション	痛みを増強させる姿勢・行動の回避，痛みの部位の固定	安静，ポジショニング，環境調整，補装具，吊り包帯，ADL指導，筋力維持増強訓練，廃用症候群の予防

1) 薬物療法

　がん疼痛治療の中心的な役割を果たすオピオイド製剤は，トラマドール，モルヒネ，オキシコドン，フェンタニル，タペンタドールなど種類が多く，剤形も豊富である．患者の状態や嗜好などに合わせて選択し，1剤でマネジメントが難しい場合には，オピオイドの種類を変更したり，他のオピオイドを併用するなどの工夫を行う．また痛みの病態に合わせて，NSAIDsや鎮痛補助薬を適宜併用する．

さらに，オピオイド使用中に副作用がみられることがあるが，がん患者では悪心，便秘，眠気が生じやすい背景がある．したがって，オピオイドの副作用と考えられる際にも，常に他の原因はないか評価することが重要になる．

　このようにがん疼痛治療では，全身状態を含めた総合的な評価をもとに，予後や患者の希望をも勘案した治療選択が重要となる．

文献

1) Sabino MA, et al：Simultaneous reduction in cancer pain, bone destruction, and tumor growth by selective inhibition of cyclooxygenase-2. Cancer Res **62**：7343-7349, 2002
2) Peters CM, et al：Endothelin and the tumorigenic component of bone cancer pain. Neuroscience **126**：1043-1052, 2004
3) Bennett MI, et al：Prevalence and aetiology of neuropathic pain in cancer patients：a systematic review. Pain **153**：359-365, 2012
4) 推奨の概要．がん疼痛の薬物療法に関するガイドライン 2010 年版，日本緩和医療学会，緩和医療ガイドライン作成委員会（編），金原出版，東京，pp98-102，2010

Ⅱ. 各論

G. がん性疼痛

② がんの治療に関連した痛み

余宮きのみ

> 手術，化学療法，放射線治療により神経障害性疼痛をおもな病態とした痛みが生じることがある．特にパクリタキセル，シスプラチンといった末梢神経障害の原因となる抗悪性腫瘍薬は，多数のがん腫の適応となっているため，体験するがん患者は多いと考えられる．化学療法による末梢神経障害は感覚障害が主体で，手袋靴下型に左右対称に持続的に痛みを生じる．感覚障害に加え，運動障害として深部腱反射の低下，進行例では四肢遠位優位の筋萎縮や筋力低下がみられる．また便秘，排尿障害などの自律神経障害がみられることもある．

1 痛みのメカニズム

a 術後疼痛症候群[1]

1）開胸術後痛

開胸手術操作（肋骨の牽引，切除）に伴う筋層損傷や肋間神経の牽引，切離による神経障害性疼痛と考えられている．開胸術創に沿った持続する感覚異常や自律神経障害を伴った痛みを生じる．手術後少なくとも2ヵ月以上持続するか，または少なくとも2ヵ月後に出現する術創に沿った痛みである．

2）乳房切除後疼痛症候群（postmastectomy pain syndrome：PMPS）[2]

乳がん術後3ヵ月以上続く，転移を伴わない患側上肢の神経障害性疼痛である．手術操作による肋間上腕神経（第1～2胸椎の皮枝）の神経障害性疼痛がおもな原因と考えられている．症状は，上腕内側，腋窩や前胸壁部などの，締め付けるような，灼けるような，と表現される異常感覚や感覚低下である．

3）幻肢痛

術前有痛性の腫瘍であった場合，切除されてなくなったはずの四肢に残存する痛みである．メカニズムは，中枢における痛みの記憶に関与していると考えられているが，詳細は不明である．

b 化学療法による末梢神経障害（chemotherapy-induced peripheral neuropathy：CIPN）[3]

（表1）

感覚異常，感覚鈍麻を伴う四肢末梢のぴりぴりした痛みが特徴的である．病状の進行に伴い筋力低下，腱反射低下，自律神経障害などを併発することがある．用量依存的に神経障害の程度も強くなり，糖尿病やアルコール依存症などの既存の神経障害痛を合併している場合には発症率が高くなる．

一般に末梢神経障害の発症機序は，軸索障害（axonopathy），神経細胞体障害（neuronopa-

表1 抗悪性腫瘍薬による末梢神経障害

	病態と臨床症状	原因薬剤	想定されている発症機序	末梢神経症状	発症時期	経過
軸索障害 (axonopathy)	神経毒性物質により末梢神経の軸索が多数の部位で障害を受け、軸索変性が末端から細胞体に向かって逆行性に進行する。軸索の発芽に向かって再生し、回復が見込まれる。四肢末梢の感覚障害や遠位優位の運動障害を呈する	ビンカアルカロイド系・ビンクリスチン	微小管障害作用による軸索輸送障害	手足の異常感覚で発症する。アキレス腱反射の減弱が初期からみられる。運動後の下肢の筋痙攣がみられる。手指や手関節の伸展、足関節の背屈が障害されやすく、時に歩行不能になることもある。自律神経障害として、便秘、イレウス、尿閉などが起こることがある	高用量を投与すると、投与早期から発症し、7〜10日で急速に進行することもある	症状が高度でなければ、薬剤の投与中止により徐々に回復する。また、初期に中止すれば筋力低下も急速に回復し、異常感覚も中止後4週間以内に軽快する
		タキサン系・パクリタキセル・ドセタキセル		手足のしびれ感で発症する。四肢の灼けるような異常感覚、感覚性運動失調、腰位の対称性反射消失、筋力低下などを起こすが、他の神経毒性のある薬剤との併用以外では、重症になることはまれ	高用量で使用した場合は、初回投与後1〜3日程度で発症することがある	早期中止により改善する
	後根神経節が障害されるため、おもに感覚障害を呈する。軸索や髄鞘の再生がみられず、回復が悪い。顔面や体幹などの軸索長の短い神経も障害されることも多い	白金製剤・シスプラチン・カルボプラチン	ミトコンドリア障害による後根神経節のアポトーシス	四肢末梢の軽度のしびれ感が投与量が増加するにつれ、亜急性に近位部に広がる。疼痛、異常感覚が消失し、腱反射が低下となる。深部感覚が高度に障害されるが、運動機能は通常障害されない。他の抗悪性腫瘍薬との併用で障害が起こりやすい。聴力障害を合併しやすい。カルボプラチンはシスプラチンに比べて程度が軽く、6%と少なく聴力障害は起こりにくい	シスプラチン：症状は静脈内投与1〜7回後に出現しやすく、その後数週以上にわたり進行する。用量依存的で総用量が250〜500 mg/m²（体表面積）で神経毒性が出現し、900 mg/m²、1,300 mg/m²で100%に起こるとされる	症状が軽度なものは回復する期間のうちに回復するが、不可逆的になることも少なくない。ただ一般的な使用方法では、ある程度の末梢神経の障害はみられるものの、重篤な神経障害の発現頻度は比較的少ない
神経細胞体障害 (neuronopathy)		白金製剤・オキサリプラチン	急性症状は、代謝物のオキサレートがCaとキレートを形成し、Naチャネル流入を阻害することによると考えられている。慢性症状は、後根神経節細胞にオキサリプラチンの代謝産物が蓄積し、細胞形質輸送が障害されることにより起こる	急性症状は、ほとんど全例に手、足や口唇周囲部などの異常感覚が現れる。呼吸困難感や嚥下困難を伴う咽頭喉頭の絞扼感（咽頭喉頭感覚異常）が現れることがある。慢性症状はシスプラチンによる末梢神経障害と同様の症状を呈し、高度になると感覚性運動失調を呈することもある	急性期症状は、投与直後から1、2日以内に現れる。慢性症状は総投与量780〜850 mg/m²以上の投与症例の10〜15%に発現する	急性のものは寒冷刺激によって悪化する。薬剤中止により一部症例では80%の症状が改善がみられ、40%の症例では6〜8カ月後には完全に回復する

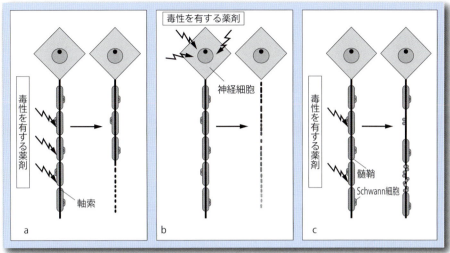

図1 薬剤性末梢神経障害の発症機序の模式図
a：軸索障害（axonopathy）：軸索が一次的に障害され，神経細胞体が比較的保たれる．二次的に髄鞘が障害される．
b：神経細胞体障害（neuronopathy）：神経細胞体が一次的に障害され，二次的に軸索や髄鞘が障害される．
c：髄鞘障害（myelinopathy）：髄鞘，すなわち Schwann 細胞が一次的に障害され，軸索と神経細胞体は保たれる．
（Macdonald L, et al：Long-term follow-up of breast cancer survivors with post-mastectomy pain syndrome. Br J Cancer **92**：225-230, 2005）

thy），髄鞘障害（myelinopathy）に分けられる（図1）[2]．

1）軸索障害

　植物アルカロイドに属するビンカアルカロイドとタキサン系薬剤は，微小管阻害薬とよばれており，抗腫瘍効果とともに軸索障害を惹起することで末梢神経障害を招く．両者のメカニズムは，細胞の微小管の形成を阻害し，細胞合成を障害する点では同じだが，阻害方法が異なる．微小管阻害という作用メカニズムが，末梢神経障害出現に直接関係している．

a）微小管[4]

　微小管は細胞分裂の紡錘体の形成，細胞形態の形成・維持などに関与しているほか，神経細胞の軸索内に多く存在し，細胞分裂とともに軸索内輸送に関与している．すなわち，細胞体でつくられたタンパク質が細胞内に広がる微小管によって軸索へ運ばれることで，細胞の機能を果たすことができる．微小管はチュブリン二重体が集合して形成されるが，形成される過程を重合，チュブリンに戻る過程を脱重合という．

b）薬剤ごとの末梢神経障害

　微小管阻害薬のうち，ビンクリスチン，パクリタキセルは，末梢神経障害をきたす代表的な薬剤である．末梢神経の微小管と結合することにより，軸索変性，軸索輸送の障害が起こるとされている．

　ビンカアルカロイドでは，薬剤が末梢神経の微小管と結合し，チュブリンの重合を阻害することで軸索変性が起こり，軸索内での微小管濃度が低下し軸索輸送が阻害される．

　一方，タキサン系薬剤はチュブリンに結合し，非可逆的に微小管重合を促進して，異常微小管束を形成することにより正常な軸索輸送が障害される．

2) 神経細胞体障害

白金製剤は，腫瘍細胞のDNAと結合してDNA合成を阻害し，それに引き続きアポトーシスを引き起こすことで抗腫瘍作用を示す．後根神経節ニューロンも同様の機序で障害され，アポトーシスが起こり，感覚優位の障害が生じると推定されている．

a）薬剤ごとの末梢神経障害

シスプラチンによる末梢神経障害のメカニズムの詳細はわかっていないが，神経細胞への直接障害により軸索や髄鞘が障害される（軸索変性，脱髄）と考えられている．特徴は蓄積性に症状が増強することであり，総投与量 500 mg/m^2 前後で何らかの症状が出現するとされている．

一方，オキサリプラチンによるものには，急性の神経障害と慢性の神経障害とがある（**表1**）．急性症状のメカニズムは，オキサリプラチンの細胞内 Ca^{2+} とのキレート作用による Na チャネルの障害が考えられている．

3) その他の薬剤

分子標的薬ではボルテゾミブ（ベルケイド®）が末梢神経障害の発症頻度が高く，約35％の症例で発症する．四肢末梢のしびれ感，痛みで発症し，腱反射が消失し，深部感覚も障害される．発症時期は，総投与量で 30 mg/m^2（約5サイクル）位で発症する．

ボルテゾミブは，細胞内の酵素複合体プロテアソームを阻害することで抗骨髄腫細胞作用を発揮する．プロテアソームは，細胞内で不要となったタンパク質を分解する酵素であり，細胞周期において重要な役割を担っている．ボルテゾミブの末梢神経障害の発症機序は十分解明されていないが，後根神経節細胞にボルテゾミブが蓄積し，代謝障害，ミトコンドリアを介した Ca^{2+} ホメオスタシスの機能障害，神経栄養因子（neurotrophin）の機能障害などが発症に関与すると考えられている．

c 放射線治療による痛み[1]

放射線治療による組織の線維化などにより痛みが生じる．照射後，月から年単位で発生し徐々に進行する．末梢神経障害，脊髄障害など，発症部位に応じた症状が出現する．例として，乳がん局所再発に対する鎖骨上窩への照射などでは，腕神経叢障害が生じ，上肢の感覚異常と肩の痛み，腕や手の締め付けや重だるさを生じることがある．

2 痛みの評価と治療方針

a 評価

まずは痛みの部位や出現時期を問診し，治療による痛みに合致しているかどうかを評価する．診断時にもっとも注意すべきことは，がんの進行による症状を見逃さないことである．特に，末梢神経障害による感覚異常がある場合には，骨転移による脊髄圧迫を見逃さないことが重要である．

1) 化学療法による末梢神経障害

化学療法による末梢神経障害には確立されたアセスメントツールがなく，一般に CTCAE（有害事象共通用語基準）によって評価されている（**表2**）[5]．しかし，CTCAE に

表2 有害事象共通用語基準（CTCAE）v4.0 日本語訳 JCOG版

Grade	1	2	3	4	5
末梢性運動ニューロパチー	症状がない；臨床所見または検査所見のみ；治療を要さない	中等度の症状がある；身の回り以外の日常生活動作の制限	高度の症状がある；身の回りの日常生活動作の制限；補助具を要する	生命を脅かす；緊急処置を要する	死亡
末梢性感覚ニューロパチー	症状がない；深部腱反射の低下または知覚異常	中等度の症状がある；身の回り以外の日常生活動作の制限	高度の症状がある；身の回りの日常生活動作の制限	生命を脅かす；緊急処置を要する	死亡

Grade 説明文中のセミコロン（；）は「または」を意味する.

（有害事象共通用語規準 V4.0 日本語訳 JCOG版〔http://www.jcog.jp/doctor/tool/CTCAEv4J_20100911.pdf〕）

表3 末梢神経障害の評価：日常生活で末梢神経障害を疑う徴候

整容に関すること
- 服のボタンをかける
- ジッパーの開け閉め
- 腕時計をつける
- アクセサリーを身につける
- 靴のひもを結ぶ
- コンタクトレンズの着け外し

飲食に関すること
- 箸やスプーン，フォークの使用
- 食べる，噛む，飲み込む

その他の生活動作
- ドアを開ける
- 階段を上る・歩行
- 電話・キーボード・リモコンの操作
- 書字
- 車の運転
- 家事・仕事

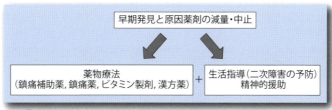

図2 化学療法による末梢神経障害の治療方針

よる評価ではほとんどがグレード0～2に分布し，特にグレード2の基準は幅広い症状に適合する．また，第三者による評価はしばしば患者自身による主観的評価と一致せず，医療者と患者の間に乖離がみられ，医療者が末梢神経障害を過小評価することが懸念される．そのため，日常生活動作や生活上の問題から神経障害性疼痛の徴候を見出すことが有用である（表3）．

b 治療方針（図2）

現在のところ，抗悪性腫瘍薬や放射線照射量を減じたり中止したりするなどの早期発見と予防対策以外に有効な対処法はない．そのために治療開始に先立ち，患者や家族に有害事象の内容や発現時期，医療者への報告について十分に説明しておくことが重要である．

放射線治療は治療終了から数ヵ月後になって症状が出現するため，予防が困難なことが多い．また乳房切除においては，胸郭郭清を行わずにセンチネルリンパ節転移切除を行うことで神経障害性疼痛を減らすことができる．

1) 末梢神経障害に対する薬物療法

神経障害性疼痛に有効な漢方薬（牛車腎気丸），ビタミン製剤（B_6, B_{12}, E）や，抗けいれん薬，抗うつ薬，鎮痛薬（非オピオイド鎮痛薬，オピオイド鎮痛薬）を使用する．しかし，症状を消失させることは困難であり，日常生活に支障をきたさない範囲でコントロールすることを目標とする．マッサージや温罨法の効果を十分検証した報告はないが，患者が気持ち良いと感じることのできる方法を提案する．

2) 生活指導

苦痛を最小限にとどめるために，末梢神経障害による転倒や熱傷，外傷，便秘によるイレウスなどの二次障害を防ぐための指導を行う．また，患者が痛みと折り合いをつけて生活をしていくために，不自由に感じている動作に対して可能な対処法を患者とともに考える．

3) 精神的援助

がん治療による痛みが慢性的になってきた場合には，今まで自立していた行動が思うようにできないことへのストレスが大きくなる患者も少なくない．また有効な治療法がないため，患者が医療者から放置されたと感じ，不安やストレスが高まり，抑うつや不眠症状を呈するようになることもある．患者の意向をくんだうえで，精神的な援助とともに薬物療法を試すこと，不安，抑うつや不眠といった症状を見逃さず対処をすることが大切と考えられる．

文献

1) 痛みの臨床的症候群．がん疼痛の薬物療法に関するガイドライン 2010 年版, 日本緩和医療学会緩和医療ガイドライン作成委員会（編），金原出版，東京，pp20-23, 2010
2) Macdonald L, et al：Long-term follow-up of breast cancer survivors with post-mastectomy pain syndrome. Br J Cancer **92**：225-230, 2005
3) 厚生労働省：重篤副作用疾患別対応マニュアル　末梢神経障害，2009
〔http://www.mhlw.go.jp/topics/2006/11/dl/tp1122-1c13.pdf〕
4) 有岡　仁，ほか：微小管の機能と抗癌剤．癌と化学療法 **21**：583-590, 1994
5) 有害事象共通用語規準 V4.0 日本語訳 JCOG 版
〔http://www.jcog.jp/doctor/tool/CTCAEv4J_20100911.pdf〕

和文索引

あ
アクティベーション症候群　236
アセチルコリン　75, 77
圧痛　40
　——閾値　141
アデノシン三リン酸（ATP）　42, 43, 57, 59
アロディニア　3, 13, 21, 87, 88, 101, 131, 166, 167, 204, 227, 229, 230

い
異所性興奮　227, 228
痛み度　110
一次性痛覚過敏　5, 37
一次痛　35, 58
うつ病　7

え お
エファプス（ephapse）　16, 227
炎症性メディエータ　4
延髄後角　61
横隔膜　189, 191
オペラント学習型疼痛　27
オンコロジーエマージェンシー　241

か
開胸術後痛　213, 245
外傷性頸部症候群　148, 149
外傷性咬合　155
化学的短縮（chemical cross talk）　227, 228
化学療法による末梢神経障害（chemotherapy-induced peripheral neuropathy：CIPN）　245
顎関節機能異常症候群　161
顎関節症（Ⅱ軸）　164
顎関節障害　161, 163
核磁気共鳴スペクトロスコピー（¹H-MRS）　130, 133, 134, 135, 136
下行性疼痛抑制系　16, 71, 72, 75, 76, 78, 80, 81, 145, 146, 233, 234
カテコラミン神経系　65
カプサイシン　11, 35, 36, 58
貨幣状頭痛　183
カルシトニン遺伝子関連ペプチド（calcitonin gene-related peptide：CGRP）　2, 44
感覚異常　21
がん性疼痛　29, 239
関節痛　44, 143
顔面神経痛　223
関連痛　47, 51, 52, 54, 101, 188, 191, 192, 193

き
気象痛　26
機能的磁気共鳴画像法（fMRI）　130
求心路遮断痛　204, 205, 216
急性痛　2
胸郭出口症候群　224
筋筋膜性疼痛症候群（myofascial pain syndrome：MPS）　138
筋硬結　138
筋（肉）痛　40, 42, 138
　遅発性——　138, 140, 141
筋電図検査　119, 122

く け
グルタミン酸　12, 42, 61, 75, 76
頸椎症性神経根症　224
経皮的 cordotomy　211
ゲートコントロール理論　70
ケタミン　115, 217
　低用量——点滴療法　218
ケベック分類　151, 152
ケモカイン　3
幻肢痛　205, 213, 214, 221, 245

こ
高閾値機械的感受性受容器　42
後骨間神経麻痺　202
後根神経節　56
広作動域（WDR）ニューロン　61, 84
絞扼性神経障害　198
膠様質細胞　71, 73
骨痛　43
骨転移痛　32, 33, 43, 239, 240

さ
サイトカイン　3
坐骨神経痛　221, 225
サブスタンスP　44
三環系抗うつ薬　76
酸感受性チャネル（acid-sensing ion channel：ASIC）　2
三叉神経・自律神経性頭痛　171, 172
三叉神経脊髄路　149, 150
三叉神経脊髄路核尾側亜核　61
三叉神経痛　223

し
視床痛　216
歯髄炎　154, 159
歯尖性歯周炎　154
歯周炎　156
　根尖性——　156
　歯尖性——　154
持続性身体表現性疼痛障害　24
持続痛　29, 33, 102
歯痛　154, 160
　歯原性——　157, 159
　非歯原性——　157, 159
失感情症　22
歯肉炎　154
自発痛　87
社会的痛み　23
手根管症候群　199, 221, 225
術後求心路遮断痛　211
術後疼痛症候群　245
心因性疼痛（心因痛）　22, 101, 222
侵害受容　56
　——器　56
　——性疼痛　11, 16, 101, 222, 239
神経障害性疼痛　16, 101, 221, 222, 229, 230, 239, 241

──，完全神経損傷モデル　204
──スクリーニングツール　103，105
──，不完全神経損傷モデル　204
神経成長因子（nerve growth factor：NGF）　42，139
神経痛　221
　顔面──　223
　坐骨──　221，225
　三叉──　223
　上咽頭──　223
　舌咽──　223
　帯状疱疹後──　221，222，223
　断端──　221
　中間──　223
神経伝導検査　119，120
身体症状症　25
深部（体性）痛　13，14，40

頭痛
　一次性運動時──　180
　一次性咳嗽性──　179，180
　一次性──　179
　　性行為に伴う──　180
　一次性穿刺様──　182
　一次性雷鳴──　181
　貨幣状──　183
　寒冷刺激による──　181，182
　緊張型──　175
　群発──　171
　三叉神経・自律神経性──　171，172
　新規発症持続性連日性──　183，184
　睡眠時──　183
　頭蓋外からの圧迫による──　181，182
　頭蓋外からの圧力による──　181
　頭蓋外からの牽引による──　181，182
　片──　166
　　前兆のある──　167，168
　　前兆のない──　167，168
　スパスム　53

せ
青斑核（locus ceruleus：LC）　75
脊髄-下部脳幹投射　65
脊髄後角　40，61
脊髄後根進入部破壊術　211，213
脊髄刺激療法　73，77，219
脊髄視床路　65
脊髄前側索切截術　211
脊髄網様体路　65
背外側前頭前野（dorsolateral prefrontal cortex：DLPFC）　130
セルフエフィカシー　8
セロトニン　76
セロトニン・ノルアドレナリン再取り込み阻害薬（serotonin noradrenalin re-uptake inhibitor：SNRI）　76
セロトニン作動性ニューロン　76
線維筋痛症　233
前骨間神経麻痺（回内筋症候群）　202
前帯状回　68
選択的後根切截術　211
前頭前野　130，131

象牙質知覚過敏症　154，155，157，158
側坐核（nucleus accumbens：NAcc）　69，130
咀嚼筋障害　163
咀嚼筋痛　161，162
ソマトスタチン　44

た
帯状疱疹後神経痛（post-herpetic neuralgia：PHN）　221，222，223
体性痛　13，35，52，100，239
　深部──　13，14，40
タイプⅠ線維　7
大縫線核　76
脱髄　87
脱髄性多発神経根障害　221
断端神経痛　221
断端痛　213

ち
知覚・痛覚定量分析装置　110

遅発性筋痛（delayed onset muscle soreness：DOMS）　138，140，141
中間神経痛　223
中枢性感作（central sensitization）　4，5，13，17，37，87，88，145，146，230
中脳中心灰白質（periaqueductal gray：PAG）　67，130，131
肘部管症候群　201
長期増強（long-term potentiation：LTP）　88

痛覚過敏　3，13，21，37，38
痛覚失認　80，84
土屋分類　151

て
電気生理学的検査　119
電気的短縮（electrical cross talk）　227，228

と
疼痛部位図示法（pain drawing scale）　9
糖尿病性神経障害　221
島皮質　68
特異的侵害受容（NS）ニューロン　61，84
突出痛　29，33，102
ドラッグチャレンジテスト　114，116，117，214，218
トリガーポイント　43，51，52，138，139，140

な
内因性鎮痛　75
内臓性求心路　186，190
内臓性侵害受容器　186
内臓痛　14，46，49，53，100，185，240

二次性体性痛覚過敏　191，194
二次性痛覚過敏　5，37
二次痛　35，58

乳房切除後疼痛症候群（postmastectomy pain syndrome：PMPS）　245
ニューロマトリックス　69

の
脳画像診断　130
脳幹網様体　65
脳脊髄刺激療法　208
脳卒中後の疼痛　216
ノセボ効果　28
ノルアドレナリン　75, 76

は
廃用　7
破局化思考（pain catastrophizing）　7, 125, 127
発芽（sprouting）　227, 229
バルビツレート　114

ひ
ヒスタミン　59
非復位性円板転位　163
表在性疼痛　13, 14, 35

ふ
フェントラミン　115

不快情動　22
復位性円板転位　163
複合性局所疼痛症候群（complex regional pain syndrome：CRPS）　221, 227
腹痛　47
ブラジキニン　2, 11, 42, 59
プレガバリン　233, 235
プロスタグランジン E_2　42

へ
ペインマトリックス　69
変形性顎関節症　164
変形性関節症（OA）　145, 146
扁桃体　67, 130, 131

ほ
放散痛　51, 52
放射線治療　248
ポジトロン放出断層撮影（PET）　130, 131, 134
ポリモーダル受容器　42, 58

ま
マクギル（マギル）疼痛質問表（McGill pain questionnaire：MPQ）　9, 106
末梢性感作（peripheral sensitization）　3, 4, 12, 37, 87, 145, 146
慢性痛　6, 130, 133
慢性腰痛（chronic low back pain：CBP）　86, 87, 130
ミクログリア　88

む　も
鞭打ち損傷（whiplash injury）　148
モルヒネ　115

や　よ
薬剤性末梢神経障害　247
腰椎椎間板ヘルニア　225

り
リドカイン　115
リリカ®　218, 219

る　れ
ルジオミール®　218, 219
レキソタン®　218, 219

わ
腕傍核　66, 67

欧文索引

A
acid-sensing ion channel（ASIC）　2
alexithymia　22
allodynia（アロディニア）　3, 13, 21, 87, 88, 101, 131, 166, 167, 204, 227, 229, 230
AMPA受容体　61
Aδ線維　12, 35, 40, 57, 186
　――, Ⅰ型　35, 57
　――, Ⅱ型　36, 57

B　C
Barré-Liéou症状　151
calcitonin gene-related peptide（CGRP）　2, 44
central sensitization（中枢性感作）　4, 5, 13, 17, 37, 87, 88, 145, 146, 230
C線維　12, 35, 40, 57, 186
complex regional pain syndrome（CRPS）　221, 227

D～F
dysesthesia　101, 216
ephapse（エファプス）　16, 227
face scale, faces pain scale（FPS）　95
fMRI　130, 134

G　H
Guyon管症候群　201
Gタンパク質共役受容体（G protein-coupled receptor：GPCR）　2, 59
Head帯　191, 194

L　M
locus ceruleus（LC）　75
Mas-related G-protein couled receptor member D（MrgprD）　37
McGill pain questionnaire（MPQ）　9, 106, 108
mesolimbic dopamine system　90
microglia　88

Morton 病　225

Na$^+$チャネル　58, 59
Na チャネル　115
nerve growth factor（NGF）　42, 139
neuropathic pain→神経障害性疼痛
NMDA 受容体　61, 62
NS ニューロン　61, 84
nucleus accumbens（NAcc）　69, 130

OA　145, 146
P2X3　48

paresthesia　101
Penfield　189
peripheral sensitization（末梢性感作）　3, 4, 12, 37, 87, 145, 146
serotonin noradrenalin re-uptake inhibitor（SNRI）　76
PET　130, 131, 134
post-stroke pain　216

Saturday night palsy　120
Schwann 細胞　119
Seddon の末梢神経損傷分類　199
Sunderland の末梢神経損傷分類　200

TRP チャネル（ファミリー）　2, 36
TRPV1　2, 11, 36, 58, 166
TRPV2　36

visual analog scale（VAS）　94
voxel-based morphometry（VBM）　130, 131, 135
Waller 変性　59, 120, 198, 199
WDR ニューロン　61, 84
whiplash injury　148
wind-up 現象　62, 88
word scale　96

数字

^{1}H-MRS（核磁気共鳴スペクトロスコピー）　130, 133, 134, 135, 136
I 型 Aδ 線維　35, 57
II 型 Aδ 線維　36, 57

メカニズムから読み解く 痛みの臨床テキスト

2015年3月10日　発行	編集者　小川節郎
	発行者　小立鉦彦
	発行所　株式会社　南江堂
	〒113-8410　東京都文京区本郷三丁目42番6号
	☎(出版)03-3811-7236　(営業)03-3811-7239
	ホームページ http://www.nankodo.co.jp/
	印刷・製本　三報社印刷
	装丁　夜久隆之(Ladybird)

Mechanism-Based Clinical Text of Pain
© Nankodo Co., Ltd., 2015

定価はカバーに表示してあります．　　　　　　　　　Printed and Bound in Japan
落丁・乱丁の場合はお取り替えいたします．　　　　　ISBN978-4-524-26135-2

本書の無断複写を禁じます．
JCOPY〈(社)出版者著作権管理機構　委託出版物〉

本書の無断複写は，著作権法上での例外を除き，禁じられています．複写される場合は，そのつど事前に，(社)出版者著作権管理機構(TEL 03-3513-6969, FAX 03-3513-6979, e-mail: info@jcopy.or.jp)の許諾を得てください．

本書をスキャン，デジタルデータ化するなどの複製を無許諾で行う行為は，著作権法上での限られた例外(「私的使用のための複製」など)を除き禁じられています．大学，病院，企業などにおいて，内部的に業務上使用する目的で上記の行為を行うことは私的使用には該当せず違法です．また私的使用のためであっても，代行業者等の第三者に依頼して上記の行為を行うことは違法です．

〈関連図書のご案内〉　　　　　　＊詳細は弊社ホームページをご覧下さい《www.nankodo.co.jp》

イラストでマスター！超音波ガイド下神経ブロックのための局所解剖
小川節郎　監訳　　　　　　　　　　　　　　　　　B5変型判・140頁　定価（本体4,500円＋税）　2014.10.

痛みの考えかた しくみ・何を・どう効かす
丸山一男　著　　　　　　　　　　　　　　　　　　A5判・366頁　定価（本体3,200円＋税）　2014.5.

痛みの注射法アトラス
矢吹省司　監訳　　　　　　　　　　　　　　　　　B5判・192頁　定価（本体5,700円＋税）　2012.12.

レスキューTEE（経食道心エコー法） シナリオから考えるトラブルシューティング
渡橋和政　著　　　　　　　　　　　　　　　　　　B5判・170頁　定価（本体6,800円＋税）　2014.9.

経食道心エコー法マニュアル〈DVD付〉（改訂第4版）
渡橋和政　著　　　　　　　　　　　　　　　　　　B5判・374頁　定価（本体15,000円＋税）　2012.2.

運動器慢性痛診療の手引き
日本整形外科学会運動器疼痛対策委員会　編　　　　B5判・190頁　定価（本体3,400円＋税）　2013.11.

運動器の痛みプライマリケア　腰背部の痛み
菊地臣一　編　　　　　　　　　　　　　　　　　　B5判・288頁　定価（本体5,000円＋税）　2009.6.

運動器の痛みプライマリケア　頚部・肩の痛み
菊地臣一　編　　　　　　　　　　　　　　　　　　B5判・316頁　定価（本体5,300円＋税）　2010.4.

運動器の痛みプライマリケア　肘・手の痛み
菊地臣一　編　　　　　　　　　　　　　　　　　　B5判・290頁　定価（本体5,000円＋税）　2011.7.

運動器の痛みプライマリケア　膝・大腿部の痛み
菊地臣一　編　　　　　　　　　　　　　　　　　　B5判・326頁　定価（本体5,500円＋税）　2012.6.

運動器の痛みプライマリケア　股関節の痛み
菊地臣一　編　　　　　　　　　　　　　　　　　　B5判・280頁　定価（本体5,000円＋税）　2011.7.

運動器の痛みプライマリケア　下腿・足の痛み
菊地臣一　編　　　　　　　　　　　　　　　　　　B5判・332頁　定価（本体5,500円＋税）　2012.11.

仙腸関節の痛み 診断のつかない腰痛
村上栄一　著　　　　　　　　　　　　　　　　　　B5判・174頁　定価（本体6,000円＋税）　2012.3.

みえる腰痛：体性感覚構造図 運動器疼痛の診断のための示説（DVD-ROM付）
高橋弦　著　　　　　　　　　　　　　　　　　　　A4判・158頁　定価（本体9,500円＋税）　2012.4.

ここが知りたかった緩和ケア
余宮きのみ　著　　　　　　　　　　　　　　　　　A5判・266頁　定価（本体2,900円＋税）　2011.10.

エビデンスで解決！緩和医療ケースファイル
森田達也・木澤義之・新城拓也　編　　　　　　　　B5判・196頁　定価（本体3,400円＋税）　2011.10.

緩和ケアゴールデンハンドブック
堀夏樹　編著　　　　　　　　　　　　　　　　　　新書判・254頁　定価（本体5,500円＋税）　2009.10.

専門家をめざす人のための緩和医療学 オンラインアクセス権付
日本緩和医療学会　編　　　　　　　　　　　　　　B5判・374頁　定価（本体6,000円＋税）　2014.7.

今日の処方（改訂第5版）
浦部晶夫・大田健・島田和幸・川合眞一・菅野健太郎　編　　B6判・1,220頁　定価（本体6,800円＋税）　2013.11.

今日の治療薬2015 解説と便覧（年刊）
浦部晶夫・島田和幸・川合眞一　編　　　　　　　　B6判・1,392頁　定価（本体4,600円＋税）　2015.1.

今日の臨床検査2015-2016（隔年刊）
櫻林郁之介　監修／矢冨裕・廣畑俊成・山田俊幸・石黒厚至　編　　B6判・690頁　定価（本体4,800円＋税）　2015.1.

定価は消費税率の変更によって変動いたします．消費税は別途加算されます．